国家职业教育护理专业教学资源库配套教材

U0501755

高等职业教育新形态一体化教材

基础医学与护理

主编 丁明星 彭兰 姚水洪

高等教育出版社·北京

内容提要

　　本书为国家职业教育护理专业教学资源库配套教材。本书按照人体系统分为 14 章，精选临床典型案例 53 个，涵盖内、外、妇、儿、传染病等科疾病，以疾病的病因、发病机制、诊断、治疗及护理措施为环节，结合疾病的特点，在每个案例后设有若干与医学基础相关的问题及解答，并通过二维码链接护理专业教学资源库中的丰富教学资源辅教，使学生能用基础医学知识来阐明护理问题，有效地达成学习目标。教材编写以人体系统常见疾病为出发点，强调基础医学课程内容与护理临床专业知识、技能的有机结合，紧扣护理岗位能力和护士执业考试大纲的要求，用护理程序的思维方法实现学习过程与工作过程的有效对接，强化学生的知识重构、能力整合和情境体验三者的协同。

　　本教材适用于高等职业教育护理、助产等相关医学专业教学使用，尤其适用于中高职衔接教学使用，也可作为案例教学和临床实习的参考用书。

图书在版编目（ＣＩＰ）数据

　　基础医学与护理 / 丁明星, 彭兰, 姚水洪主编 . --北京: 高等教育出版社, 2021.8
　　ISBN 978-7-04-056522-5

　　Ⅰ. ①基…　Ⅱ. ①丁…②彭…③姚…　Ⅲ. ①基础医学 – 高等职业教育 – 教材②护理学 – 高等职业教育 – 教材Ⅳ. ①R3②R47

　　中国版本图书馆 CIP 数据核字 (2021) 第 145588 号

基础医学与护理
JICHU YIXUE YU HULI

| 策划编辑 | 夏　宇 | 责任编辑 | 夏　宇 | 封面设计 | 王　鹏 | 版式设计 | 张　杰 |
| 插图绘制 | 邓　超 | 责任校对 | 刘丽娴 | 责任印制 | 赵义民 | | |

出版发行	高等教育出版社	网　　址	http://www.hep.edu.cn
社　　址	北京市西城区德外大街 4 号		http://www.hep.com.cn
邮政编码	100120	网上订购	http://www.hepmall.com.cn
印　　刷	北京中科印刷有限公司		http://www.hepmall.com
开　　本	787mm×1092mm　1/16		http://www.hepmall.cn
印　　张	17.5		
字　　数	380 千字	版　　次	2021 年 8 月第 1 版
购书热线	010-58581118	印　　次	2021 年 8 月第 1 次印刷
咨询电话	400-810-0598	定　　价	48.00 元

《基础医学与护理》编写人员

主　编　丁明星　彭　兰　姚水洪

副主编　侯炳军　杨宏静　孟　娟

编　者（按姓氏拼音排序）

丁明星　金华职业技术学院

侯炳军　山东医学高等专科学校

黄　忙　运城护理职业学院

李群峰　衢州职业技术学院

林益平　金华职业技术学院

卢　静　山东医学高等专科学校

孟　娟　运城护理职业学院

庞　毅　重庆三峡医药高等专科学校

彭　兰　重庆医药高等专科学校

杨宏静　重庆三峡医药高等专科学校

姚水洪　衢州职业技术学院

赵　艳　重庆医药高等专科学校

前　言

为响应健康中国战略，满足人民群众对优质高效医疗服务的迫切需求，现代医疗服务机构对护理人才的要求也发生了巨大变化，高等职业教育护理专业人才培养必须强化临床思维能力训练，使学生毕业时即能具备对疾病的分析、综合、推理等能力，能对疾病的发生、发展做出迅速而准确的判断，进而采取相应的护理措施。基础医学课程是学生把握疾病整体特征的重要基础，更是开展评判性思维的知识源泉。因此，基础医学课程改革应遵循"职业导向、融入专业"的思路，重塑其在护理课程体系中的地位和作用，重构课程结构和内容，从而达到基础医学理论知识应用到临床工作岗位并转化为临床实践能力。践行职业教育"五个对接"的理念，发挥行业对护理人才培养的引领功能，尝试以问题为导向的基础医学课程教学模式创新势在必行。

本书为国家职业教育护理专业教学资源库配套教材之一，以人体系统常见疾病为出发点，在编写内容上与参编院校从事相关学科教学的教师达成共识并付诸实施。本书特色主要体现在四个方面：一是教材编写以临床系统常见疾病为主线，打破人体解剖与组织胚胎学、生理学、病理与病理生理学、药理学、病原生物学、免疫学等学科界限，强调基础医学课程内容与护理临床专业知识、技能的有机结合；二是通过对临床护理岗位能力和护士执业资格考试大纲的系统分析，精选护理人员在执业过程中涉及的常见疾病案例，并将案例进行教学化改造，提取其中的要点、难点；三是案例紧扣人才培养目标，以临床问题为导向，循证患者的病情变化进展，按照护理程序步骤逐步展开，实现学习过程与工作过程的有效对接；四是强化学生的知识重构、能力整合和情境体验三者的协同，不断提高护理专业学生基础医学知识学习和临床思维能力培养的有效性和针对性。

本书按照人体系统分为14章，各节中精选临床典型案例53个，涵盖内、外、妇、儿、传染病等科。各案例以疾病的病因、发病机制、诊断、治疗及护理措施为情境，结合疾病的特点，在每个案例后列举若干与基础医学知识相关的问题及解答，旨在用医学基础知识来阐明护理问题。教材内容与职业教育护理专业教学资源库建设的丰富在线教学资源有机耦合，助力教师开展混合式教学，方便学生开展自主学习。同时，从案例中归纳出了课后讨论问题和以往护士执业资格考试真题,便于学生重点、难点的知识复习,提升教学效果。

本书初次尝试以病例为基础,问题为线索展开编写,难免对临床案例的选择及提出的问题等方面存在不足,希冀师生在使用过程中及时予以反馈,以便我们再版时修正。

本书编写过程中得到全国卫生职业教育教学指导委员会、各编者所在院校的大力支持,得到临床专家的指导和帮助,在此表示诚挚的谢意。

主　编

2021 年 2 月

目　　录

二维码视频资源目录

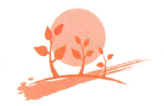

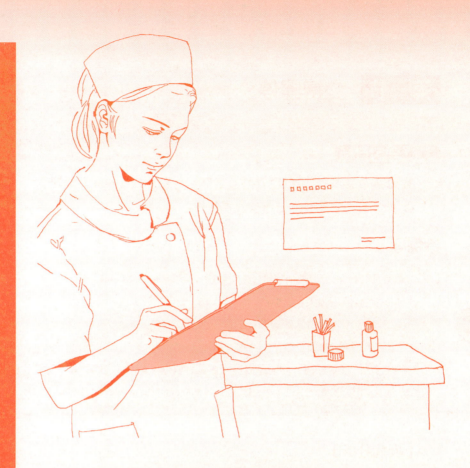

第一章　循环系统疾病

第一节 心搏骤停

学习目标

1. 掌握心搏骤停的判断指标、心室颤动的发生机制和除颤原理。
2. 熟悉肾上腺素和胺碘酮的药理作用。

案例导入

> 患者,男,45 岁,因胸闷半小时,突发意识不清 2 min,于 14∶05 入院。
>
> 体格检查:意识丧失,颈动脉搏动不可触及,无自主呼吸。
>
> 医疗诊断:心搏呼吸骤停。
>
> 立即予以平卧,心肺复苏,心电监护,开放静脉通路。心电图显示为心室颤动。血气分析显示:pH 7.1,立即予以电除颤,同时予以肾上腺素、胺碘酮、4.5% 碳酸氢钠、多巴胺等药物治疗,心电监护显示:窦性心律,心率 98 次 / 分,血压 90/60 mmHg(1 mmHg=0.133 kPa)。

【疾病分析】

心搏骤停(sudden cardiac arrest,SCA)是指心脏在严重致病因素的作用下突然停止搏动而不能排出足够的血液,引起全身缺血、缺氧。心搏骤停的原因分为心源性和非心源性两类。心源性心搏骤停主要的原因有:冠心病、急性病毒性心肌炎、原发性心肌病以及危险性心律失常等。非心源性心搏骤停的原因有:电解质紊乱、酸碱平衡失调、呼吸停止、严重创伤、药物中毒或过敏反应等。心搏骤停常表现为大动脉搏动与心音消失,常以颈动脉搏动不能触及为标志。不论是以上何种原因,最终都直接或间接影响心脏的电活动和生理功能,或引起心肌收缩力减弱,心射血量降低,全身缺氧和代谢性酸中毒,或引起冠状动脉灌注不足,或导致心律失常,常表现为心室颤动为主,成为导致心搏骤停的病理生理学基础。心搏骤停是临床中最危重的急症,可迅速导致死亡,应尽早进行高质量的心肺复苏,包括胸外心脏按压、人工呼吸、心室除颤和肾上腺素等药物治疗措施,维持有效的循环和呼吸功能,保证脑的血供,以增加患者存活的机会,改善复苏后的生存质量。

【案例问答】

问题 1 判断心搏骤停的常用标志是什么? 颈动脉搏动如何在体表定位?

心搏骤停是临床死亡的标志,常突然起病,绝大多数无先兆症状。判断心搏骤停的常用标志有:① 心音消失;② 脉搏摸不到、血压测不出;③ 意识突然丧失或伴有短阵抽搐;④ 呼吸断续,呈叹息样或短促痉挛性呼吸,随后即停止;⑤ 瞳孔散大;⑥ 面色苍白或发绀。

颈总动脉是头颈部的动脉主干，左右各一条。右颈总动脉起自头臂干，左颈总动脉直接起自主动脉弓。两侧颈总动脉均沿食管、气管和喉的外侧上行，在甲状软骨上缘处分为颈内动脉和颈外动脉。颈动脉搏动位于胸锁乳突肌前缘中点，相当于甲状软骨上缘水平（图 1–1）。

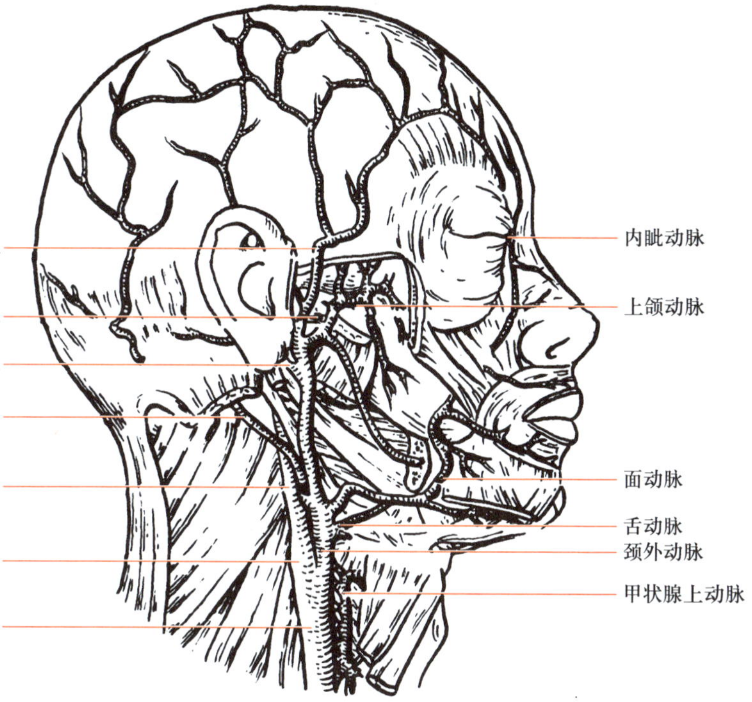
颞浅动脉
脑膜中动脉
耳后动脉
枕动脉
颈内动脉
颈动脉窦
颈总动脉
内眦动脉
上颌动脉
面动脉
舌动脉
颈外动脉
甲状腺上动脉

图 1–1　头颈部的动脉

问题 2　该患者进行胸外心脏按压的位置在哪里？心的位置及在胸前壁的体表投影如何？

该患者出现心搏、呼吸骤停，首要的现场抢救措施就是迅速进行胸外心脏按压和人工呼吸。行胸外心脏按压术时，术者手掌根部置于患者胸骨体中下 1/3 交界处。

心脏位于中纵隔内，约 2/3 位于正中线左侧，1/3 位于正中线右侧，于胸骨体和第 2~6 肋软骨后方，第 5~8 胸椎前方。心在胸前壁的体表投影可用下列四点连线来表示：① 左上点，在左侧第 2 肋软骨下缘，距胸骨左缘 1.2 cm；② 右上点，在右侧第 3 肋软骨上缘，距胸骨右缘 1 cm；③ 右下点，在右侧第 6 胸肋关节处；④ 左下点，在左侧第 5 肋间隙，左锁骨中线内侧 1~2 cm 处，此点相当于心尖部（图 1–2）。

心的体表投影

问题 3　电除颤为什么会恢复窦性心律？

电除颤是指应用高能脉冲电流使心肌在瞬间同步除极，从而中断折返激动和抑制异位兴奋灶，是多种快速型心律失常转复为窦性心律的有效方法，是治疗心室颤动最有效的方法。

心室颤动发生时，部分心室肌已经复极，另一部分心室肌还处于不应期，心室肌所处的激动位相是不平衡、不协调的。因此，任何时候的高压强电流通过心脏，使所

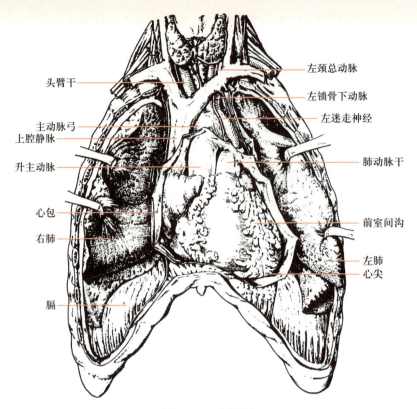

图 1-2 心的位置

（图中标注）
头臂干　左颈总动脉
　　　　左锁骨下动脉
主动脉弓　左迷走神经
上腔静脉
升主动脉　肺动脉干
心包
右肺　前室间沟
　　　左肺
　　　心尖
膈

有的心室肌细胞同时去极化，使异位心律暂时消失，从而有利于自律性最高的窦房结恢复其主导地位，这也称为非同步电除颤。电除颤的最佳时机在心搏骤停的 5 min 内，电除颤成功与否与发病的最初数分钟密切相关，每延迟 1 min，被抢救者的生存率就降低 7%~10%。

问题 4　心搏骤停的抢救为什么首选肾上腺素？使用时应注意什么？

肾上腺素能激动 α 受体和 β 受体，产生较强的 α 样和 β 样作用，激动心肌、传导系统和窦房结的 β_1 受体，使心肌收缩力增强，房室传导和心率加快，心输出量增加，并激动 β_2 受体，舒张冠状血管，改善心肌血液供应。心肺复苏主要取其 α 样作用，可以增加动脉收缩及舒张期血压，同时其产生的正性肌力、正性频率、正性传导等心脏 β 样作用，能够增加心输出量，增加冠状动脉和脑部循环的血流量。其 β 样肾上腺活性虽也可增加心脑供血，但同时可以增加心肌氧耗量、诱发室性心律失常等各类心律失常，这是其主要缺点。心搏骤停后，肾上腺素是首选经静脉注射（或稀释后由气管内注入；或经骨通道给药）的药物，它有助于增加心肌和脑组织的血流量，并可以改变细室性颤动为粗室性颤动，以利于电除颤。无论是室性颤动还是心室停搏或心电 – 机械分离，肾上腺素均适用。心脏复律后应行心电监护，发现心室颤动等致命性心律失常应及时用除颤仪除颤，同时用利多卡因或胺碘酮进行药物除颤。

肾上腺素药物性质不稳定，遇光遇热易分解，应避光保存，忌与碱性药物合用，以免分解失效。肾上腺素可经皮下、肌内注射、静脉给药、气管内滴入或经骨髓给药,各种方法均应严格控制给药剂量和滴速。

肾上腺素药物给药过程中,患者身边应有专人陪护,随时监测患者的血压、心搏频率及节律、呼吸、尿量等观察患者的心功能是否恢复,休克是否被纠正,哮喘症状是否得到改善,有无不良反应发生。

问题 5 心搏骤停经心肺复苏后为什么易发生心室颤动? 常用的除颤方法有哪些?

心室颤动是心搏骤停最常见的致死性心律失常,在发生心搏骤停的患者中,约80%伴有心室颤动。心搏骤停时心肌缺血明显,心室颤动是心肌缺血等原因导致心脏异位起搏点自律性升高或者形成折返激动,包括早期后除极(EAD)和晚期后除极(DAD)所导致的。心室颤动造成心肌去极化不协调,心室呈不规则蠕动,是心室出现多灶性局部兴奋的结果,由于心肌纤维不协调的收缩,心脏不能有效射血,而致循环停顿,为心搏骤停的一种类型。除颤方法有电除颤、药物除颤和手法除颤三种,电除颤是在短时间内向心脏通以高压强电流,使心肌瞬间同时除极,消除异位快速型心律失常,使之转为窦性心律的方法,最早用于消除心室颤动,故亦称心脏电除颤。常用抗心室颤动的药物有利多卡因和胺碘酮等。

问题 6 血气分析显示 pH 7.1,提示什么? 为什么会发生?

pH 是用来表示人体体液的酸碱性强弱程度的指标。不同体液的 pH 不同(见表 1–1)。其中血液的 pH 是血液内氢离子浓度的负对数值,通常取动脉血在隔绝空气的条件下进行检测。血液 pH 的正常范围是 7.35~7.45。血液的 pH 要始终保持相对稳定,才能使机体的各项代谢和功能正常运转。血液 pH 的意义:① 在正常范围,表示无酸碱失衡、代偿性酸碱失衡、混合性酸碱失衡;② 低于 7.35,表示发生了失代偿性酸中毒;③ 高于 7.45,表示发生了失代偿性碱中毒。

该患者 pH 7.1,提示失代偿性酸中毒。结合病史,由于心搏骤停,组织血液灌注不足、缺氧使细胞内糖无氧酵解增强,乳酸生成增多,导致代谢性酸中毒(乳酸性酸中毒)。

表 1–1 人体各体液的 pH

体液	pH	体液	pH
血液	7.35~7.45	十二指肠液	4.20~8.20
骨髓液	7.30~7.50	胰液	8.00~8.30
唾液	6.50~7.50	尿液	4.80~8.40
胃液	0.80~1.50	粪便	4.60~8.40
胆汁	7.10~8.50		

问题 7 胸外心脏按压为什么能恢复血液循环?

胸外心脏按压是心搏、呼吸骤停患者最重要的复苏措施,胸外心脏按压产生血液循环主要有以下两种机制。

1. **胸外心脏按压的"心泵机制"理论** 胸外心脏按压是通过体外按压胸骨,将心脏向后压于坚硬的脊柱上,挤压心脏将血液排出。此时二尖瓣和三尖瓣关闭,防止按压时血液向心房逆流,同时主、肺动脉瓣开放,使血液由心室向主动脉流出。按压放松时,胸廓因弹性回缩而扩张,心脏恢复原状,静脉血被动吸回心内。通过反复按压推动血液流动而建立人工血液循环(图1-3)。

6

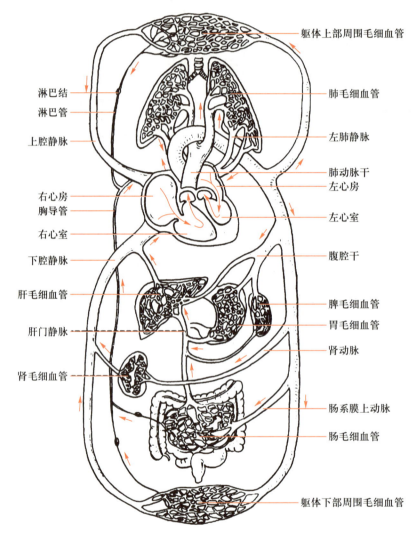

图1-3 血液循环示意图

2. **胸外心脏按压的"胸泵机制"理论** 在对胸部按压时,心脏仅是一个被动的管道。按压胸部增加了胸腔内静脉、动脉以及胸腔外动脉的压力,但胸腔外静脉的压力依然是低的,从而形成周围动静脉压力梯度,使血液从动脉流入静脉,胸腔按压解除后,胸腔内压力下降至零,静脉血回流至右心和肺,血液也从胸腔动脉反流回主动脉。

在按压二尖瓣关闭的患者时,可能"心泵机制"起主要作用;而按压二尖瓣开放的患者时,心脏只是作为一个流出道,"胸泵机制"是这类患者按压时血流的主要机制。何种机制起作用,可能与抢救的时间、患者的体型等有关。在心肺复苏(CPR)早期,心脏仍作为泵工作,这时"心泵机制"起主要作用。而在心肺复苏晚期,二尖瓣乳头肌的腺苷三磷酸(ATP)已经耗竭,按压时二尖瓣不能关闭,心脏则变成一个简单的管道,这时"胸泵机制"起主导地位。

课堂讨论

心搏骤停时,护理人员应如何做应急处理?

(侯炳军)

第二节 冠状动脉粥样硬化性疾病

学习目标

1. 理解冠状动脉粥样硬化的病理、血小板及血液凝固的生理过程。
2. 说出心肌酶谱、硝酸甘油、吗啡、阿司匹林、氯吡格雷的临床应用。

案例导入

患者,男,75岁,小学文化,退休,因"反复胸痛十余天"入院。患者十余天前反复出现胸痛,开始均在活动后出现,位于胸骨下段后部,为压迫性疼痛,休息数分钟后可缓解。近一周来患者症状加重,休息时亦有症状,胸痛持续时间延长,性质加剧,向左肩部放射,伴出汗、气促。近2天来患者感恶心,偶有呃逆。急诊心电图示:急性下壁心肌梗死,ST-T改变。患者有高血压病史,最高血压达180/100 mmHg,规律服用"苯磺酸氨氯地平片"降压,血压未按时监测,控制不详。

体格检查:T 36.2℃,P 102次/分,R 18次/分,BP 105/47 mmHg。神志清楚,颈静脉无充盈,心率102次/分,律齐,两肺呼吸音清,腹软,无压痛,双下肢无水肿。

辅助检查:心电图示急性下壁心肌梗死,Ⅱ、Ⅲ、aVF导联之ST段呈弓背向上抬高0.1~0.25 mv。血常规示白细胞计数(WBC)14.8×10⁹/L,中性粒细胞百分比95%。肌钙蛋白(TnT)3.8 ng/ml。心肌酶谱示肌酸激酶(CK)850 U/L,肌酸激酶同工酶(CK-MB)65 U/L,乳酸脱氢酶(LDH)471 U/L。电解质、肝肾功能正常。总胆固醇(TC)8.78 mmol;甘油三酯(TG)2.30 mmol/L;低密度脂蛋白胆固醇(LDL-C)5.02 mmol/L;高密度脂蛋白胆固醇(HDL-C)0.79 mmol/L;载脂蛋白A1(ApoA1)930 mg/L;载脂蛋白B(ApoB)1 040 mg/L。

医疗诊断:1.冠状动脉粥样硬化性心脏病(简称冠心病)、急性下壁心肌梗死;2.高血压病3级(极高危组)。

入院后以氯吡格雷、阿托伐他汀钙、肠溶阿司匹林口服,硝酸甘油微泵输液,吗啡等治疗,胸痛稍有缓解。

入院第 3 天，患者再次出现胸痛且持续时间延长，性质加剧，向左肩部放射，伴出汗、气促，复查：肌钙蛋白 4.6 ng/ml，嘱立即行经皮腔内冠状动脉成形术（PTCA）。术后当晚，患者突发面色苍白、胸闷、烦躁不安、出汗，查体：BP 66/42 mmHg，心电监护示心率 96 次 / 分，律不齐，血氧饱和度（SpO$_2$）96%，神志清，颈静脉未见充盈怒张，心音低，心尖区未见明显搏动，双下肢无水肿。急诊床边 B 超：心包积液。考虑急性心脏压塞。立即行心包穿刺术，引流出不凝血 200 ml。

住院第 15 天，患者病情好转，医嘱予出院。出院带药：苯磺酸氨氯地平、氯吡格雷、阿托伐他汀和肠溶阿司匹林片等口服。

【案例问答】

问题 1 　血脂检查包括哪些项目？其代表的临床意义是什么？

血脂的正常值及其意义见表 1-2。

表 1-2　血脂的分类及意义

检查项目	正常值	临床意义
总胆固醇（TC）	3.36~5.78 mmol/L（1 300~2 000 mg/L）	TC 是动脉粥样硬化的重要危险因素之一。TC 升高可见于高脂蛋白血症、梗阻性黄疸、肾病综合征、慢性肾衰竭、糖尿病等。TC 降低可见于各种脂蛋白缺陷状态、肝硬化、恶性肿瘤、营养不良等
甘油三酯（TG）	男性 <1.70 mmol/L（<1 500 mg/L）；女性 0.45~1.81 mmol/L（400~1 600 mg/L）	TG 升高与急慢性胰腺炎和动脉粥样硬化等有关。可见于家族性高甘油三酯血症、家族性混合性高脂血症、冠心病、动脉粥样硬化、糖尿病、肾病综合征、胆道梗阻、糖原贮积症、妊娠、口服避孕药、酗酒、急性胰腺炎等
低密度脂蛋白胆固醇（LDL-C）	<3.12 mmol/L（1 200 mg/L）	LDL-C 是判断患冠心病的关键性指标。LDL-C 升高可见于家族性高胆固醇血症、家族性 ApoB 缺陷症、混合性高脂血症、糖尿病、甲状腺功能减退、肾病综合征、梗阻性黄疸、慢性肾衰竭、妊娠。LDL-C 降低可见于家族性无 β 和低 β- 脂蛋白血症、营养不良、甲状腺功能亢进、消化吸收不良、肝硬化、慢性消耗性疾病、恶性肿瘤、ApoB 合成减少等
高密度脂蛋白胆固醇（HDL-C）	0.91~2.19 mmol/L（350~840 mg/L），一般要求 >450 mg/L 为正常，<350 mg/L 为异常	主要功能是将胆固醇从周围组织细胞转运到肝，代谢及排泄过多的胆固醇，以维持血浆正常胆固醇水平，被誉为抗动脉粥样硬化的血浆脂蛋白，是冠心病的保护因子
载脂蛋白 A1（ApoA1）	1 100~1 600 mg/L	ApoA、ApoB 可用于心脑血管风险度的估计，高密度脂蛋白 ApoA 下降和 ApoB 增高在心脑血管病的危险因素，还见于高脂蛋白血症和其他异常脂蛋白血症
载脂蛋白 B（ApoB）	690~990 mg/L	

问题 2 冠状动脉是怎样走行的？其分支是如何分布的？患者可采用冠状动脉造影进一步检查,冠状动脉造影时导管所经过的血管路径有哪些?

营养心壁的动脉为左、右冠状动脉,分别起自升主动脉,行于心外膜深面。右冠状动脉沿冠状沟向右行,至心的下面转入后室间沟,主要分布于右心房、右心室、室间隔后 1/3 部和部分左心室后壁。左冠状动脉短而粗,分为沿前室间沟下行的前室间支和沿冠状沟向左行至心下面的旋支,主要分布于左心房、左心室、室间隔前 2/3 部和右心室前面(图 1-4)。

9

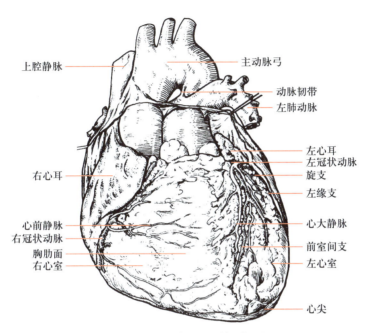

图 1-4 心的外形与血管(前面)

股动脉是冠状动脉造影最常选用的入路,所经过的血管路径为:股动脉→髂内动脉→髂总动脉→腹主动脉→胸主动脉→主动脉弓→升主动脉→冠状动脉。人体主要动脉走行见图 1-5。

问题 3 患者入院后为什么立即给予氯吡格雷、阿托伐他汀、肠溶阿司匹林治疗?

患者属于冠状动脉粥样硬化引起的心肌缺血性疾病,预防和阻止血栓进一步的扩大,增加心脏血流灌注和减少心肌耗氧量是本病治疗的基本途径。因此,抗血小板和降血脂是常用的手段。氯吡格雷是一种血小板聚集抑制剂,可以选择性地抑制腺苷二磷酸(ADP)与其血小板受体的结合及继发的 ADP 介导的糖蛋白 GP Ⅱ b/ Ⅲ a 复合物的活化,是一种强效的血小板抑制剂。阿司匹林通过抑制血小板的环氧酶的活性,抑制血栓素 A_2 的合成,抑制血小板的聚集,预防血栓形成。阿托伐他汀是 β- 羟 -β- 甲戊二酸单酰辅酶 A(HMG-CoA)还原酶(胆固醇合成的限速酶)的选择性、竞争性抑制剂,能抑制胆固醇的合成,从而降低血浆中胆固醇和脂蛋白水平,并通过增加细胞表明的肝低密度脂蛋白(LDL)受体以增强低密度脂蛋白的摄取和代谢。用于高总胆固醇(CH),高低密度脂蛋白(LDL)、高载脂蛋白 B(ApoB)和高甘油三酯的患者。

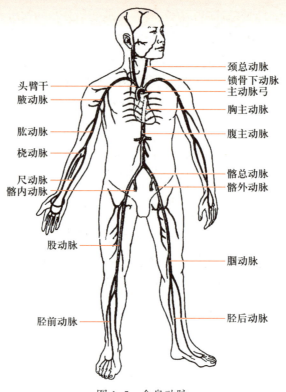

图 1-5　全身动脉

颈总动脉
锁骨下动脉
主动脉弓
胸主动脉
腹主动脉
髂总动脉
髂外动脉
腘动脉
胫后动脉

头臂干
腋动脉
肱动脉
桡动脉
尺动脉
髂内动脉
股动脉
胫前动脉

问题 4　该患者为什么要给予吗啡治疗,其依据是什么?

当心肌梗死(AMI)患者出现焦虑、恐惧、胸痛、呼吸困难等症状时应立即皮下注射或静脉注射吗啡。吗啡属于阿片受体激动剂,具有镇痛、镇静、扩张外周血管及呼吸抑制作用。吗啡能缓解心肌缺血引起的剧烈胸痛并能安定情绪,克服焦虑;能通过扩张外周血管减少回心血量,减轻心脏负担,降低心肌耗氧量;能使急促的呼吸转为更有效的深慢呼吸,改善呼吸困难。但吗啡会引起血压降低,故用药前应评估血压,低血压者慎用。

问题 5　请说出心电图各部分与心电活动的关系? 为什么心肌梗死时会表现为 ST 段抬高?

1. 心电图各部分与心电活动的关系见图 1-6。

(1) P 波代表心房的激动,前半部代表右心房激动,后半部代表左心房的激动。

(2) 兴奋从窦房结传到心室,形成了心电图上的 P-R 段,也称 P-R 间期。

(3) 兴奋经房室束、左右束支同步激动左右心室形成 QRS 波群。QRS 波群代表了心室的除极。

(4) ST 段是指心室肌全部除极完成,复极尚未开始的一段时间。此时各部位的心室肌都处于除极状态,细胞之间并没有电位差。

(5) T 波代表了心室的复极。

(6) QT 间期代表了心室从除极到复极的时间。

心电图各波形和波段的意义及正常值

第一章　循环系统疾病

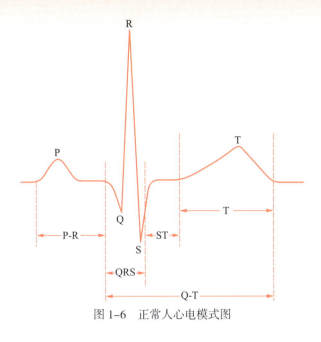

图 1-6 正常人心电模式图

2. 正常情况下各部位的心室肌都处于除极状态,细胞之间并没有电位差,因此ST段应处于等电位线上。当某部位的心肌出现缺血或坏死时,该部分心肌细胞与其他正常心肌细胞的电活动不一致,心室在除极完毕后仍存在电位差,此时表现为心电图上ST段发生偏移。

问题6 该患者拟采用上肢静脉留置针输液,请问上肢浅静脉包括哪些?其解剖位置如何?

头静脉、贵要静脉和肘正中静脉均为上肢浅静脉(图1-7)。

1. **头静脉** 起自手背静脉网的桡侧部,至桡腕关节上方转向前臂屈侧,沿前臂桡侧及肱二头肌外侧沟上升,经三角肌与胸大肌之间,穿深筋膜注入腋静脉或锁骨下静脉。

2. **贵要静脉** 起自手背静脉网的尺侧部,逐渐从手背转至前臂的屈侧,沿前臂尺侧及肱二头肌内侧沟上升,至臂的中部,穿深筋膜注入肱静脉或腋静脉。

3. **肘正中静脉** 位于肘窝部的皮下,一般仅一条,自头静脉向内上方连到贵要静脉,但该静脉变异较多。临床上常在肘窝部的皮下浅静脉进行输液、抽血或注射药物等。

问题7 该患者入院后为什么要立即予以溶栓药治疗?常用的溶栓药有哪些?

药物溶栓是指用溶栓药溶解动脉中的新鲜血

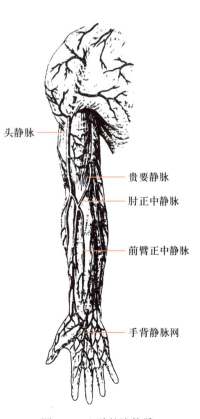

头静脉

贵要静脉

肘正中静脉

前臂正中静脉

手背静脉网

图 1-7 上肢的浅静脉

11

第二节 冠状动脉粥样硬化性疾病

栓使血管再通，从而部分或完全恢复组织和器官的血流灌注。溶栓必须在发病6 h之内进行，因为心肌缺血一旦超过6 h就会发生缺血坏死。在发病3 h内行溶栓治疗，梗死相关血管的开通率增高，病死率明显降低，其临床疗效与直接经皮冠状动脉介入治疗(PCI)相当。诊断明确后应当尽早用药，同时规范用药方法和剂量，以获得最佳疗效。

第一代药物有链激酶(SK)和尿激酶(UK)；第二代有重组型及组织型纤维蛋白溶酶原激活剂(t-PA)、单链尿激酶型纤维蛋白溶酶原激活剂(scu-PA)及重组型尿激酶原；第三代有瑞替普酶(r-PA)、替奈普酶(TNK-tPA)。第一代药物作用特点为血液中循环溶栓，半衰期短，链激酶有抗原性，常用尿激酶；第二代药物有较强的血块选择性，全身纤溶作用小；第三代药物则具备理想溶栓的几个特点，即对血块中的纤维蛋白亲和力强，半衰期长，可一次用药，再灌注率高，再闭塞率低。

问题8　下壁心肌梗死与冠状动脉的哪几支堵塞有关?

心肌梗死的部位与闭塞的冠状动脉供血区域一致(图1-8)。根据统计学的资料，左冠状动脉比右冠状动脉病变更为常见，所以心肌梗死多发生在左心室。其中左心室前壁、心尖部及室间隔前2/3，约占全部心肌梗死发生部位的50%，该区正是左冠状动脉前降支供血区；约25%的心肌梗死发生在左心室后壁、室间隔后1/3及右心室，此乃右冠状动脉供血区；此外见于左心室侧壁，此区相当于左冠状动脉回旋支供血区域。急性下壁心肌梗死常由冠状动脉后降支闭塞性病变引起，冠状动脉后降支既可能是右优势型的右冠状动脉(RCA)发出，也可能是左优势型的左回旋支(LCX)发出。

心的血管

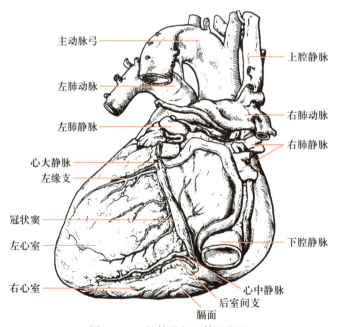

主动脉弓

左肺动脉

左肺静脉

心大静脉

左缘支

冠状窦

左心室

右心室

上腔静脉

右肺动脉

右肺静脉

下腔静脉

心中静脉

后室间支

膈面

图1-8　心的外形与血管(后面)

问题 9   对于冠心病患者，为什么要宣教低脂饮食？

冠心病的基础病变大多为动脉粥样硬化，多数患者伴有高脂血症及肥胖症。现已公认高胆固醇、高血压、吸烟等是引起本病的主要危险因素。其主要机制是内皮损伤或血清胆固醇水平过高导致大量以低密度脂蛋白为主的脂质颗粒沉积于动脉内皮下形成动脉粥样硬化。

因此，冠心病患者要控制脂类的摄入，总的原则是低脂饮食，使脂肪比例只占总热量的 15%~25%，其中饱和脂肪酸与不饱和脂肪酸的比值控制在 1~1.5，胆固醇控制在每天 300 g 以内。

动物脂肪主要含饱和脂肪酸，摄入过多可使总胆固醇升高，要予以限制。大豆油、葵花籽油、橄榄油、花生油及玉米油等富含不饱和脂肪酸，长期摄入可降低胆固醇及甘油三酯水平，有保护心脏和预防动脉粥样硬化的作用，可作为烹调食物的主要用油。

问题 10   高血压为什么可加重冠心病？

高血压在冠心病发生发展过程中起着非常重要的作用，可促使冠状动脉粥样硬化提早发生，加重病变程度。可能的原因有：① 血压持续升高产生的机械压力可以使血管内皮受损，促进脂质沉积；② 高血压促使血管中膜纤维化，使低密度脂蛋白的运出受阻；③ 高血压常伴有血管紧张素 Ⅱ、儿茶酚胺、内皮素、血栓素等血管活性物质增多，它们共同作用，促使冠状动脉内膜损伤、血管壁增生肥厚、脂质沉积；④ 长期血压升高可致左心室肥厚和心肌纤维化，使冠状动脉血流供应发生障碍，降低冠状动脉的储备能力。

问题 11   什么是心脏压塞？心脏压塞时产生了哪些血流动力学异常？

心脏压塞是心内直视术后最严重的并发症之一，直接威胁着患者的生命。虽然近年来体外循环和手术技术大有改进和提高，但心脏压塞的发生率仍有 3%~5%。心脏是维持人体血液循环的动力器官，它保障全身各个脏器和组织的血液供应。心包为一包裹心脏及出入心脏大血管根部的囊样结构。心包腔是指壁层心包与心脏表面的脏层心包之间的空隙。正常心包腔内有少量淡黄色液体润滑着心脏表面。外伤性心脏破裂或心包内血管损伤造成心包腔内血液积存称为心包积血或心脏压塞，是心脏创伤的急速致死原因。由于心包的弹力有限，急性心包积血达 150 ml 即可引起心脏舒张期充盈受阻，限制血液回流，使心输出量降低，静脉系统淤血，导致体循环静脉压和肺静脉压增高等心脏受压症状，引起急性循环衰竭，严重者导致心搏骤停。

课堂讨论

讨论冠状动脉介入治疗并发冠脉穿孔及急性心脏压塞的抢救及护理。

（侯炳军）

第三节 慢性心功能不全

学习目标

1. 掌握体循环和肺循环的概念、慢性心功能不全的诱因、发病机制和主动脉内球囊反搏的原理。

2. 熟悉抗心衰药物的药理机制和低钾诱发强心苷中毒的机制。

案例导入

患者,男,77岁,退休工人。因"反复胸闷2年余,再发伴咳嗽咳痰4天"入院。患者2年前出现胸闷气促,轻微活动即明显,行走5~6 m时即需驻足休息,夜间不能平卧,有夜间阵发性呼吸困难,伴心悸、头晕。多次住院治疗,对症治疗好转出院。4天前受凉后患者胸闷、气促再发,活动后明显,休息后可缓解,伴咳嗽、咳痰,痰少,色白,尚能咳出,尿量600~800 ml/24 h,伴双下肢凹陷性水肿,夜间阵发性呼吸困难。高血压病十余年,最高血压180/110 mmHg,平时不规则服用降压药,近1月来服用"氯沙坦钾片"降压。

体格检查:T 36.5℃,P 106次/分,R 22次/分,BP 129/70 mmHg。神志清楚,颈静脉充盈,心界稍扩大,心尖搏动左下移,未触及明显震颤,可闻及二尖瓣收缩期吹风样杂音,两肺呼吸音粗,两下肺可闻及少量细湿啰音,腹平软,肝脾未触及,双下肢轻度凹陷性水肿。

辅助检查:心脏超声示全心增大(左心为主),左室收缩功能减退(射血分数为43%),轻度三尖瓣反流伴轻度动脉高压,中度二尖瓣反流。心电图示窦性心律,ST-T改变。胸片示左心扩大,肺部感染。

医疗诊断:1. 慢性心力衰竭,心功能III级;2. 高血压病3级(极高危组);3. 肺部感染。

入院医嘱:心血管内科护理常规,一级护理,低盐低脂饮食,吸氧,心电监护,监测血压,记24 h尿量,主动脉球囊反搏进行机械性辅助循环。阿司匹林肠溶片、卡托普利、美托洛尔、氯沙坦钾、地高辛、呋塞米、螺内酯口服;马来酸桂哌齐特、环磷腺苷葡胺、哌拉西林、舒巴坦钠静脉滴注;24 h动态心电图、胸部CT和腹部B超。血电解质:K^+ 3.25 mmol/L,Na^+ 139 mmol/L,Cl^- 102 mmol/L,奈西立肽前体:4 850 pg/ml,予补钾治疗。

治疗第8天,患者胸闷气促明显好转,乏力减轻,无夜间阵发性呼吸困难,胃纳好转,双下肢水肿消退。心率76次/分,血压124/72 mmHg,医嘱予出院。出院用药:美托洛尔、螺内脂、氢氯噻嗪、氯沙坦钾、门冬氨酸钾镁、地高辛口服。

【疾病分析】

心功能不全(心力衰竭)是由于心肌梗死、心肌病、血流动力学负荷过重、炎症等原因引起心肌损伤,造成心肌结构和功能的变化,最后导致心室泵血功能低下,常见继发于冠心病、高血压、老年性退行性心瓣膜病、风湿性心瓣膜病、扩张型心肌病、急性重症心肌炎等疾病,简称心衰。临床主要表现为呼吸困难、乏力和体液潴留。慢性心力衰竭(CHF)是指持续存在的心力衰竭状态,可以稳定、恶化或失代偿,在初始的心肌损伤以后,肾素 – 血管紧张素 – 醛固酮系统(RAAS)和交感神经系统兴奋性增高,多种内源性的神经内分泌和细胞因子激活;其长期、慢性激活促进心肌重构,加重心肌损伤和心功能恶化,又进一步激活神经内分泌和细胞因子等,形成恶性循环。治疗心衰的目标不仅是以强心利尿等措施改善症状、提高生活质量,而且要针对心肌重构的机制,通过抑制 RAAS 系统和拮抗 β 受体等措施来延缓和防止心肌重构的发展,降低心衰的住院率和死亡率,期间要重视药物不良反应的防范。

【案例问答】

问题 1　急、慢性心功能不全时常采用主动脉内球囊反搏进行机械性辅助循环,请问其原理是什么?

主动脉内球囊反搏(IABP),又名主动脉气囊反搏,是机械性辅助循环方法之一,通过物理作用提高主动脉舒张压,增加冠状动脉供血和改善心肌功能,已广泛应用于心功能不全等危重病患者的抢救和治疗。

主动脉内球囊反搏是利用反搏的原理与心脏的心动周期同步运行,使心舒期冠状动脉的血流量增加和心缩期心脏的后负荷下降。将有一个气囊的导管植入降主动脉近心端,在心脏收缩期,气囊内气体迅速放空,造成主动脉压力瞬间下降,心脏射血阻力降低,心脏后负荷下降,心脏排血量增加,心肌耗氧量减少。舒张期主动脉瓣关闭的同时气囊迅速充盈,向主动脉远近两侧驱血,使主动脉根部舒张压增高,增加了冠状动脉血流和心肌氧供,同时全身灌注增加(图 1-9)。

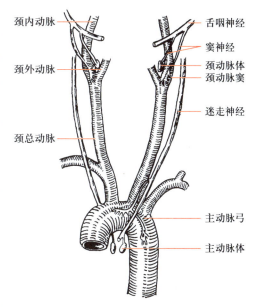

图 1-9　主动脉和颈动脉

问题 2　该患者出现血液循环功能障碍,请问体循环和肺循环的概念及特点如何?

血液由心室射出,经动脉、毛细血管和静脉返回心房,这种周而复始的循环流动称为血液循环。根据循环途径的不同可分为体循环(大循环)和肺循环(小循环)两种。体循环由左心室射出的动脉血流入主动脉,又经动脉各级分支,流向全身各器官的毛细血管,然后血液经过毛细血管壁,借助组织液与组织细胞进行物质交换,经过交换后,使动脉血变成了静脉血,再经过小静脉、中静脉,最后经过上、下腔静脉流回右心房;体循环的特点是途径长,范围广;体循环以动脉血滋养全身各部,并将其代谢产物经静脉运回心脏。肺循环从右心室射出的静脉血入肺动脉,经过肺动脉在肺内的各级分支,流至肺泡周围的毛细血管网,在此进行气体交换,使静脉血变成含氧

主动脉内
球囊反搏

体循环

丰富的动脉血,经肺内各级肺静脉属支,最后合成四条肺静脉,注入左心房;肺循环的特点是路程短,范围小,主要功能是完成气体交换。

问题3　心力衰竭的常见病因、诱因有哪些? 其机制是什么?

常见心力衰竭的病因有:① 基本病因包括心肌病变和心肌代谢障碍;② 心脏负荷长期过重 – 继发性心肌舒缩功能障碍:压力负荷大和容量负荷重;③ 心室充盈受限。

心力衰竭的诱因包括使心肌负荷增大、耗氧量增加、供氧(供血)减少等因素。常见诱因有全身感染、心律失常、酸中毒、高血钾、妊娠与分娩、劳累或激动、严重贫血、过快过多的输液、腹压升高等情况。

其发病机制有:

1. 心肌重塑　是心衰发生、发展的分子细胞学基础。

(1) 心肌细胞肥大:胚胎基因再表达,包括与收缩功能有关的收缩蛋白和钙调节基因的改变。

(2) 心肌细胞凋亡:可能是心衰从 "代偿" 向 "失代偿" 转折的关键因素。

(3) 心肌细胞外基质改变:胶原纤维过度沉积或不适当的降解。

2. 神经内分泌激活　是心力衰竭的关键:心肌损伤导致内源性神经内分泌和细胞因子激活,去甲肾上腺素(NE)、血管紧张素Ⅱ、醛固酮、肿瘤坏死因子等在循环水平或组织水平升高,促进心肌重塑,加重心肌损伤,进一步使心功能恶化。

机体出现一系列代偿适应性反应:① 交感神经系统活动增强;② 心室肥厚与扩张;③ 肾素 – 血管紧张素 – 醛固酮与抗利尿激素(血管升压素)系统被激活;④ 心房钠尿肽、缓激肽等分泌增加。早期可维持一定的心排量,但晚期可导致心脏负荷加重,加剧心功能不全。

问题4　从患者患病以来出现胸闷气促、活动能力下降、呼吸困难、少尿、水肿等表现来看,说明慢性心力衰竭患者的心肌功能发生了哪些改变?

慢性心衰症状的产生主要与心脏 "泵" 衰竭,导致肺循环和体循环障碍有关。

1. 胸闷气促、呼吸困难、活动能力下降　高血压→左心室代偿性肥大→过度肥大→失代偿→左心衰竭→肺静脉回流障碍→肺淤血、肺水肿→肺通气、肺换气功能降低→胸闷气促、呼吸困难(缺氧)→活动能力下降。

2. 少尿　左心衰竭→有效循环血量减少→血液重新分配(心、脑以外其他脏器血流减少)→肾血流减少→肾小球滤过率降低(GFR↓),肾小管对钠水重吸收增多→少尿。

3. 下肢水肿　肺淤血、肺水肿→肺动脉高压→右心代偿→失代偿→右心衰竭→右心内钠、水潴留→静脉回心血量减少→颈静脉怒张、肝颈静脉反流征阳性;毛细血管血压增高→身体下垂部位(足踝部、下肢)水肿(心源性水肿)。

问题5　患者入院急诊查血电解质显示,血钾 3.25 mmol/L,提示低钾血症。请说说体内 K^+ 的分布和 K^+ 在心脏电生理中的作用及低钾对心脏活动有何影响。

1. 体内 K^+ 的分布　正常血钾浓度为 3.5~5.5 mmol/L,细胞内 K^+ 占总量 98%,细胞外液占 2%。

2. K⁺ 在心脏电生理中的作用 参与心肌细胞静息电位和动作电位的形成,影响心肌细胞的兴奋性、自律性、传导性和收缩性,从而影响心率和心肌收缩力,影响心脏的泵血功能。

3. 低钾血症对心肌的影响 一方面使细胞膜内外 K⁺ 浓度差增大,有利于细胞内 K⁺ 外流;另一方面又使心肌细胞膜的钾电导降低,从而使细胞内钾外流减少。当血钾浓度降低特别是明显降低(如低于 3 mmol/L)时,主要表现为钾电导降低效应:心肌兴奋性增高、超常期延长、异位起搏点自律性增高、传导性降低、有效不应期的缩短。

(1) 心肌兴奋性先高后低:低钾血症时,心肌细胞膜对 K⁺ 的通透性降低,静息膜电位负值变小,与阈电位的差距缩小,兴奋性升高。

(2) 传导性降低:由于静息膜电位的绝对值减小,去极化时 Na⁺ 内流速度减慢,0 期去极化的速度减慢和幅度降低,传导性下降。

(3) 自律性增高:低钾血症时,心肌细胞膜对 K⁺ 的通透性降低,因此复极化 4 期 K⁺ 外流减慢,使自律细胞的 4 期自动去极化加速,自律性增高。

(4) 收缩性增强:低钾血症时,心肌细胞膜对 K⁺ 的通透性降低,复极化 2 期 K⁺ 外流减慢,2 期持续时间延长,钙内流增多,心肌收缩性增强。

问题 6 医嘱中为什么要用卡托普利、美托洛尔、螺内酯三种药物组合治疗?

《中国心力衰竭诊断和治疗指南 2018》指出心力衰竭是一种慢性、自发进展性疾病,很难根治,但可预防。根据心衰发生发展的过程,从心衰的危险因素进展成结构性心脏病,出现心衰症状,直至难治性终末期心衰,可分成前心衰(A)、前临床心衰(B)、临床心衰(C)和难治性终末期心衰(D)4 个阶段。心衰的阶段划分正是体现了重在预防的概念,其中预防患者从阶段 A 进展至阶段 B,即防止发生结构性心脏病,以及预防从阶段 B 进展至阶段 C,即防止出现心衰的症状和体征,尤为重要。慢性心衰的治疗目标不仅仅是改善症状、提高生活质量,更重要的是针对心肌重构的机制,防止和延缓心肌重构的发生,从而降低心衰的病死率和住院率。

导致心脏重构和心功能恶化的两个"罪魁祸首"是交感神经系统和 RAAS 系统激活。交感神经系统激活是一种快速调节,能使心肌收缩性增高,心率加快,血管收缩以维持血压,均能起代偿作用。久而久之心肌氧耗量增加,后负荷增加,心脏工作强度加重,反而使病情恶化,形成恶性循环。美托洛尔是 β 受体阻滞剂,能拮抗交感神经的 β 效应,阻止上述恶性循环。RAAS 激活属于缓慢调节。充血性心力衰竭(CHF)症状明显的患者血浆肾素活性升高,血中血管紧张素 II(Ang II)含量升高。RAAS 的激活将强烈收缩血管,久之也将造成恶性循环。醛固酮增多促进水肿,Ang II 还能促进去甲肾上腺素的释放,加重发病过程。卡托普利是血管紧张素转化酶抑制剂(ACEI),能抑制血管紧张素 I(Ang I)转化为 Ang II,减少醛固酮的生成,抑制了心功能的恶化和心脏重构。螺内酯是醛固酮受体拮抗剂,抑制了醛固酮所致的水钠潴留和心肌重构作用。

循证医学证明,长期使用 ACEI/ARB(普利类和沙坦类)、β 受体阻滞剂(美托洛尔、比索洛尔、阿替洛尔)、醛固酮受体拮抗剂(螺内酯和依普利酮)能延长患者的生存时间。所以,ACEI、β 受体阻滞剂、醛固酮受体拮抗剂也被称为慢性心衰治疗的"金

问题7　该患者选用地高辛治疗的依据是什么?

地高辛等强心苷类药物纠正心衰的作用主要是通过抑制心肌细胞膜上的 Na^+ - K^+-ATP 酶,抑制 Na^+-K^+ 主动交换,促进 Na^+-Ca^{2+} 交换增强,Ca^{2+} 内流增加,通过兴奋 - 收缩耦联使心肌收缩力增强,表现为心肌收缩速度加快,相对延长心室舒张期,从而增加心肌供血及静脉回心血量。同时也能反射性地兴奋迷走神经,抑制窦房结,致使心率减慢,进一步延长心室舒张期,降低心肌耗氧量,同时改善心肌供血。地高辛主要用于各种原因引起的急、慢性心功能不全;室上性心动过速;快速心室率的心房颤动和心房扑动。因为该患者出现了胸闷气促、双下肢凹陷性水肿、夜间阵发性呼吸困难等急性心衰的症状,为了缓解上述心衰症状,改善心功能,所以要用强心苷类常用药物地高辛治疗。但地高辛仅能纠正心衰的临床症状,改善心功能和提高生活质量,不能阻止心衰的进程,且其不良反应多,安全范围窄,易出现中毒,不能改善预后,故没有被列为"金三角"成员。

问题8　为什么使用强心苷类药物必须每天监测血钾? 该患者出现低血钾,此时能用地高辛吗? 为什么?

强心苷的安全范围小,一般治疗量已接近中毒量的 60%,且对强心苷的敏感性个体差异较大,影响因素多,如低血钾、高血钙、低血镁、心肌缺血、缺氧、肾功能不全、酸血症及合并用药不当等都可诱发或加重强心苷中毒。心衰患者因胃肠淤血致食欲下降,钾摄入减少,排钾利尿药促使钾排出等因素易致低钾血症。强心苷的作用是抑制 Na^+-K^+-ATP 酶的活性,可导致细胞内低钾而加重低血钾,且在低血钾时,强心苷与 Na^+-K^+-ATP 酶的亲和力增高,增强了其毒性作用,易出现期前收缩、房室传导阻滞、心室颤动等各种心律失常。

患者入院后血电解质检测显示:K^+ 3.25 mmol/L,提示低钾血症,此时不能使用地高辛,应先给患者补钾,包括口服或静脉补钾,否则易致强心苷中毒。

课堂讨论

奈西立肽在心力衰竭疾病中的作用。

(侯炳军)

第四节　心律失常

学习目标

1. 掌握心传导系统的组成和快速型心律失常的发病机制。
2. 熟悉阵发性室上性心动过速的治疗方法和胺碘酮的药理机制。

案例导入

　　患者，男，17岁，因"反复阵发胸闷、心悸4年，加重1周"入院。患者4年前无明显诱因下突发胸闷、心悸，症状自行缓解，反复发作，每次持续时间为数分钟至数十分钟不等，心电图提示室上性心动过速。近1周症状再发，心悸持续时间达30 min，自行缓解。

　　体格检查：T 36.3℃，P 62次/分，R 17次/分，BP 102/60 mmHg。颈静脉无充盈，两肺呼吸音清，心率62次/分，心尖区第一心音强度恒定，心律绝对规则，未闻及心脏杂音，双下肢无水肿。

　　辅助检查：患者既往心电图如图1-10。

　　医疗诊断：快速型心律失常（室上性心动过速）。

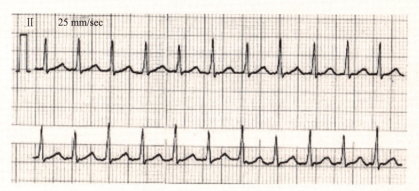

图1-10　室上性心动过速

　　入院后先用刺激迷走神经的方法终止室上性心动过速的发作，但室上性心动过速不能终止，医嘱予胺碘酮静脉注射及微泵持续使用，经药物复律后转窦性心律，为根治室上性心动过速的发作，进行射频消融根治。术后2天，精神状态良好，主诉无不适，穿刺部位无渗血、血肿，T 36.2℃，R 18次/分，HR 72次/分，律齐，BP 116/62 mmHg，准备出院。出院带药：阿司匹林肠溶片、盐酸曲美他嗪，口服。

【疾病分析】

　　室上性心动过速简称室上速，主要包括阵发性室上性心动过速、自律性房性心动过速和非阵发性交界性心动过速。阵发性室上性心动过速是指起源于心房或房室交界区的心动过速，大多数是由于折返激动所致，少数由自律性增加和触发活动引起，表现为阵发性快速而规则的异位心律，心电图表现为连续3次以上室上性期前收缩，其特点是突然发作、突然停止。治疗措施包括刺激迷走神经和胺碘酮等药物，也可用射频消融术取消折返激动而根治。

【案例问答】

问题1　什么是心传导系统？其组成和功能如何？

　　心传导系统是指心壁内有特殊心肌纤维组成的传导系统，包括窦房结、前后结间束、房室结、房室束、左右束支、分布到心室乳头肌和心室壁的许多细支和浦肯野纤维

（图 1-11）。组成心传导系统的细胞有起搏细胞、移行细胞和浦肯野纤维。心传导系统的功能是发生冲动并传导至心脏各部，使心房肌和心室肌按一定节律收缩。

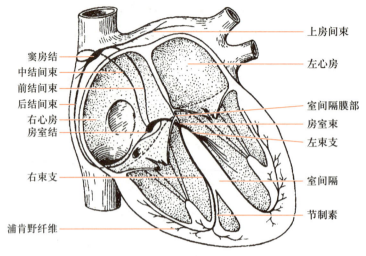

图 1-11　心传导系统

问题 2　心动过速的非药物治疗措施主要有哪些？其机制如何？

心动过速的非药物治疗措施主要采用迷走神经刺激法。

1. 压舌板　刺激咽喉，诱发恶心、呕吐。其原理是通过咽反射兴奋心迷走神经。

2. 瓦尔萨尔瓦（Valsalva）动作　深吸气后紧闭声门，再用力呼气。其原理是通过增加胸腔内压力，显著减少静脉回心血量而兴奋迷走神经，终止室上性心动过速。

3. 压迫颈动脉窦　用 3 个手指在甲状软骨上缘，向颈椎方向压迫，先右后左，每次 10~20 s。颈动脉窦压迫后再给药物，效果较好。禁止两侧同时按压。脑动脉硬化时慎用。其原理是引发颈动脉窦压力感受性反射，颈动脉窦受压时，沿窦神经传入延髓的冲动增多，使心迷走中枢紧张性增强而心血管交感中枢紧张性减弱，经心迷走神经传至心的冲动增多，经心交感神经传至心的冲动减少，故而心率变慢。

4. 压迫眼球　令患者闭眼，手指在眼眶下压迫眼球上部，感胀痛为止，每次 10~30 s，勿施行暴力，勿压迫角膜。青光眼、高度近视者禁用。其原理是通过眼心反射，即眼球在摘除、受压或眼肌牵拉时受机械性刺激，引起迷走神经过度兴奋，导致心律失常，脉搏变慢，称为眼心反射。

问题 3　该患者使用胺碘酮治疗的依据是什么？

胺碘酮属于Ⅲ类抗心律失常药，本品对心肌细胞膜钾通道有抑制作用，明显延长动作电位和有效不应期，有利于消除折返激动。对钠和钙离子通道也有轻度抑制作用，降低窦房结和浦肯野纤维的自律性、传导性，故属于广谱抗心律失常药物。该药尚有 α 受体和 β 受体阻断作用，扩张血管平滑肌，扩张冠状动脉，减少心肌耗氧量。用于房性和室性心律失常均十分有效。临床治疗心房扑动、心房颤动、室上性心动过速、室性心动过速及室性期前收缩。

该药主要副作用是低血压和心动过缓，使用过程中要严密观察血压及心率、心律变化,心率 <60 次 / 分则要停药。禁用于碘过敏者、Q–T 间期延长患者、Ⅱ–Ⅲ房室传导阻滞(AVB)患者及甲状腺功能不全患者。静脉用药局部易产生静脉炎,应稀释后再用或静脉注射后原位注射少量生理盐水以减轻刺激。

问题 4 导致快速型心律失常的主要机制是什么?该患者为什么要采用射频消融术治疗?

心导管射频消融术

快速型心律失常的发生机制有 3 种:折返激动、自律性增高和触发活动,其中折返激动形成反复心律,是产生各种快速型心律失常的主要机制。

冲动在心脏内一定部位产生后,由于传导异常,可经不同的传导通路折回原处而引起再次激动,这种现象称为折返激动(图 1–12)。折返激动可形成各种快速型心律失常,如室性或房性期前收缩、心动过速、扑动和颤动。折返激动需具备以下条件:① 折返环路;② 传导减慢;③ 单向传导阻滞。

射频消融术就是利用电极导管在心腔内某一部位释放射频电流,导致局部心内膜及心内膜下心肌或传导束发生凝固性坏死,阻止了折返激动产生的基础,是根治快速型心律失常安全有效的方法。

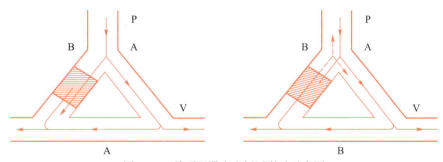

图 1–12 单项阻滞产生折返激动示意图

A 由窦房结发放的激动(P),经过 A、B 两条途径下传到心肌细胞(V),在 B 途径有一单向阻滞区,激动在阻滞区近端前未受阻,激动可通过单向阻滞区,但由 A 途径下传的激动在阻滞区的远端逆传时受阻,激动不能通过阻滞区,因此不能形成折返

B 由窦房结发放的激动(P),经过 A、B 两条途径下传到心肌细胞(V),由于在 B 途径有一单向阻滞区,激动在阻滞区近端前受阻,因此 A 途径下传的激动在阻滞区的远端逆传通过阻滞区,周而复始形成折返

问题 5 该患者出院带阿司匹林肠溶片和盐酸曲美他嗪片的用药目的是什么?

阿司匹林肠溶片剂特点是精确肠溶,对胃肠道副作用小。小剂量阿司匹林抑制环加氧酶的合成而抑制血栓素 A2 的生成,对血小板聚集产生抑制作用,预防血栓形成。该患者射频消融术治疗应予以抗血小板治疗。曲美他嗪通过保护细胞在缺氧或缺血情况下的能量代谢,阻止细胞内 ATP 水平的下降,从而保证了离子泵的正常功能和跨膜钠 – 钾泵的正常转运,维持细胞内环境的稳定,用于心肌缺血的预防作用。

课堂讨论

射频消融术在伴快速型心律失常疾病中的应用。

(侯炳军)

第五节 风湿性心脏病

学习目标

1. 理解心瓣膜的种类和结构;风湿性心脏病的病因。
2. 说出风湿性心脏病的病理生理机制并以此解释其临床症状。

案例导入

患者,女,63岁,农民。因"反复胸闷气促20年,再发4天"入院。患者20年前反复出现胸闷气闭,为胸骨中段闷胀不适,诊断为"风湿性心脏病",多服用"麝香保心丸"等药物,但上述症状仍有反复发作,未规范治疗。4天前患者受凉后胸闷气促加重,稍活动即可出现,伴少许咳嗽、咳痰,有夜间阵发性呼吸困难,尿量偏少,双下肢水肿明显。患者22年前有全身关节疼痛病史。

体格检查:T 36.6℃,P 94次/分,R 20次/分,BP 128/68 mmHg。神志清楚,两颧及口唇发绀,颈静脉充盈,心尖部可触及舒张期震颤,可闻及舒张期隆隆样杂音。心界临界,房颤心律,心律绝对不齐,第一心音强弱不等,脉搏短绌,两肺闻及湿啰音,腹软,肝脾未触及,双下肢明显水肿。

辅助检查:血常规、肝肾功能正常。24 h动态心电图:① 异位心律,心房颤动,HR 84~104次/分。② 偶发室性异位搏动。③ ST-T改变。④ 心率变异性参数中度降低。心脏超声示:风湿性心瓣膜病,重度二尖瓣狭窄,中度三尖瓣关闭不全伴中度肺动脉高压。

医疗诊断:风湿性心脏病、联合瓣膜病变(重度二尖瓣狭窄,中度三尖瓣关闭不全)、心房颤动、心力衰竭、心功能Ⅲ级。

入院予以卧床休息、吸氧、利尿药、银杏达莫、华法林抗凝治疗。该患者住院第2天,突发呼吸困难,烦躁不安,口唇发绀,大汗淋漓,心率加快,两肺广泛湿啰音及哮鸣音,感腹胀恶心,未呕吐,双下肢轻度凹陷性水肿,白天尿量200 ml,医生诊断为急性左心衰竭,嘱予硝酸甘油、呋塞米、地高辛、华法林等治疗。该患者住院第8天,体检:T 36.5℃,P 88次/分,R 18次/分,BP 130/70 mmHg。神志清楚,精神状态良好,室内活动无明显胸闷气闭不适,无明显咳嗽、咳痰,双下肢无明显水肿,准备出院。出院带药:呋塞米、螺内酯、地高辛、厄贝沙坦和华法林等口服。

【疾病分析】

风湿性心脏病简称风心病,是指由于A组乙型溶血性链球菌感染引起的风湿热活动,累及了心瓣膜而造成的心瓣膜病变。表现为二尖瓣、三尖瓣、主动脉瓣中有一个或几个瓣膜狭窄和(或)关闭不全。临床上狭窄或关闭不全常同时存在,但常以一种为主。由于心瓣膜的病变,使得心脏在运送血液的过程中出现问题,如瓣膜狭窄使得血流阻力加大,为了射出足够的血液,心脏则更加费力地舒张和收缩,这样使心脏工作强度加大,效率降低,心脏易疲劳,久而久之造成心脏肥大。如二尖瓣狭窄到一定程度时由于左心房压力的增高,导致肺静脉和肺毛细血管压力增高,形成肺淤血,患病初期常常无明显症状,后期则表现为心悸气短、乏力、咳嗽、下肢水肿、咳粉红色泡沫痰等心功能失代偿的表现。本病多发于冬春季节,寒冷、潮湿和拥挤环境下,初发年龄多在 5~15 岁,复发多在初发后 5 年内。风湿活动期以抗风湿治疗为主,发生心功能不全时应予以抗心力衰竭和抢救急性肺水肿治疗。若发生瓣膜病变且出现明显临床症状时需要手术治疗,对病变瓣膜进行修复或者置换。

【案例问答】

问题 1　心瓣膜包括哪些? 其结构及体表投影如何?

心瓣膜有 4 种,即连结左心室和主动脉的主动脉瓣、连结右心室和肺动脉的肺动脉瓣、连结左心房和左心室的二尖瓣及连结右心房和右心室的三尖瓣(图 1-13)。它们均起单向阀门作用,使血液只能从一个方向流向另一个方向而不能倒流。心瓣膜是由心内膜折叠而成的薄膜,表面衬贴一层内皮,中心为致密结缔组织,与纤维环相连。位于左右房室口、主动脉口及肺动脉口周围的 4 个纤维环和 2 个纤维三角及漏斗腱组成心脏的支架组织,是心肌纤维和心瓣膜附着所在。纤维环和纤维三角由富含硫酸软骨素的致密结缔组织组成。漏斗腱是室中隔膜部的延续。

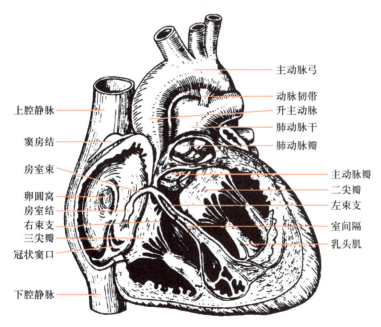

图 1-13　心的内部结构

心各瓣膜的体表投影(图 1-14):① 肺动脉瓣(肺动脉口),在左侧第 3 胸肋关节的稍上方,部分位于胸骨之后;② 主动脉瓣(主动脉口),在胸骨左缘第 3 肋间隙,部分位于胸骨之后;③ 二尖瓣(左房室口),在左侧第 4 胸肋关节处及胸骨左半的后方;④ 三尖瓣(右房室口),在胸骨正中线的右侧,平对第 4 肋间隙。

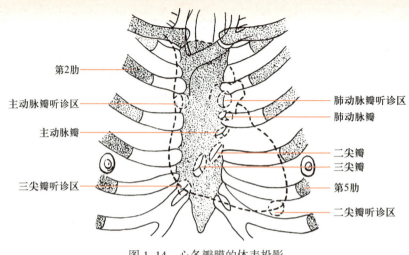

图 1-14　心各瓣膜的体表投影

第2肋
主动脉瓣听诊区
主动脉瓣
三尖瓣听诊区

肺动脉瓣听诊区
肺动脉瓣
二尖瓣
三尖瓣
第5肋
二尖瓣听诊区

问题 2　该患者"22 年前有全身关节疼痛病史"与风湿性心脏病是否有一定的关联性?

　　根据病史,该患者的"全身关节疼痛"属于风湿病的临床表现,风湿病是与 A 组乙型溶血性链球菌感染有关的变态反应自身免疫性疾病。链球菌菌体的荚膜由透明质酸组成,与人体关节滑膜和关节液的透明质酸蛋白之间存在共同抗原性;同时,A 组链球菌的蛋白质抗原与人体心瓣膜等组织存在交叉抗原性,可引起交叉免疫反应导致风湿性心脏病。风湿热主要累及全身结缔组织,属结缔组织病,以心脏、关节或血管最常受累。75% 的患者累及关节,以膝、踝等四肢大关节为多见。风湿热多从少儿开始发病,常反复发作。风湿病最主要的危害是心脏的病变,最终导致慢性风湿性心瓣膜病,以二尖瓣病变最为常见。因此,"全身关节疼痛病史"与风湿性心脏病都是风湿病的表现。

问题 3　用该患者病变的发展过程及血流动力学的变化解释其心脏杂音、呼吸困难、下肢水肿等主要临床表现。

　　该病的病理生理过程与临床联系表现为:急性风湿性心内膜炎→二尖瓣闭锁缘疣状赘生物(白色血栓)→反复发作→赘生物反复形成并机化→瓣膜增厚粘连→二尖瓣狭窄(慢性风湿性心瓣膜病)→舒张期左心房血流入左心室受阻碍(舒张期隆隆样杂音、舒张期震颤)→左心房代偿性肥大扩张→左心房代偿失调→左心房淤血→肺淤血、肺水肿(呼吸困难、湿啰音、哮鸣音、发绀、咳嗽、咳痰)→肺动脉高压→右心室代偿性扩张肥大→三尖瓣相对性关闭不全→血液反流入右心房→右心房代偿性扩张肥大→代偿失调→右心衰竭(颈静脉充盈、下肢水肿)。

问题 4　各种心脏杂音有什么特点?是如何分级的?

　　心脏杂音是指心音与额外心音之外,在心脏收缩或舒张时,血液在心脏或血管内产生湍流所致的心室壁、瓣膜或血管壁振动所产生的异常声音。其各分级的听诊部位及特点见表 1-3。

表 1-3　心脏杂音的分类和特点

瓣膜听诊区	收缩期杂音(SM)	舒张期杂音(DM)
心尖部(M:二尖瓣区)	二闭(MI)杂音性质粗糙、呈吹风样,高调,向左腋下传导	二狭(MS):隆隆样,局限,不传导
胸骨右缘第 2 肋间(A:主动脉瓣区) 胸骨左缘第 3 肋间(A₂:主动脉瓣区)	主狭(AS)喷射性、性质粗糙,常伴有震颤,向颈部传导	主闭(AI)叹气样、向下传导,可达心尖区
胸骨下端最响(T:三尖瓣)	三闭(TI)极少见	三狭(TS)隆隆样,吸气时增强
胸骨左缘第 2 肋间(P:肺动脉瓣区)	肺狭(PS)喷射性,响亮而粗糙,常伴有震颤	肺闭(PI)吹风样或叹气样
胸骨左缘第 2、3 肋间粗糙杂音	动脉导管未闭(PDA):连续性机器样,伴有震颤	
胸骨左缘第 2、3 肋间	房间隔缺损(ASD):吹风样,P2 亢进和固定分裂	
胸骨左缘第 3、4 肋间	室间隔缺损(VSD):P2 亢进及固定分裂	

注:"闭"代表关闭不全;"狭"代表狭窄

心脏杂音

25

心脏杂音主要分为 6 级:

第一级:较轻微,需仔细方能听到。

第二级:稍加注意即可听到。

第三级:相对较响亮,多伴有震颤反应。

第四级:较为响亮。

第五级:明显响亮,且伴明显震颤。

第六级:无需使用听诊器即可听到。

问题 5　该患者在服用华法林期间饮食上要注意什么?

华法林是最常用的口服抗凝血药,属于香豆素类药物。其作用机制为竞争性拮抗维生素 K(由环氧型转变为氢醌型),干扰依赖维生素 K 的凝血因子Ⅱ、Ⅶ、Ⅸ、Ⅹ在肝中合成,从而发挥抗凝作用,但对已合成的凝血因子无效。有些食物可致华法林抗凝效果在体内发生质的变化,给用药者带来意想不到的风险。

抗凝血药
——华法林

葡萄柚中含有香豆素类化合物,同时可抑制肝有关药物代谢酶的活性,减少华法林的代谢,增强华法林抗凝作用。葡萄柚如果与华法林等药物合用将会提高药物的生物利用度,药物作用增强会使患者出现出血症状。杧果中含有维生素 A、维生素 C、维生素 B₁、维生素 B₆等,与华法林合用也可增强其抗凝作用。鱼油可抑制血小板聚集,降低凝血相关血栓素和维生素 K 依赖性凝血因子的水平,从而增强华法林的抗凝作用。

有些食物可减弱华法林的抗凝效果。如富含维生素 K 的食物——(菠菜、花菜、甘蓝、胡萝卜、蛋黄、猪肝、绿茶等),均可使华法林抗凝作用下降。鳄梨可诱导肝相关药物代谢酶活性,促进华法林代谢,同时干扰肠道对华法林的吸收,从而减弱华法林的抗凝作用;豆奶、海藻等通过改变华法林代谢,并影响其吸收,减弱华法林抗凝作用。人参和西洋参等含有人参皂苷,可诱导肝相关药物代谢酶,增加华法林代谢,从而减弱华法林的抗凝作用。

INR为国际标准化比率（international normalized ratio）的缩写，用凝血活酶所测得的参比血浆与正常血浆的凝血酶原时间比值和所用试剂标出的国际敏感度指数（ISI）值计算出INR，使不同的凝血活酶试剂测得的结果具有可比性，是监测华法林抗凝有效性的指标。

INR的值越高，血液凝固所需的时间越长，这样可以防止血栓形成。但是，如果INR值非常高时，就会出现无法控制的出血风险。所以，应该向医生报告任何异常的出血或皮肤瘀斑。

健康成年人，INR值大约为1.0。有静脉血栓的患者的INR值一般应保持在2.0~2.5；有心房颤动的患者的INR值一般应保持在2.0~3.0(2.5)。然而，理想的INR值一定要为每一个患者制定个性化指标。当INR值>4.0时，提示血液凝固需要很长时间，这可能引起无法控制的出血，甚至死亡。而INR<2.0则不能提供有效的抗凝。

一旦使用华法林，就应规律性地监测INR，应该时刻知道华法林用量及INR值，防治出血或抗凝不足。

课堂讨论

讨论风湿性心脏病遗传易感性的机制。

（侯炳军）

第六节 高血压病

学习目标

1. 掌握动脉血压的形成机制和调节、高血压病的病理改变。
2. 熟悉高血压病的药物治疗原则。
3. 了解高血压病与盐饮食的关系。

案例导入

患者，男，56岁，教师，因"反复头昏头痛3年，加重2天"入院。患者3年前反复出现头昏头痛，活动及睡眠欠佳时明显，无胸闷胸痛，最高血压180/110 mmHg，服用"复方降压片"，服药欠规律，血压控制欠佳。2天前因劳累后头痛加重，感恶心，未吐，要求入院。患者吸烟30余年，每天15~20支，少量饮酒。母亲及弟弟均有高血压病史。

体格检查：T 36.5℃，P 76次/分，BP 170/96 mmHg，身高172 cm，体重85 kg，体重指数28.7 kg/m²。神志清楚，双瞳孔等大等圆，对光反射灵敏，颈静脉无充盈，两肺呼吸音清，未闻及干湿啰音，律齐，各瓣膜听诊区未闻及病理性杂音，腹平软，双下肢无水肿。

辅助检查:血生化示低密度脂蛋白胆固醇 3.64 mmol/L,甘油三酯 1.73 mmol/L,余血生化指标正常,尿常规正常。颈部血管超声示双侧颈动脉壁增厚。超声心动图示左心室肥厚,舒张期心功能降低。心电图示窦性心律,心率 76 次 / 分,左室高电压。腹部超声示脂肪肝。头颅 MRI 未见明显异常。

医疗诊断:高血压病 2 级(高危组)。

入院医嘱:心内科护理常规,一级护理,低脂低盐饮食,监测血压,氨氯地平、缬沙坦口服。

患者入院后第 2 天,因与家人争吵,情绪激动后出现头痛、烦躁、耳鸣、眩晕、恶心,呕吐胃内容物 2 次,BP 220/126 mmHg,P 102 次 / 分,R 24 次 / 分。目前诊断:高血压急症。医嘱予 5% 葡萄糖 40 ml+ 硝普钠 25 mg 微泵注射 5 ml/h,立即执行。经应急处理后患者血压渐平稳,1 天后停硝普钠微泵,医嘱加用氢氯噻嗪控制血压。该患者住院第 7 天,病情好转,精神状态良好,无头昏头痛,T 36.2℃,R 18 次 / 分,P 72 次 / 分,BP 120~132/70~84 mmHg,准备出院。出院带药:氨氯地平、缬沙坦、氢氯噻嗪口服。

【疾病分析】

高血压病是指在静息状态下动脉收缩压和(或)舒张压增高(≥ 140/90 mmHg),常伴有脂肪和糖代谢紊乱及心、脑、肾和视网膜等器官功能性或器质性改变。高血压可以分为原发性高血压和继发性高血压两种,前者占高血压患者的 90% 以上,其发病原因与遗传、年龄、精神因素、超重、高盐饮食等因素有关。后者是继发于急慢性肾炎、甲状腺功能亢进症、嗜铬细胞瘤、原发性醛固酮增多症等,对原发疾病的治疗是关键。

高血压病的治疗应采用药物终身治疗为主的综合治疗原则,其主要目的是最大限度地降低心血管发病和死亡的总风险,在控制血压水平的同时,应积极干预患者所有的可逆性心血管病的危险因素,靶器官损伤和合并存在的临床疾病。对于一般高血压患者降压目标是 140/90 mmHg 以下,对于合并糖尿病或肾病等高危患者,血压应在患者能耐受的情况下酌情降至更低一些。

【案例问答】

问题 1 动脉血压是如何形成的? 一般测量动脉血压的动脉是什么? 上肢动脉主要有哪些?

动脉血压是指动脉血管内流动的血液对单位面积血管壁的侧压力,即压强能,分为收缩压和舒张压。收缩压指在一个心动周期中,心室收缩射血,动脉血压升高达到的最高值;舒张压指在一个心动周期中,心室舒张,动脉血压下降达到的最低值。动脉血压形成的因素包括:① 心血管系统有足够的血液充盈。② 心脏射血:心室收缩所释放的能量一部分作为血液流动的动能,另一部分则转化为大动脉扩张所贮存的势能,即压强能。形成收缩压的主要原因是搏出量,其与心室收缩力有关。③ 外周阻力:外周阻力使心室收缩所释放的能量部分转化为大动脉壁上的势能,即压强能。

形成舒张压的主要因素是外周阻力。④ 主动脉的弹性贮器作用：其对收缩压有缓冲作用，避免收缩压过高；对舒张压有维持作用，避免舒张压过低。

一般测量动脉血压的动脉是肱动脉，测量位置在肘窝稍上方肱二头肌腱的内侧。上肢动脉的主干是锁骨下动脉。左锁骨下动脉直接起于主动脉弓，右锁骨下动脉起于头臂干，在第一肋外缘续于腋动脉。其主要分支有椎动脉、甲状颈干胸廓内动脉和肋颈干。腋动脉为锁骨下动脉的延续，至背阔肌下缘，移行于肱动脉，腋动脉分三段，第一段有胸上动脉，第二段有胸肩峰动脉和胸外侧动脉，第三段有旋肱前、后动脉和肩胛下动脉。肱动脉至肘关节前面，分为桡动脉和尺动脉。桡动脉和尺动脉分别沿前臂的桡侧和尺侧下降，至手掌，两动脉的末端在手掌吻合，形成双层的动脉弓，即掌浅弓和掌深弓。

问题 2 动脉血压是如何调节的？

形成动脉血压的基本因素是心输出量、外周阻力和循环血量。机体调节血压的主要系统是交感神经系统、肾素–血管紧张素–醛固酮系统和血管内皮松弛因子–收缩因子系统等。通过以下三种途径调节：

(1) 压力感受器机制：正常人心、肺、主动脉弓、颈动脉窦、右锁骨下动脉起始部均存在压力感受器，位于延髓的心血管运动中枢可以接受来自压力感受器的冲动，同时也可以接受来自视丘下部和大脑皮质高级神经中枢的冲动。传到心血管运动中枢的冲动，经过调整处理，通过传出神经达到效应器，起着调节心率、心输出量及外周阻力的作用。当血压升高时，压力感受器兴奋而发出冲动增多，经传入神经到达心血管运动中枢，改变其活动，使降压反射的活动增强，心脏收缩减弱，心率减慢，血管扩张，外周阻力下降，血压下降并保持在一定水平；当血压降低时，压力感受器传入心血管运动中枢的冲动减少，使降压反射活动减弱，心脏收缩加强，心率加快，心输出量增加，血管收缩，外周阻力增高，血压回升。另外，在颈动脉窦和主动脉弓附近存在着化学感受器，对于血液中的氧和二氧化碳含量极为敏感。在机体缺氧状态下，化学感受器受到刺激后反射性地引起呼吸加速，外周血管收缩，血压上升。

(2) 容量压力调节机制：在肾的球旁器，其中的球旁细胞含肾素颗粒，当循环血量减少及动脉血压下降时，球旁细胞分泌肾素，激活肾素–血管紧张素–醛固酮系统，使远曲小管、集合管对钠和水的重吸收增多，水、钠潴留，至血容量增加，血压回升为止；相反，当循环血量增多及动脉血压升高，则钠和水的排出增加，使血容量缩减，心输出量减少，血压恢复正常。

(3) 体液调节机制：血液和组织中含有一些化学物质，对心肌、血管平滑肌的活动及循环血量均有调节作用。儿茶酚胺类（肾上腺素、去甲肾上腺素等）、肾素–血管紧张素、抗利尿激素等具有收缩血管作用，使血压升高。缓激肽、前列腺素 E、心房钠尿肽等具有较强的扩血管作用，使血压下降。

问题 3 高血压病的病理基础是什么？ 高血压病的常见并发症及主要危害有哪些？

高血压病即原发性高血压 (essential hypertension)，血压增高的病理基础是细小动脉玻璃样变性，致使细小动脉管壁增厚，管腔狭窄，外周阻力增大。

高血压早期无明显病理改变。心脏和血管是高血压病理作用的主要靶器官。长期高血压引起的心脏改变主要是左心室肥厚和扩大。长期高血压引起的全身小动脉病变,主要是壁腔比值增加和管腔内径缩小,导致重要器官如心、脑、肾组织缺血。长期高血压及伴随的危险因素可促进动脉粥样硬化的形成及发展,该病变主要累及体循环大、中动脉。高血压时还可出现微循环毛细血管稀疏、扭曲变形,静脉顺应性减退。现在认为血管内皮功能障碍是高血压最早期和最重要的血管损害。

长期高血压病主要引起心、脑、肾和视网膜等内脏病变。

1. 心 　长期压力负荷增高,儿茶酚胺与血管紧张素Ⅱ等生长因子都可刺激心肌细胞肥大和间质纤维化。高血压主要导致左心室肥厚和扩大。长期高血压发生心脏肥厚或扩大时,称为高血压心脏病。高血压心脏病常合并冠状动脉粥样硬化和微血管病变,最终可导致心力衰竭或严重心律失常,甚至猝死。

2. 脑 　长期高血压对脑组织的影响,无论是脑卒中或慢性脑缺血,都是脑血管病变的后果。高血压促使脑动脉粥样硬化,粥样斑块破裂可并发脑血栓形成。脑小动脉闭塞性病变,引起针尖样小范围梗死病灶,称为腔隙性脑梗死。长期高血压使脑血管发生缺血病变;高血压的脑血管病变部位,特别容易发生在大脑中动脉的豆纹动脉,基底动脉的旁正中动脉和小脑齿状核动脉,这些血管直接来自压力较高的动脉,血管细长而且呈直角分支,容易形成微动脉瘤,一旦破裂可发生脑出血,是高血压最常见的死亡原因。因此,脑卒中通常累及壳核、丘脑、尾状核、内囊等部位。

3. 肾 　长期持续高血压使肾小球内囊压力升高,肾小球纤维化、萎缩,以及肾动脉硬化,进一步导致肾实质缺血和肾单位不断减少,慢性肾衰竭是长期高血压的严重后果。恶性高血压时,入球小动脉及小叶间动脉发生增殖性内膜炎及纤维蛋白样坏死,可在短期内出现肾衰竭。

4. 视网膜 　视网膜小动脉早期发生痉挛,随着病程进展出现硬化改变。血压急骤升高可引起视网膜渗出和出血。

问题 4　临床应用抗高血压药的原则是什么?

应用抗高血压药应遵循如下原则。① 长期用药:应根据患者的具体情况调整血压至合适水平,坚持长期用药;② 个体化用药:应从小剂量开始,逐渐增量,直至取得满意疗效而不产生严重不良反应,需要停药时应采取逐渐减量的方法;③ 联合用药:对于单一降压药不能控制的高血压,应采用联合给药的方法以提高疗效,降低不良反应;④ 选用长效药:患者对长效药依从性好,且可减少血压波动,保护心、脑等重要器官;⑤ 根据并发症选药:对于伴有其他疾病的患者应根据其特点选择合适的抗高血压药进行治疗(图 1-15)。

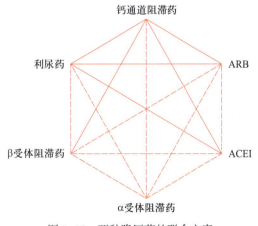

图 1-15 　两种降压药的联合方案

问题 5   如何根据患者的并发症选择抗高血压药？

高肾素活性者宜用普萘洛尔、卡托普利，不宜用氢氯噻嗪；伴左心室肥厚的高血压患者宜用钙通道阻滞药、ACEI、β受体阻滞药逆转心室肥厚，不宜用血管扩张药；伴心功能不全者宜用利尿药、ACEI、哌唑嗪，但禁用维拉帕米，β受体阻断药一般禁用，但对某些患者可慎用；伴心绞痛者宜用β受体阻滞药和钙通道阻滞药，禁用肼屈嗪；伴肾功能不全宜用钙通道阻滞药、甲基多巴和呋塞米，不宜用胍乙啶、噻嗪类利尿药；双侧肾动脉狭窄、严重肾功能不全或孤立肾者禁用 ACEI；伴脑卒中者宜用钙通道阻滞药和 ACEI，以减少脑缺血，降低卒中发生率；伴有糖尿病患者宜用 ACEI、α_1 受体阻滞药、钙通道阻滞药，不宜用氢氯噻嗪；伴肺气肿和支气管哮喘者宜用钙通道阻滞药，禁用β受体阻断药；伴消化性溃疡患者可用可乐定，禁用利血平；伴高脂血症患者宜用哌唑嗪、钙通道阻滞药和 ACEI，避免单用β受体阻滞药和利尿药（表1-4）。

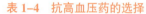

表1-4   抗高血压药的选择

因素	利尿药	β受体阻滞药	钙通道阻滞药	ACEI 及 ARB	α受体阻滞药
老年人	++	+/-	+	+	+
心绞痛	+/-	++	++	+	+
早期心肌梗死	+	+	+/-	++	+
充血性心力衰竭	++	−	+/-	+	+
脑血管病	+	−	++	+	+/-
肾功能不全	++	+/-	++	++	+
糖尿病	−	−	+	++	++
高脂血症	−	−	+	+	++
前列腺增生					++

问题 6   为什么选择抗高血压药时硝苯地平控释片或缓释片要优于硝苯地平片？硝苯地平控释片或缓释片为什么不能嚼服？

目前研究证明，血压不稳定可导致器官损伤，故应尽可能减少人为因素造成的血压不稳定，使用短效的降压药常使血压波动增大，而真正 24 h 有效的长效制剂比较好。一般要求"谷峰比值"在 50% 以上。

硝苯地平通过抑制血管平滑肌细胞膜和心肌细胞膜上的 L 型 Ca^{2+} 通道，产生扩张血管（包括冠状动脉）、抑制心肌收缩力等作用，广泛用于高血压、心绞痛和心律失常等疾病。硝苯地平片口服后起效快，1 h 后达药物浓度高峰，维持 4~5 h，但须一天多次给药，血药浓度波动大，易致血压波动而诱发心脑血管意外。

缓释片与控释片是根据片剂的不同释药方式区别的。缓释片是指口服后在较长时间内缓慢地非恒速释放药物，其特点是药物按时间变化、先多后少的持续非恒速释放。控释片是指口服后药物在设定的时间内自动以预定速度释放，使血药浓度长时间恒定维持在有效浓度范围内的制剂，特点是释药不受时间的影响恒速释放。两种

抗高血压药——钙通道阻断药

抗高血压药——利尿药

抗高血压药——β受体阻断药

30

第一章   循环系统疾病

制剂都具有减少服药次数、维持平稳有效的血药浓度、降低毒副作用、减少用药总剂量的优点。控释片的药动学特点更符合高血压治疗要求。

两种药服用时均不能咬碎或掰开,否则将失去缓释及控释作用,也不能恒量释放和恒比释放,短时间内药量成倍释放,可致血压过低。

问题7　为什么抗高血压药通常是早上给药的?

生理状态下人体血压多表现为夜低昼高型:即夜间血压水平较低,自清晨觉醒前后人体血压迅速增高并于白天有两个峰值(9点和19点),下午有个稍低点(15点),日间一直维持较高水平,夜间血压进一步下降于凌晨2~3点达到其谷值。在夜间睡眠过程中正常人体血压较日间下降10~20 mmHg。研究发现,另有少数人群夜间血压下降幅度过大(超过20 mmHg),称之为深杓型或超杓型血压。血压的这种昼夜节律特征是生命体所固有的,睡眠觉醒周期或休息运动周期只是在一定程度上影响着血压的昼夜节律。为了降压药能有效覆盖高血压的峰值,抗高血压药通常是早上7~8点给药较好。

问题8　高血压患者为什么要低盐饮食?如何治疗高盐性高血压?

长期高钠饮食导致体内 Na^+ 含量升高,引起体内水和 Na^+ 的比例升高,机体血容量升高,血压升高;过量摄入 Na^+ 也会导致血管壁细胞内 Na^+ 浓度升高,Na^+–Ca^{2+} 交换增加,细胞内 Ca^{2+} 增加,血管对去甲肾上腺素等升压物质敏感性增加,血压升高。因此,临床上建议高血压患者每天盐摄入量不超过6 g。

高盐性高血压可以用中效利尿药氢氯噻嗪治疗,用药初期是由于排钠利尿,减少细胞外液及血容量而产生降压作用;长期用药,体内轻度失钠,小动脉血管壁细胞内低钠,Na^+–Ca^{2+} 交换减少,细胞内 Ca^{2+} 减少,血管对去甲肾上腺素等升压物质敏感性降低,血压下降。

课堂讨论 ────────

良好的生活管理对提高高血压病患者生存质量的意义。

(侯炳军)

抗高血压药——血管紧张素Ⅱ受体阻断药

护考真题

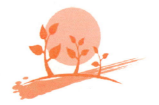

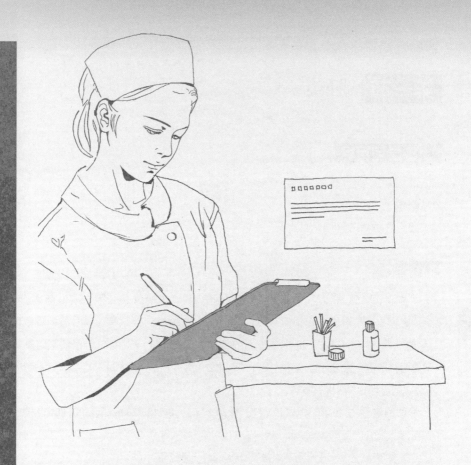

第二章　呼吸系统疾病

第一节 肺炎

学习目标

1. 掌握肺的组织结构；肺炎常见的病原体与致病因素；时间 / 浓度依赖性的概念；缺氧的类型。
2. 熟悉抗菌药的合理应用。

案例导入

患者，男，58 岁，农民，小学文化。吸烟史 15 年，每天 1 包。因"发热、咳嗽、咳痰 5 天"入院。患者 5 天前淋雨后出现畏寒、发热，体温最高 39.5℃，伴咳嗽、咳痰，痰为铁锈色，带少许血丝，量较多，咳嗽时感右下胸部隐痛，伴头痛，无胸闷、气促，无咽痛、流涕，口服自备"安乃近片及阿莫西林胶囊"后无好转，遂就诊于本院门诊。胸片：右下肺大片渗出影，考虑肺炎。予以静脉输注"阿莫西林"后仍有发热。

体格检查：T 39.4℃，P 124 次 / 分，R 30 次 / 分，BP 138/78 mmHg，SPO₂ 90%。神志清楚，急性面容，面颊绯红，口唇微紫，咽部轻度充血，胸廓对称，叩诊右下肺偏浊，听诊右下肺呼吸音粗，闻及大量湿啰音，腹软，肝脾肋下未触及，无腹痛，无双下肢水肿。

辅助检查：胸部 X 线示右下肺大片渗出影，首先考虑肺炎。门诊血常规：白细胞计数 $19×10^9$/L，中性粒细胞百分比 85%，C 反应蛋白 75 mg/L。

医疗诊断：社区获得性肺炎。

入院医嘱：呼吸内科护理常规，一级护理，心电监护，头孢呋辛，阿奇霉素，盐酸氨溴索，安痛定；实验室检查：痰培养、血培养，肝肾功能，红细胞沉降率，血气，大小便常规，肺炎支原体、结核抗体。血气分析报告：Na^+ 128 mmol/L，K^+ 5.9 mmol/L，Cl^- 94 mmol/L，HCO_3^- 6 mmol/L，PCO_2 15 mmHg，PO_2 102 mmHg，pH 7.19。

患者入院第 7 天，体温正常，咳嗽减轻，咳白色痰，量减少，无痰血。胸部 CT 复查：右下肺病灶吸收不良。为排除有无合并肿瘤、结核等阻塞性病变，医嘱行纤维支气管镜检查。患者气管镜检查未见异常，更改头孢曲松注射液继续抗感染治疗 5 天，生命体征正常，咳嗽咳痰明显减少，无发热，无胸闷气促，无胸痛。血常规：白细胞计数、中性粒细胞百分比、C 反应蛋白、红细胞沉降率均正常。复查胸部 CT：提示右下肺渗出较前明显吸收，医嘱出院。出院诊断：社区获得性肺炎（右下）。出院带药：头孢地尼胶囊口服，2 周后复查胸部 CT。

【疾病分析】

肺炎是指终末气道、肺泡和肺间质的炎症。可由细菌、病毒、真菌、寄生虫等病原微生物，以及放射线、吸入性异物等理化因素引起。在院外由细菌、病毒、衣原体和支原体等多种微生物所引起的是社区获得性肺炎，其主要临床症状是咳嗽，伴或不伴咳痰和胸部疼痛,前驱症状主要有鼻炎样症状或上呼吸道感染的症状等。患者可因肺实变致通气不足、气体交换障碍、动脉血氧饱和度降低而出现发绀、胸痛、呼吸困难。除了卧床休息、大量饮水、吸氧、积极排痰外,肺炎治疗的最主要环节是抗感染。疑为肺炎即马上给予首剂抗菌药物。病情稳定后可将静脉给药途径改为口服治疗。

【案例问答】

问题1　请描述肺的组织结构。

肺的表面有一层光滑的浆膜,即胸膜的脏层。浆膜深部的结缔组织伸入肺内,将肺分成许多小叶。肺组织分为实质和间质两部分。从肺内支气管到终末细支气管的结构称为肺的导气部。终末细支气管以下的结构为肺的呼吸部,包括呼吸性细支气管、肺泡管、肺泡囊和肺泡(图 2-1)。支气管在肺内反复分支呈树枝状结构,故称为支气管树。每一细支气管连同它的各级分支和肺泡,组成肺小叶。肺小叶呈锥体形,其尖端朝向肺门,底面向着肺表面,透过胸膜的脏层可见肺小叶底部的轮廓,直径约1.0 cm。临床上小叶性肺炎系指肺小叶范围内的病变。肺导气部的各段管道随支气管分支,管径逐渐变小,管壁变薄,肺的呼吸部是呼吸系统完成换气功能的部位,它们共同的特点是都有肺泡开口。

肺的组织结构

35

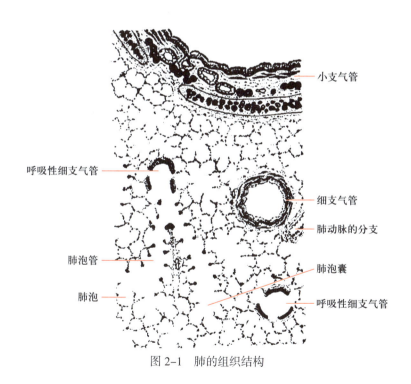

图 2-1　肺的组织结构

问题2　引起肺炎的病原体有哪些? 该病可能是何种病原体引起的肺炎?

引起肺炎的主要病原体包括:

1. **细菌**　肺炎链球菌、甲型溶血性链球菌、金黄色葡萄球菌、肺炎克雷伯菌、流感嗜血杆菌、铜绿假单胞菌等。

2. **病毒**　冠状病毒、腺病毒、流行性感冒病毒、巨细胞病毒、单纯疱疹病毒等。

3. 真菌 念珠菌、曲霉、新型隐球菌等。

4. 非典型病原体 军团菌、支原体、衣原体、立克次体、弓形虫、原虫等。

该肺炎患者有发热、咳嗽、右下胸痛、铁锈色痰、白细胞计数及中性粒细胞增多、右下肺大片渗出影等病变,最为可能的病原体是肺炎链球菌。病变性质属于大叶性肺炎。

问题 3 病原体侵入该机体后导致疾病发生,与哪些因素有关?

病原体侵入机体后能否引起机体感染,与病原体的致病性、机体的免疫力及环境因素等有关。其中细菌的致病性与其毒力、侵入数量和侵入途径密切相关。

1. 毒力 细菌的毒力(virulence)是指细菌致病性的强弱程度。侵袭力和毒素是构成细菌毒力的主要物质基础。

(1)侵袭力(invasiveness):是指病原菌突破宿主的防御功能,并在其体内定居、生长繁殖和蔓延扩散的能力。构成侵袭力的主要物质有菌体的表面结构(如肺炎链球菌的荚膜、乙型溶血性链球菌的微荚膜、痢疾志贺菌的菌毛等)和侵袭性酶(如溶血性链球菌产生的透明质酸酶)等。

(2)毒素(toxin):是细菌合成的,对机体组织细胞有损害作用的物质。依据来源、性质和损害作用等不同,可分为外毒素(exotoxin)和内毒素(endotoxin)两种。细菌外毒素与内毒素的主要区别见表 2-1。

表 2-1 细菌外毒素与内毒素的主要区别

区别项	外毒素	内毒素
来源	革兰阳性菌,少数革兰阴性菌	革兰阴性菌
存在部位	由活菌分泌出,少数为细菌裂解后释出	细胞壁组分,菌体裂解后释出
化学成分	蛋白质	脂多糖
稳定性	60~80℃,30 min 被破坏	160℃,2~4 h 被破坏
毒性作用	强,对组织细胞有选择性毒害效应,引起特殊临床表现	较弱,各种菌的毒性效应相似,引起发热、白细胞增多、微循环障碍、休克、弥散性血管内凝血等
免疫原性	强,可刺激宿主产生抗毒素,甲醛处理后脱毒形成类毒素	弱,不可经甲醛处理制成类毒素

2. 侵入数量 病原菌侵入机体后,能否导致感染,除了与病原菌的毒力有关,还与病原菌的数量有关。一般而言,细菌的毒力越强,引起感染所需的菌量越少;反之,则所需的菌量越大。

3. 侵入途径 侵入、传播途径是指病原菌进出宿主的门户及途径,主要指外源性感染途径。多数病原菌有特定的侵入途径,也有病原菌可通过多种途径侵入机体,如结核分枝杆菌和炭疽芽孢杆菌,可通过呼吸道、消化道、皮肤创伤等不同途径侵入而导致感染。

问题 4 医嘱要求头孢呋辛钠每天两次静脉滴注,而阿奇霉素针是每天一次静脉滴注,这是为什么?

抗菌药物可以分为浓度依赖性与时间依赖性两类。

1. 浓度依赖型抗菌药的特点 ① 药物浓度越高,抗菌活性越强。当血药峰浓度大于致病菌最低抑菌浓度(MIC)的 8~10 倍时,抑菌活性最强。② 有较显著的抗生素后效应(PAE)。这类药物主要包括氨基糖苷类、喹诺酮类、甲硝唑、两性霉素 B 等。根据这一原理,此类药物一日量可一次使用,不必分次给药(重症者例外)。

2. 时间依赖型抗菌药的特点 ① 当血药浓度超过 MIC 后,其抗菌活性不随浓度的增高而增强,而是与抗菌药物的血药浓度超过 MIC 的时间密切相关。② PAE 较短或没有。这类药物主要包括青霉素类、头孢菌素类、大环内酯类等。这类药物需要每天多次给药或持续静脉滴注才能保持良好的抗菌活性。

头孢呋辛钠静脉滴注或肌内注射的半衰期是 80 min,一次用药可以维持 8 h 以上,其满意的抗菌效果用药间隔时间应为 11~13 h,临床采用 12 h 一次是合理的。而阿奇霉素属于大环内酯类抗生素,虽属于时间依赖型抗生素,但因为其有较长的PAE,半衰期也较长(24 h),只需每天一次用药即可。

问题 5 患者动脉血气分析结果:Na^+ 128 mmol/L;K^+ 5.9 mmol/L;Cl^- 94 mmol/L;HCO_3^- 6 mmol/L;PCO_2 55 mmHg;PO_2 102 mmHg;pH 7.19。酸碱平衡紊乱的指标有何意义? 上述结果提示是何种酸碱平衡紊乱?

1. 反映酸碱平衡的常用指标及其意义

(1) pH:血液 pH 是表示血液酸碱度的指标,是指动脉血中 H^+ 浓度的负对数。正常 pH 为 7.35~7.45,平均值为 7.40。pH 的高低主要取决于血浆中[HCO_3^-]与[H_2CO_3]的比值,当比值维持在 20:1 时,pH 处在正常范围。pH 在正常范围可表明:① 体内酸碱平衡;② 代偿性酸或碱中毒;③ 存在混合型酸碱平衡紊乱。当 pH<7.35 为失代偿性酸中毒;pH>7.45 为失代偿性碱中毒。

(2) 动脉血二氧化碳分压($PaCO_2$):是指以物理状态溶解在血浆中的 CO_2 分子所产生的张力。其正常值为 4.39~6.25 kPa(33~46 mmHg),平均值为 5.32 kPa(40 mmHg)。由于 CO_2 经呼吸膜弥散速度很快,所以 $PaCO_2$ 与肺泡气中的二氧化碳分压(P_ACO_2)基本相等。$PaCO_2$ 低于正常说明:通气过度,CO_2 排出过多,见于呼吸性碱中毒。$PaCO_2$ 高于正常说明:通气不足,CO_2 体内潴留,见于呼吸性酸中毒。因此,$PaCO_2$ 是反映呼吸性酸碱平衡紊乱的重要指标。

(3) 标准碳酸氢盐(SB)和实际碳酸氢盐(AB):SB 是指全血标本在标准条件下所测得的血浆 HCO_3^- 浓度。因已排除呼吸因素的影响,故 SB 为判断代谢性酸碱中毒的指标。其正常值为 22~27 mmol/L,平均值为 24 mmol/L。SB 降低见于代谢性酸中毒,SB 升高见于代谢性碱中毒。AB 是指隔绝空气的血液标本,在实际体温、$PaCO_2$ 和血氧饱和度的条件下测得的血浆 HCO_3^- 浓度。因此 AB 受代谢和呼吸两方面因素的影响。正常情况下,AB=SB,AB 和 SB 的差值反映呼吸性因素对酸碱平衡的影响。AB>SB,提示有 CO_2 潴留,见于呼吸性酸中毒或代偿后代谢性碱中毒;AB<SB,提示 CO_2 排出过多,见于呼吸性碱中毒或代偿后代谢性酸中毒。

(4) 缓冲碱(BB):是指血液中一切具有缓冲作用的负离子碱的总和,包括HCO_3^-、HPO_4^{2-}、Hb^- 和 Pr^- 等,通常用氧饱和的全血在标准状态下测定。正常值为45~55 mmol/L,平均值为 48 mmol/L。BB 是反映代谢性因素的指标。BB 降低,见于代谢性酸中毒;BB 升高,见于代谢性碱中毒。

(5) 碱剩余(BE):是指在标准条件下,用酸或碱将 1 L 全血或血浆滴定至 pH ≠ 7.4 时所用酸或碱的量(mmol)。正常值为 0 ± 3 mmol/L。如需用酸滴定,说明受检血样碱过剩,用正值(即 +BE)表示,见于代谢性碱中毒;反之,如需用碱滴定,说明受检血样碱缺失,用负值(即 –BE)表示,见于代谢性酸中毒。

2. 该例患者血气分析 ① pH 7.19,提示酸中毒;② HCO_3^- 6 mmol/L,降低,见于代谢性酸中毒;③ PCO_2 55 mmHg,升高,见于呼吸性酸中毒。结合患者的发病情况,该患者存在呼吸性酸中毒合并代谢性酸中毒。

问题 6 临床上缺氧有哪几种类型? 肺炎患者的重要护理措施是吸氧,说说氧疗的重要性。

缺氧是指组织供氧不足或利用障碍,引起机体代谢甚至形态结构发生改变的一系列病理变化过程。根据缺氧的原因和血氧的变化,一般分为四种类型。

1. 低张性缺氧 由于动脉血氧分压降低,动脉血氧含量减少,导致组织供氧不足引起的缺氧,如呼吸和循环系统疾病所致的贫血。

2. 血液性缺氧 由于血红蛋白含量或(和)红细胞数量减少,使动脉血氧含量降低或氧合血红蛋白释放氧不足,引起的供氧障碍性缺氧,如贫血引起的缺氧。

3. 循环性缺氧 由组织器官血液量减少或流速减慢而引起的细胞供氧不足,称为循环性缺氧,包括缺血性缺氧和淤血性缺氧,如休克等疾病引起的缺氧。

4. 组织性缺氧 组织性缺氧指组织细胞生物氧化过程障碍,利用氧能力降低引起的缺氧,如亚硝酸盐中毒引起的缺氧。

氧疗指各类缺氧的治疗,除了消除引起缺氧的原因外,均可给予吸氧治疗。吸入高浓度氧使血浆中溶解氧量增加能改善组织的供氧。长期氧疗有利于提高患者生存率,改善生活质量和神经精神状态,减轻红细胞增多症,预防夜间低氧血症,改善睡眠质量,预防肺心病和右心衰竭的发生及减少医疗费用包括住院次数和住院天数。

问题 7 吸氧会导致氧气中毒吗? 为什么?

氧是需氧型生物维持生命不可缺少的物质,但超过一定压力和时间的氧气吸入,会对机体造成有害作用。氧中毒是指机体吸入高于一定压力的氧气一定时间后,某些系统或器官的功能与结构发生病理性变化而表现的病症。

氧中毒和吸氧时间密切相关,时间越长,越容易发生氧中毒。进入体内的氧会产生氧自由基。氧自由基极为活跃,在体内攻击和杀死各种细胞,导致细胞和器官的代谢和功能障碍,并能促使基因突变诱发癌症。当然,有氧化就有抗氧化,这是人体自我保护的一种本领。健康人在自然状态下,体内氧化和抗氧化运动处于动态平衡。

氧中毒有两种类型:肺型和脑型。① 肺型氧中毒:发生在吸入氧之后,出现胸骨后疼痛、咳嗽、呼吸困难、肺活量减少、氧分压下降,肺部呈现炎性病变,有炎细胞浸润,充血,水肿,出血和肺不张。② 脑型氧中毒:吸氧短时内出现视觉障碍、听觉障碍、恶心、抽搐、晕厥等神经症状,严重者可致昏迷和死亡。

故氧疗时应控制吸氧的浓度和时间,经常做血气分析,动态观察氧疗的治疗效果,严防氧中毒的发生。

课堂讨论

对重症肺炎患者如何进行优化抗菌治疗?

（卢　静）

第二节　慢性阻塞性肺疾病

学习目标

1. 掌握小气道的结构特点；胸廓的整体观；肺心病的概念；肺功能的主要指标。
2. 熟悉平喘药、祛痰药的应用。

案例导入

患者,男,76岁,初中毕业,工人,吸烟史20年,每天1包。因"反复咳、痰、喘10年,气促2年,加重伴发热1周"入院。患者10年前无明显诱因下出现咳嗽咳痰,以后症状反复发作,逐年加重,2年前出现气促,多次于当地医院拟诊"慢性阻塞性肺疾病"住院,经抗炎、祛痰、平喘治疗后好转。患者1周前受凉后咳嗽咳痰加剧,咳大量黄色脓性痰,不易咳出,胸闷气促明显,伴有发热。

体格检查:T 38.5℃,P 92次/分,R 30次/分,BP 130/78 mmHg。神志清楚,口唇发绀,桶状胸,呼吸运动减弱,两侧呼吸运动对称,触觉语颤减弱,叩诊过清音,两肺呼吸音粗,呼气时间延长,可闻及散在干湿啰音,心律齐。腹部平软,无压痛、反跳痛,肝脾肋下未触及,双下肢无水肿。

辅助检查:血常规示白细胞计数 $11.8×10^9/L$,中性粒细胞百分比 85.2%。胸部 X 线片:胸廓前后径增大,肋骨变平,肋间隙增宽,胸廓低平,两肺透亮度增加,肺纹理稀疏紊乱。肺功能:残气量占肺总量比值为 45%,第一秒用力呼气容积占预计值百分比为 55%。

医疗诊断:慢性阻塞性肺疾病(急性加重期)。

入院医嘱:呼吸内科护理常规,一级护理,低盐饮食,心电监护,低流量吸氧,哌拉西林、他唑巴坦、氨溴索等静脉给药治疗,血常规、血气分析、血生化、痰培养。

【疾病分析】

慢性阻塞性肺疾病(chronic obstructive pulmonary disease,COPD)是一种具有气流阻塞特征的慢性支气管炎和肺气肿,可进一步发展为慢性肺源性心脏病和慢性呼吸衰竭的常见慢性疾病,是一种常见的以持续气流受限为特征的可以预防和治疗的疾病。COPD的病因不完全清楚。一般认为,与慢性支气管炎和阻塞性肺气肿的发生有关的因素都可能参与 COPD 的发病。肺功能检查是判断气流受限的主要客观指标。一秒率是评价气流受限的一项敏感指标,常用第一秒力呼气容积占肺活量的百分比(FEV_1/FVC)表示。第一秒用力呼气容积占预计值百分比($FEV_1\%$ 预计值),是评估 COPD 严重程度的良好指标。稳定期可采用非药物治疗:戒烟,运动或肺康复训练,接种流感疫苗与肺炎疫苗。现有药物治疗可以减少或消除患者的症状,提高活动耐力,减少急性发作次数和严重程度以改善健康状态。吸入治疗为首选,教育患者正确使用各种吸入器,向患者解释治疗的目的和效果,帮助患者坚持治疗。

【案例问答】

问题 1   什么是慢性阻塞性肺疾病?

慢性阻塞性肺疾病(COPD)是一种以持续气流受限为特征的可以预防和治疗的疾病,其气流受限多呈进行性发展,与气道和肺组织对烟草烟雾等有害气体或有害颗粒的慢性炎性反应增强有关。

慢性支气管炎和肺气肿是导致 COPD 的常见疾病。当慢性支气管炎、肺气肿发展到一定程度,出现持续气流受限时可诊断为 COPD。其共同特点是在 COPD 的肺部病理学改变基础上,出现相应的 COPD 特征性病理生理学改变,包括黏液高分泌、纤毛功能失调、小气道炎症、纤维化及管腔内渗出、气流受限和气体陷闭引起的肺过度充气、气体交换异常、肺动脉高压和肺源性心脏病,以及全身的不良效应。黏液高分泌和纤毛功能失调导致慢性咳嗽和多痰,这些症状可出现在其他症状和病理生理异常发生之前。肺泡附着的破坏使小气道维持开放能力受损,这在气流受限的发生中也有一定作用。

问题 2   COPD 是一组以气流受限为特征的肺部疾病,病变缘于小气道的结构改变,请你说说小气道的结构特点。

临床上通常将内径小于 2 mm 的小细支气管称为小气道(图 2-2)。小气道具有气流阻力小,但易阻塞的特点。阻塞性肺部疾病时,小气道出现炎症或痰液阻塞,很容易造成闭合、萎陷。

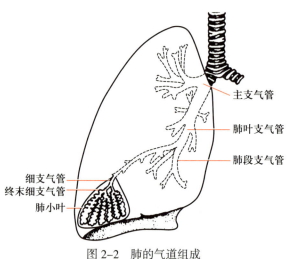

图 2-2 肺的气道组成

1. **管腔纤细**　管腔内径小于 2 mm，多次分支后，最小管径可达 0.06 mm 左右。

2. **管壁菲薄**　小气道黏膜厚度随气道内径缩小而变薄，外周为松软的网状结缔组织，内仅含少量弹性纤维和胶原纤维。

3. **软骨组织缺如**　气道分支在达终末细支气管水平后已无软骨组织。

4. **纤毛上皮细胞减少**　随气道分支，假复层纤毛柱状上皮逐渐变为单层纤毛柱状上皮，到达小气道后，黏膜层为单层纤毛柱状上皮和单层纤毛立方上皮。

5. **无纤毛的克拉拉细胞增多**　可能具有分泌稀薄液体的功能。

6. **平滑肌相对增多**　在终末细支气管，平滑肌厚度占管壁总厚度的 20%。

7. **总横截面积大**　气管的横截面积约为 5 cm²，至终末细支气管水平，总横截面积可达 100 cm² 以上。

8. **网状结构形成**　管壁弹性纤维呈辐射状向外伸展，与周围肺泡壁的弹性纤维衔接，形成网状结构，使小气道的口径大小直接受肺容量大小的影响。

问题 3　正常胸廓的整体观是什么？发生桶状胸时有哪些改变?

41

胸廓由 12 块胸椎、12 对肋和 1 块胸骨借韧带和关节连结而成。成年人胸廓近似圆锥形，横径长，前后径短，上窄下宽。相邻两肋之间称为肋间隙，胸廓内腔称为胸腔。胸廓有两口，上口由第 1 胸椎、第 1 对肋和胸骨柄上缘围成。下口由第 12 胸椎，第 11、12 对肋及两侧肋弓和剑突围成，被膈肌封闭。正常胸廓外形两侧大致对称，成人胸廓前后径较左右径短，两者的比例为 1 : 1.5，小儿和老人前后径略小于横径或相等。胸廓的整体观如图 2-3。

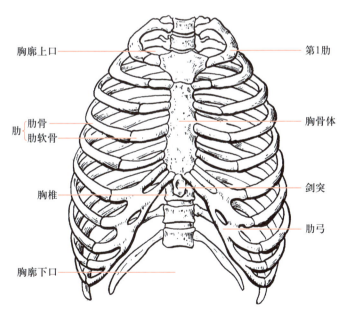

图 2-3　胸廓的整体观

胸廓前后径增加到与左右径几乎相等，呈圆桶状，肋骨斜度变小，其与脊柱夹角常大于 45°，肋间隙增宽饱满，腹上角增大，为桶状胸。桶状胸者主要表现为阻塞性通气功能障碍，如 FEV 最大通气量降低，残气量增加，残气量占肺总量的百分比增加。

桶状胸见于严重肺气肿患者,亦可见于老年人或矮胖体型者。

问题4　凡是能导致肺动脉高压的疾病就是肺源性心脏病吗?

肺源性心脏病(简称肺心病)是由支气管-肺组织、肺血管或胸廓的慢性病变引起肺组织结构和功能异常,致肺血管阻力增加,肺动脉高压,继而右心室扩张、肥大,伴或不伴有右心衰竭的心脏病。如果是左心衰竭发展成慢性肺淤血,导致肺动脉高压就不属于肺心病。我国绝大多数肺心病是在慢性支气管炎或肺气肿基础上发展而来的。

问题5　COPD的评估依据主要是肺功能改变,肺功能检查包括哪些指标? 分别代表什么生理意义?

肺功能检查是呼吸系统疾病的必要检查之一,主要用于检测呼吸道的通畅程度、肺容量的大小,对于早期检出肺、气道病变,评估疾病的病情严重程度及预后,评定药物或其他治疗方法的疗效,鉴别呼吸困难的原因,诊断病变部位,评估肺功能对手术的耐受力或劳动强度耐受力及对危重患者的监护等方面有重要的临床价值。常用指标见表2-2,其中肺容积功能的指标有1—7,肺通气功能的指标有8—10。

表2-2　肺功能指标及意义

项目	概念	正常范围	临床意义
1. 潮气量(VT)	为一次平静呼吸进出肺内的气量	成人约500 ml	影响潮气容积的主要是呼吸肌功能
2. 补呼气量(ERV)与补吸气量(IRV)	补呼气量为平静呼气末再用力呼气所能呼出的最大气量,补吸气量为平静吸气后所能吸入的最大气量	补呼气容积: 男性1 603±492 ml 女性1 126±338 ml 补吸气容积: 男性2 160 ml 女性1 400 ml	当吸气肌与呼气肌功能减弱,补呼气量与补吸气量减少
3. 深吸气量(IC)	为平静呼气末尽力吸气所能吸入的最大气量	男性2 617±548 ml,女性1 970±381 ml	影响深吸气量的主要因素是吸气肌力。胸廓、肺活动度降低与肺组织弹性回缩力增高和气道阻塞等因素也可使深吸气量减少
4. 肺活量(VC)	肺活量是最大吸气后所能呼出的最大气量	男性4 217±690 ml,女性3 105±452 ml;实测值/预测值<80%为异常,60%~79%为轻度降低,40%~59%为中度降低,40%为重度降低	肺活量降低主要见于各种限制性通气障碍的疾病,其次见于呼吸肌功能障碍;气道阻塞对肺活量也有轻度影响
5. 残气量(RV)	残气量是指最大呼气后残留于肺内的气量	男性1 625±397 ml,女性1 245±336 ml	增加,提示肺内充气过度,见于阻塞性肺气肿和气道部分阻塞;减少,见于弥漫性限制性肺疾病和急性呼吸窘迫综合征

项目	概念	正常范围	临床意义
6. 肺总量（TLC）	深吸气后肺内所含全部气量，是肺活量与残气容积之和	参考值：男性 $5\,766 \pm 782$ ml，女性 $4\,353 \pm 644$ ml	增加，主要见于阻塞性肺气肿；减少，见于限制性肺疾病
7. 残气量 / 肺总量比值（RV/TLC）	与年龄有关，随年龄而增加，老年人可达 0.50	男性 0.307，女性 0.29	增加见于肺气肿，小气道闭合等。残气量及肺总量明显增加，提示慢性阻塞性通气障碍，如肺气肿、肺心病等
8. 肺通气量	肺通气量包括每分钟静息通气量（VE）和最大通气量（MVV）	男性 104 ± 2.71 L/min，女性 82.5 ± 2.17 L/min；低于预计的 80% 为异常	MVV 降低见于气道阻塞和肺组织弹性减退；呼吸肌力降低和呼吸功能不全；胸廓、胸膜、弥漫性肺间质疾病和大面积肺实质疾病
9. 用力肺活量（FVC）	深吸气至肺总量后以最大用力、最快速度所能呼出的全部气量。临床上常用的指标是第一秒用力呼气容积（FEV_1）以及 FEV_1/FVC%	FEV_1：男性 $3\,197 \pm 117$ ml/s，女性 $2\,314 \pm 48$ ml/s；FEV_1/FVC%：>80%	阻塞性通气障碍：FEV_1/FVC% 均降低；限制性通气障碍：FEV_1/FVC% 增加
10. 最大呼气中段量（MMEF 或 MMF）	是由 FVC 曲线计算得到的用力呼出肺活量 25%、75% 的平均流量	男性 $3\,452 \pm 1\,160$ ml/s，女性 $2\,836 \pm 946$ ml/s	MMF 降低反应小气道阻力增加

问题 6　COPD 的治疗药物包括哪些？分别是什么目的？

根据 COPD 防治全球倡议内容，COPD 的治疗药物与支气管哮喘相似，可以分为以下几类。

1. 支气管扩张药　是控制 COPD 症状的主要药物，短期按需应用可缓解症状，长期规律应用可预防和减轻症状。

（1）β_2 受体激动药：推荐用长效 β_2 受体激动药（LABA），如沙美特罗、福莫特罗等。长效 β_2 受体激动药持续作用时间达 10~12 h，可显著改善 FEV_1、肺容积和生活质量，缓解呼吸困难，减少急性发作次数。

（2）抗胆碱药：异丙托溴铵、噻托溴铵。长效抗胆碱药噻托溴铵药效持续 24 h 以上，可降低急性加重和相关住院率、改善症状、有效增强肺康复治疗效果；联合其他常规治疗不能延缓肺功能下降；无心血管风险证据；减少 COPD 急性加重的效果略优于沙美特罗。

（3）甲基黄嘌呤类：氨茶碱、茶碱、多索茶碱。茶碱可改变患者的呼吸肌功能。与吸入长效支气管扩张剂相比，茶碱疗效较差且耐受性不佳。若可应用长效支气管扩张药，则不推荐应用茶碱。与单用沙美特罗相比，沙美特罗联合茶碱治疗可使 FEV_1 和呼吸困难获得较大改善。小剂量茶碱可减少 COPD 急性加重发作，但无法增强支气管扩张药治疗后的肺功能。

43

呼吸系统药物

第二节　慢性阻塞性肺疾病

联合应用：联合短效 $β_2$ 受体激动药和抗胆碱药可使 FEV_1 获得更大、更持久的改善。联合应用 $β_2$ 受体激动药、抗胆碱药和（或）茶碱可进一步改善肺功能和生活质量。与单一制剂相比，短期联合应用福莫特罗和噻托溴铵对 FEV_1 有较大改善。

2. 糖皮质激素

（1）吸入糖皮质激素（ICS）：布地奈德、氟替卡松等。糖皮质激素具有抗炎作用，在治疗稳定期 COPD 时，局限用于有一定指征的患者。$FEV_1<60\%$ 预计值的 COPD 患者规律吸入糖皮质激素，可改善症状、肺功能、生活质量，降低急性加重次数。

（2）与支气管扩张剂联合应用：对于中重度 COPD 患者，联合应用吸入糖皮质激素和长效 $β_2$ 受体激动药，较各药单用效果更好，可有效改善肺功能和健康状况，减少急性加重。

长效 $β_2$ 受体激动药、糖皮质激素联合噻托溴铵吸入治疗，可改善肺功能和生活质量，也可减少急性加重，但三联疗效需要更多研究证实。

问题 7　COPD 患者为什么要坚持长期家庭氧疗？

长期慢性缺氧可引起肺血管广泛收缩和肺动脉高压，肺血管内膜增生，发生纤维化和闭塞造成肺循环重构。COPD 后期出现肺动脉高压，进而发生肺心病及右心功能不全。长期氧疗对 COPD 合并慢性呼吸衰竭患者的血流动力学、呼吸生理、运动耐力和精神状态产生有益影响，其目的是纠正低氧血症，且有利于提高患者生存率，改善生活质量和神经精神状态，减轻红细胞增多症，预防夜间低氧血症，改善睡眠质量，预防肺心病和右心衰竭的发生，降低病死率。提倡在医生指导下施行长期家庭氧疗（LTOT）。

慢性呼吸衰竭稳定期经过戒烟、胸部物理疗法和药物治疗后，稳定状态的 COPD 患者，在休息状态下存在动脉低氧血症，即呼吸室内空气时，其动脉血氧分压（PaO_2）<7.3 kPa（55 mmHg）或动脉血氧饱和度（SaO_2）$<88\%$，这是长期氧疗最主要的适应证。

课堂讨论

慢性阻塞性肺疾病患者是否需要肺康复训练？

（侯炳军）

第三节　慢性肺源性心脏病

学习目标

1. 掌握慢性肺源性心脏病的病因和发病机制；右心衰竭的主要临床表现；肺功能改变。

2. 熟悉沙美特罗替卡松粉吸入剂的药理作用。

患者,男,70 岁,高中毕业,商人,吸烟史 20 年,每天 2 包。因"反复咳、痰、喘 10 余年,加重伴尿少、双下肢水肿 5 天"入院。患者 10 年前无明显诱因下出现咳嗽咳痰,以后症状反复发作,逐年加重,多次于当地医院拟诊断为"慢性阻塞性肺疾病"住院,经抗炎、祛痰、平喘治疗后好转。5 天前受凉后,咳嗽咳痰加剧,痰黄白相间,黏稠不易咳出,胸闷气促明显,不能平卧,尿量减少,每天 700~800 ml,双下肢水肿。无畏寒发热、无胸痛咯血、无晕厥、无肉眼血尿。感虚弱,胃纳差。否认既往有肺结核、支气管扩张、肺肿瘤、间质性肺病等肺部疾病史。

体格检查:T 36.5℃,P 74 次 / 分,R 32 次 / 分,BP 132/78 mmHg,SpO$_2$ 82%。神志清楚,口唇发绀,颈静脉充盈,气管居中,桶状胸,两侧呼吸运动对称,触觉语颤减弱,叩诊过清音,两肺呼吸音粗,可闻及哮鸣音,心律齐,肺动脉瓣区第二音亢进,剑突下心脏搏动增强。腹部平软,无压痛、无反跳痛,肝脾肋下未触及,移动性浊音阴性,双下肢中度水肿。

辅助检查:心电图示右房肥大(图 2-4)。心脏彩超示三尖瓣少量反流,中度肺动脉高压。胸部 X 线片示两肺透亮度增加,肺纹理稀疏紊乱,右下肺肺动脉扩张,横径 18 mm;肺动脉段凸出,高度 4 mm;右心室扩大。肺功能示重度阻塞性肺通气功能障碍。血常规示白细胞计数 11.5×10^9/L,中性粒细胞百分比 86.5%。

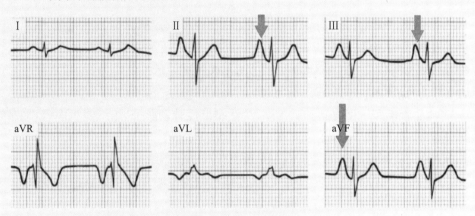

图 2-4 心电图示右心肥大

医疗诊断:慢性肺源性心脏病(右心功能失代偿期)。

入院医嘱:呼吸内科护理常规,一级护理,低盐饮食,心电监护,低流量吸氧,哌拉西林 / 他唑巴坦、甲强龙、多索茶碱、氨溴索、西地兰、呋塞米、沙丁胺醇、异丙托溴铵气雾剂等药物治疗,血常规、血气分析、血生化、痰培养。

患者住院第 12 天,休息时无胸闷气短,咳嗽咳痰少,痰液能咳出,胃纳好,睡眠好,24 h 尿量 1 300 ml。查体:神志清楚,精神好,呼吸 17 次 / 分,两肺呼吸音粗,闻及少量湿啰音,心率 89 次 / 分,律齐,双下肢无水肿。医嘱:予以出院。出院带药,沙美特罗替卡松粉吸入剂继续吸入;长期家庭氧疗。

【疾病分析】

我国绝大多数慢性肺源性心病患者是在慢性支气管炎或肺气肿基础上发生

的。本病为长期慢性经过,逐步出现肺衰竭、心力衰竭及其他器官损害的征象。肺心病肺功能代偿期可出现低氧血症或合并高碳酸血症。当 $PaO_2 < 8$ kPa(60 mmHg)、$PaCO_2 > 6.66$ kPa(50 mmHg),多见于 COPD 所致肺病。缺氧的肺心病患者,红细胞及血红蛋白可升高,血细胞比容高达 50% 以上。除治疗肺胸基础疾病,改善肺心功能外,还须维护各系统器官的功能,采取措施予以救治,包括控制感染,通畅呼吸道,改善呼吸功能,纠正缺氧和二氧化碳潴留,纠正呼吸和心力衰竭。

【案例问答】

问题 1　什么是肺心病?其病因有哪些?

肺心病是由支气管 – 肺组织、肺血管或胸廓的慢性病变引起肺组织结构和(或)功能异常,产生肺血管阻力增加,肺动脉高压,使右心室扩张和(或)肥厚,伴或不伴右心衰竭的一类心脏病。其病因如下:

1. **支气管 – 肺疾病**　① 阻塞性疾病:以 COPD 最为多见,占 80%~90%,其次为支气管哮喘、支气管扩张等。② 限制性疾病:如弥漫性肺间质纤维化、重症肺结核、肺尘埃沉着症、结节病、硬皮病、间质性肺泡炎、过敏性肺泡炎、嗜酸性肉芽肿、药物相关性肺疾病等。

2. **胸廓运动障碍性疾病**　① 神经肌肉疾病:如重症肌无力、急性炎症性脱髓鞘性多发性神经病、脊髓灰质炎等。② 胸壁疾病:如广泛胸膜粘连、类风湿关节炎、胸廓和脊柱畸形等。③ 通气驱动失常性疾病:如肥胖 – 低通气综合征、睡眠呼吸暂停低通气综合征、原发性肺泡通气不足等。

3. **肺血管疾病**　反复肺动脉栓塞、广泛结节性肺动脉炎、结缔组织疾病(如系统性红斑狼疮)等。

问题 2　说明肺心病的发病机制是什么?肺动脉高压是如何形成的?

肺动脉高压(PAH)的发生是肺心病发病机制的中心环节和先决条件,PAH 的形成机制如下。

1. **缺氧、高碳酸血症和呼吸性酸中毒**　缺氧、高碳酸血症和呼吸性酸中毒均可使肺血管收缩、痉挛,导致 PAH。缺氧是 PAH 形成最重要的因素,可引起肺小动脉持续收缩,使肺血管口径缩小,阻力增加,导致 PAH。

2. **长期反复发作的 COPD 及支气管周围炎**　可累及邻近的肺小动脉,引起血管炎,腔壁增厚,管腔狭窄或纤维化,甚至闭塞,使血管阻力增加,产生 PAH。

3. **肺血管重构**　慢性缺氧使肺动脉收缩,管壁张力增高;同时肺内产生多种生长因子(如多肽生长因子),可直接刺激管壁平滑肌、内膜弹力纤维和胶原纤维增生。

4. **肺毛细血管床的毁损**　随着肺气肿的加重,肺泡内压增高,压迫肺毛细血管,造成毛细血管管腔狭窄或闭塞,肺泡破裂造成毛细血管网的毁损。当肺泡毛细血管床减损超过 70% 时,肺循环阻力可进一步增大。

5. **血栓形成**　部分肺心病急性发作期患者存在肺微小动脉原位血栓形成,引起肺血管阻力增加,加重 PAH。

6. **血液黏稠度增加和血容量增多**　长期慢性缺氧,使促红细胞生成素(EPO)分

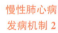

慢性肺心病
发病机制 1

慢性肺心病
发病机制 2

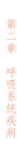

第二章　呼吸系统疾病

泌增加,导致继发性红细胞生成增多,血液黏稠度明显增高,肺血流阻力增大。缺氧还可使醛固酮分泌增加,导致水、钠潴留;缺氧又使肾小动脉收缩,肾血流减少,加重水、钠潴留,血容量增多。

问题 3　该患者为什么会出现胸闷气短明显,不能平卧,尿量减少,双下肢水肿等临床表现?

肺心病的病理变化主要表现为 PAH 和心脏病变两方面。其中 PAH 的发生是肺心病发病机制的中心环节和先决条件,而心脏病变则是肺心病的最终体现。

PAH 时,右心发挥其代偿功能,以克服肺动脉压高而发生右心室肥厚。PAH 早期,右心室尚能代偿,其舒张末内压仍正常。随着病情的进展,特别是急性加重期,肺动脉压持续升高且严重,超过右心室的负荷,右心失代偿,右心输出量下降,右室收缩末期残留血量增加,舒张末内压增高,引发右心室扩大及右心衰竭。

PAH 使肺毛细血管血压升高,导致肺淤血,肺顺应性下降,出现肺通气和肺换气功能障碍,临床表现为呼吸困难、胸闷气短、发绀等表现;右心衰竭使体循环静脉回流障碍,体循环淤血而表现为下肢水肿、腹水、肝大、尿量减少等症状。

问题 4　肺心病患者可以发生哪些呼吸功能改变?

肺心病患者的呼吸功能改变主要表现为肺通气和肺换气功能改变。

1. 肺通气障碍　在肺心病中,最常见的病因为 COPD,而这些疾病可以引起气道阻塞,阻力增加,肺泡过度膨胀破裂,使肺活量减少,残气量和肺总量增大。由于残气量增加,降低了吸入气体中的氧浓度,使肺泡氧分压下降,引起低氧血症。另有一类为限制性通气功能障碍,这些疾病使胸廓活动受限,可引起肺活量、残气量和肺总量均降低,造成肺泡通气量不足,亦可导致低氧血症。

2. 肺换气障碍　换气功能障碍可由以下两方面引起。① 气体弥散功能障碍:患者有 COPD、肺内炎症改变、肺纤维化、肺血管壁增厚和部分血管栓塞等,可以使呼吸膜总面积减少,呼吸膜增厚而影响气体交换量。当呼吸膜厚度达到使气体交换时间 >0.75 s,或呼吸膜总面积减少至低于正常的 50% 时,就可引起肺换气功能障碍,造成缺氧。② 肺通气 - 血流比值失调:由于支气管周围炎症累及邻近的肺小动脉,引起部分血管壁炎性增厚,管腔变小,甚至纤维化而完全闭锁,导致呼吸膜总面积大为减少或因部分肺血管栓塞而使生理无效腔量增加。这种情况下,肺泡通气量可能正常而肺血流量减少,使肺通气 - 血流比值增大,肺换气效率降低,肺动脉血携氧减少,严重时可引起低氧血症。此外,肺心病患者由于严重肺气肿、细支气管阻塞或小叶性肺不张,可使部分肺泡通气量减少或完全丧失通气功能。此时,若病变区肺血流仍正常,则使肺通气 - 血流比值减少,肺换气效率降低,静脉血未经充分氧合便进入了体循环,造成动、静脉血混杂,氧分压下降,而引起低氧血症。在呼吸衰竭的发病机制中,单纯的肺通气不足、肺换气障碍或单纯的肺通气 - 血流比例失调是较少的,这些因素往往同时或相继发挥作用。

问题 5　该患者出院后为什么要坚持规律、长期吸入沙美特罗替卡松粉吸入剂?

沙美特罗替卡松粉吸入剂包含沙美特罗和氟替卡松两类药物。沙美特罗是选择性长效 β_2 受体激动剂(LABA),本类药物激动支气管平滑肌上的 β_2 受体,激活腺苷酸环化酶,使细胞内的 cAMP 水平提高,舒张支气管平滑肌而平喘,同时兼有抑制过敏性介质释放的作用,属于支气管平滑肌扩张药。氟替卡松属于糖皮质激素,是最有效的抗变态反应炎症的药物,其主要的作用机制包括干扰花生四烯酸代谢,减少白三烯和前列腺素的合成;抑制嗜酸性粒细胞的趋化和活化;抑制 Th2 类细胞因子及 IgE 的合成;减少微血管渗漏;增加细胞膜上 β_2 受体的合成等。两药合用可以减少 β_2 受体激动剂的耐受现象。COPD 患者的气道处于慢性炎症状态,易致气道痉挛而加重缺氧,诱发肺动脉痉挛,加重肺动脉高压。沙美特罗替卡松粉吸入剂兼有抗炎和扩张气道的作用,有益于改善通气,预防肺心病进一步恶化。

课堂讨论

关于慢性肺源性心脏病,右心衰竭对原发肺疾病有何影响?

（侯炳军）

第四节　支气管哮喘

学习目标

1. 掌握支气管哮喘的发病机制及病理学基础；I 型超敏反应特点。
2. 熟悉支气管哮喘的药物治疗和抗炎治疗的意义。

案例导入

患儿,男,10 岁,因"咳嗽 2 天,加剧伴气喘 6 h"入院。患儿 2 天前出现咳嗽,起初不剧,痰不多,伴低热,体温最高 37.9℃。近 6 h 来患儿咳嗽明显加剧,伴气喘、胸闷,难以入睡。

体格检查:T 36.5℃,P 140 次 / 分,R 50 次 / 分,BP 104/66 mmHg。精神萎靡,呼吸急促,口唇发绀,三凹征明显,鼻翼扇动,咽充血,扁桃体 I 度肿大,两肺呼吸音减低,闻及明显哮鸣音。

医疗诊断:支气管哮喘。

入院取半卧位,吸氧,氧驱动雾化吸入布地奈德、特布他林;予以静脉滴注氨茶碱、头孢呋辛钠、氨溴索;口服孟鲁斯特咀嚼片等治疗后病情好转。

【疾病分析】

哮喘是一组异质性疾病,是由许多细胞和细胞组分参与的慢性气道炎症,这种炎症可引起气道高反应性增加,从而导致反复发作的喘息、气促、胸闷或咳嗽等症状,多在夜间或凌晨发作或加重,常伴有广泛而多变的呼气流速受限,多数患者可自行缓解或经治疗后缓解。临床上以出现哮鸣音和可逆性气流受限为特征。其病理学基础是气道的慢性炎症,是一种非特异性变应性炎症,以嗜酸性粒细胞浸润为主,其中许多细胞及细胞组分起重要作用。因此,哮喘的治疗分为两个阶段:发作期,快速缓解气道痉挛＋抗炎;缓解期,长期抗炎治疗,控制发作。

【案例问答】

问题 1　支气管哮喘的发病机制是什么?

哮喘的发病机制与患者体内基因突变有关系,变态反应、气道炎症、气道反应性增高和神经等因素及其相互作用被认为与哮喘的发病密切相关(图 2-5)。

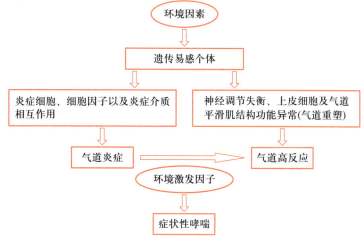

图 2-5　支气管哮喘的发病机制图

1. **免疫学机制**　抗原通过抗原递呈细胞激活 T 细胞,活化的辅助性 T 细胞(主要是 Th2 细胞)产生白细胞介素(IL)等进一步激活 B 淋巴细胞,后者合成特异性 IgE,并结合于肥大细胞和嗜碱性粒细胞等表面的 IgE 受体。若变应原再次进入体内,可与结合在细胞表面的 IgE 交联,使该细胞合成并释放多种活性介质,导致气道平滑肌收缩、黏液分泌增加、血管通透性增高和炎症细胞浸润等。炎症细胞在介质的作用下又可分泌多种介质,使气道病变加重,炎症细胞浸润增加,产生哮喘的临床症状,这是一个典型的变态反应过程。

2. **气道炎症**　气道慢性炎症被认为是哮喘的本质,气道炎症的启动机制包括:① 活化的 Th2 细胞分泌的细胞因子,可以直接激活肥大细胞、嗜酸性粒细胞及肺泡巨噬细胞等多种炎症细胞,使之在气道浸润和聚集。分泌出多种炎症介质和细胞因子,构成一个与炎症细胞相互作用的复杂网络,使气道反应性增高,气道收缩,黏液分泌增加,血管渗出增多。② 各种细胞因子及环境刺激因素可作用于气道上皮细胞,分泌并活化各种生长因子,共同作用于上皮下成纤维细胞和平滑肌细胞,使之增生而引起气道重塑。③ 由血管内皮及气道上皮细胞产生的黏附分子可介导白细胞与血管内皮细胞的黏附,白细胞由血管内转移至炎症部位,加重了气道炎症过程。总之,哮喘的炎症反应是由多种炎症细胞、炎症介质和细胞因子共同参与、相互作用的结果。

3. **气道高反应性**　当气道受到变应原或其他刺激后,多种炎症细胞、炎症介质和细胞因子的参与,引起气道上皮损害和上皮下神经末梢裸露等,表现为气道对各种刺激因子出现过强或过早的收缩反应。

4. 神经机制 神经因素也被认为是哮喘发病的重要环节。支气管哮喘与 β 肾上腺素受体功能低下和迷走神经张力亢进有关,并可能存在有 α 肾上腺素能神经的反应性增加。非肾上腺素能非胆碱能(NANC)释放舒张支气管平滑肌的神经介质如血管活性肠肽(VIP)、一氧化氮(NO)及收缩支气管平滑肌的介质,如 P 物质、神经激肽,两者平衡失调,则可引起支气管平滑肌收缩。

问题 2 支气管哮喘时为什么会出现呼气性呼吸困难、哮鸣音?哮喘时,影响气道阻力的因素有哪些?

支气管哮喘发作时,由于细支气管平滑肌痉挛,黏膜水肿,分泌物形成黏液栓导致支气管不完全阻塞;吸气时,肋间外肌和膈肌收缩,胸廓扩大,胸内负压加大,气管被扩张,气体尚能从外界进入肺泡;呼气时,肋间外肌和膈肌舒张,胸廓缩小,胸内负压降低,细支气管缩窄,气道阻力进一步升高,肺泡内气体排出困难而导致哮鸣音及呼气性呼吸困难。

支气管哮喘气道阻力升高与患者机体的特应性、气道壁炎性增生及渗出、气道高反应性导致机体对变应原敏感性增高等因素有关,以致轻微刺激即可使气道明显收缩,阻力升高。

问题 3 哮喘属于哪一型超敏反应?该型超敏反应有何特点?还有哪些临床常见病属于该型超敏反应?

哮喘属于 I 型超敏反应。临床上常见的 I 型超敏反应见表 2–3。

表 2–3 属于 I 型超敏反应的临床常见疾病

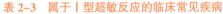

疾病名称	原因	主要机制	临床表现
药物过敏性休克	青霉素类(最常见)、链霉素、头孢菌素、普鲁卡因、有机碘等药物半抗原	药物半抗原与组织蛋白结合后刺激机体产生 IgE 抗体并结合于肥大细胞、嗜碱性粒细胞上,再次接触时使细胞脱颗粒释放生物活性介质引起平滑肌收缩、毛细血管通透性增加和腺体分泌增多,引起全身症状	休克症状,严重者可在短时间内死亡
血清过敏性休克(血清过敏症)	动物免疫血清(如破伤风抗毒素、白喉抗毒素或抗狂犬病毒血清)等	动物免疫血清再次进入机体使 IgE 致敏的肥大细胞、嗜碱性粒细胞等脱颗粒并释放生物活性介质引起全身症状	过敏性休克,严重者可在短时间内死亡
皮肤过敏反应	药物性、食物性或吸入性过敏原,某些肠道寄生虫感染或冷、热刺激而诱发	进入机体使 IgE 致敏的肥大细胞、嗜碱性粒细胞等脱颗粒并释放生物活性介质引起全身症状	荨麻疹、湿疹及血管神经性水肿等
呼吸道过敏反应	吸入或食入过敏原及感染后发生	I 型速发型反应,引起过敏性哮喘和过敏性鼻炎等	哮喘和鼻炎症状
消化道过敏反应	食入食品类过敏原或服用某些药物后	可能与某些人的胃肠道黏膜 sIgA 含量明显少和蛋白水解酶缺失有关	恶心、呕吐、腹痛、腹泻等胃肠炎症状,严重者可休克

I 型超敏反应

问题4　引起儿童哮喘常见的变应原有哪些?

变应原是诱发儿童哮喘的主要原因,常见的变应原如下。

1. 病原体及其毒素　哮喘的发作与呼吸道感染有着密切的关系,而呼吸道感染多是由病原体及其毒素引起的,婴幼儿哮喘中95%以上是由于呼吸道感染所致,主要病原体是呼吸道病毒,比如合胞病毒、腺病毒、流感病毒、副流感病毒等。受合胞病毒感染的患儿还会发生喘息的症状表现,加重呼吸困难。

2. 各种吸入物　吸入物在导致儿童哮喘的变应原中占很大的比例,引起儿童哮喘的主要变应原有尘螨、霉菌、花粉、羽毛、宠物的毛屑等。春秋两季空气中的花粉、尘螨浓度比较大,所以这两季是儿童哮喘的高发时间。

3. 部分药物　常见诱发哮喘的药物主要有两类,一类是阿司匹林及类似的解热镇痛药;另一类药物为作用于心脏的药物。前一种药物诱发儿童哮喘的情况比较多见。

4. 部分食物　部分食物也会诱发哮喘,比如乳制品、鱼、虾、蛋等。

问题5　该患者为什么要坚持长期吸入糖皮质激素治疗?

哮喘是一组异质性疾病,常见特征是慢性气道炎症,呼吸道慢性炎症是支气管哮喘的重要病理变化。糖皮质激素具有强大的抗炎作用,抑制多种参与哮喘发作的炎症细胞向炎症部位移动;抗过敏作用,阻止过敏介质释放和降低过敏介质活性;同时还可使小血管收缩,降低血管通透性,减轻气道黏膜水肿。糖皮质激素是目前防治支气管哮喘最有效的药物,不论在哮喘急性发作期还是非急性发作期均应给予糖皮质激素治疗,以控制慢性炎症和气道重塑的发生。近年来,多应用吸入疗法充分发挥其抗炎作用,可以避免全身不良反应,常用药物有布地奈德、丙酸氟替卡松、倍氯米松等。但支气管哮喘急症时,肾上腺皮质激素宜静脉用药,常用氢化可的松、地塞米松、甲泼尼龙等。

问题6　抗哮喘药物是如何分类的? 包括哪些药物? 各起什么作用?

常用平喘药分为三类。

1. 支气管平滑肌扩张药　主要用于急性发作期患者。

(1)肾上腺素受体激动药:如沙丁胺醇、特布他林、沙美特罗,主要通过选择性激动支气管平滑肌上的β_2受体,舒张支气管平滑肌而平喘,与糖皮质激素类药物合用可以减少耐受性。

(2)茶碱类:如氨茶碱、多索茶碱等通过促进儿茶酚胺释放及抑制磷酸二酯酶等机制,松弛支气管平滑肌,产生平喘作用。

(3)M胆碱受体阻断药:如异丙托溴铵、噻托溴铵等主要通过阻断M_1、M_3受体,松弛支气管平滑肌而平喘。

2. 糖皮质激素类药　如倍氯米松、布地奈德、氟替卡松等,其平喘机制主要为强大的抗炎和抗过敏作用,对急性发作期和非急性发作期均有防治作用,对非急性发作期应坚持长期低剂量吸入糖皮质激素。

3. 过敏介质抑制药　如色甘酸钠,主要作用机制为稳定肥大细胞膜,抑制过敏介质释放,只能起预防作用;孟鲁司特钠,主要拮抗白三烯受体,减轻炎症反应和扩张

平喘药的分类及代表药物

支气管平滑肌,长期应用可以抑制气道平滑肌重构。

课堂讨论

1. 支气管哮喘的靶位治疗探索。
2. 支气管哮喘患者机械通气的护理展望。

（卢　静）

护考真题

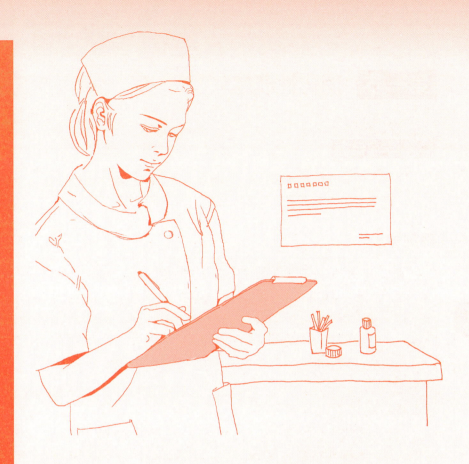

第三章　消化系统疾病

第一节 消化性溃疡

学习目标

1. 理解消化性溃疡的发病规律,熟悉上消化道出血的危害。
2. 能说出临床常用消化性溃疡治疗方案及药理作用。

案例导入

患者,男,35岁,教师,因反复胃胀、恶心3年,上腹部疼痛2天,伴大便解柏油样黑便2h收治入院治疗,患者3年来经常于餐后2~3h出现上腹部烧灼痛,严重时夜间痛醒,伴反酸、胃灼热,多于秋冬季发作,每次持续1周左右,进食后症状可缓解。平日偶有饮酒。2天前因食用粽子后出现上腹部疼痛,自行服用助消化药无效,昨天来我院门诊服中药治疗无效,今天中午1时左右排柏油样黑便,质稀量多,急来我院门诊就诊,门诊以"便血"收入内科住院治疗。自述有"胃痛"病史,否认有肝炎、结核等传染病史,否认药物、食物过敏史。初步诊断:消化性溃疡伴上消化道出血。

体格检查:T 36.4℃,P 91次/分,R 18次/分,BP 97/62 mmHg。神志清楚,面色苍白,皮肤、巩膜无黄染,双肺呼吸音清,心律齐,腹平软,上腹偏右压痛(+),无反跳痛,肝脾肋下未触及,移动性浊音阴性,肠鸣音3次/分。

辅助检查:血常规示红细胞计数 $3.90×10^{12}/L$,血红蛋白 115 g/L,血小板计数 $138×10^9/L$,白细胞计数 $5.1×10^9/L$,大便隐血试验阳性,肝功能、肾功能及血糖正常。

医疗诊断:消化性溃疡。

入院医嘱:消化性溃疡护理常规,二级护理,半流质饮食,遵医嘱择日行胃镜及 ^{14}C 尿素呼气试验检查,奥美拉唑、生长抑素、氨甲环酸、血凝酶等药物对症处理。

【疾病分析】

消化性溃疡(peptic ulcer,PU)指胃肠黏膜发生的炎性缺损,通常与胃液的胃酸和消化作用有关,病变穿透黏膜肌层或达更深层次。消化性溃疡是一种全球性常见病,男性多于女性,可发生于任何年龄段,约有10%的人一生中患过本病。十二指肠溃疡(duodenal ulcer,DU)多于胃溃疡(gastric ulcer,GU),两者之比约为3:1。DU多见于青壮年,GU多见于中老年人。近年来,阿司匹林等非甾体抗炎药(NSAIDs)应用增多,老年消化性溃疡发病率有所增高。

【案例问答】

问题1 上消化道的组成如何? 胃黏膜的组织结构有何特点?

消化系统由消化管和消化腺两部分组成。消化管包括口腔、咽、食管、胃、小肠

（十二指肠、空肠、回肠）和大肠（盲肠、阑尾、结肠、直肠、肛管）等。上消化道指口腔至十二指肠这一段。

胃壁具有 4 层结构即黏膜层、黏膜下层、肌层和浆膜。胃黏膜可分为 3 层（图 3-1）。① 上皮：为单层柱状上皮，排列整齐，能分泌黏液覆盖于胃黏膜的表面，防止胃酸和胃蛋白酶对胃黏膜的损害。② 固有层：由结缔组织构成，其中含有大量的胃腺，它们分别是贲门腺、幽门腺、胃底腺。胃底腺主要位于胃底和胃体的固有层内，是产生胃液的主要腺体。胃底腺由多种腺细胞组成，主要是主细胞和壁细胞。主细胞又称为胃酶细胞，胞核圆形，胞质嗜碱性，主要功能是分泌胃蛋白酶原。壁细胞又称为盐酸细胞，胞体较大，呈三角形或圆形，胞质嗜酸性。壁细胞的主要功能是分泌盐酸，具有激活胃蛋白酶原和杀菌作用；同时壁细胞还分泌内因子，具有促进维生素 B_{12} 吸收的作用。颈黏液细胞数量较少，细胞内充满黏原颗粒，能分泌黏液。③ 黏膜肌层：为薄层平滑肌，排列成内环外纵，有利于胃腺分泌物的排出。

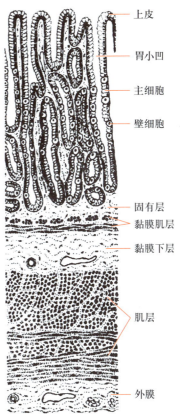

上皮
胃小凹
主细胞
壁细胞

固有层
黏膜肌层
黏膜下层

肌层

外膜

图 3-1　胃壁的组织结构

胃的微细结构

55

问题 2　胃酸是如何分泌的？

胃酸分泌的生理过程是：位于胃底腺、异位胃黏膜的壁细胞内的腺腔面分泌小管和底、侧膜泌酸受体受到泌酸刺激发生了如下泌酸过程：壁细胞顶部膜扩展、分支，管泡状结构移至顶膜 → H^+-K^+-ATP 酶移至顶膜 → H^+-K^-ATP 酶 +Mg^{2+} → HCl（图 3-2）。正常不进食 24 h 胃液量为 1 200~1 500 ml，进食可达 2 500~3 000 ml，夜间 400 ml。空腹胃液酸度为 40~60 mmol/L，pH 0.9~1.2，比重 1.002~1.004，水分占 91%~97%。胃酸的生理作用是消化及杀菌。

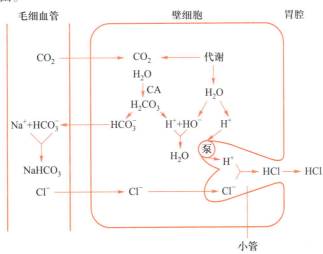

图 3-2　壁细胞分泌盐酸的基本过程

问题 3 ^{14}C 尿素呼气试验检查为什么能检测幽门螺杆菌?

幽门螺杆菌($Helicobacter\ pylori$,Hp)是消化性溃疡的重要致病因素,并与胃癌的发生发展有密切关系。由于幽门螺杆菌能产生较强的尿素酶,尿素酶可分解尿素产生氨和 CO_2,其中在细菌周围形成的碱性"氨云"能中和胃酸,故而 Hp 能在酸性的胃腔内生存,没有被分解的尿素吸收后以原型从尿中排出,而水解产生的 CO_2 进入血液,经肺排出体外。当口服一定量的 $^{14}C-$ 尿素后,如果胃内存在幽门螺杆菌时,示踪尿素被幽门螺杆菌产生的尿素酶分解,示踪碳以 $^{14}CO_2$ 形式经肺呼出。采集呼出的气体经仪器定量测出其中 $^{14}CO_2$ 的含量,以此可判断胃内有无幽门螺杆菌感染,是一种非侵入性、无痛苦、敏感而可靠的检查方法(图 3-3)。

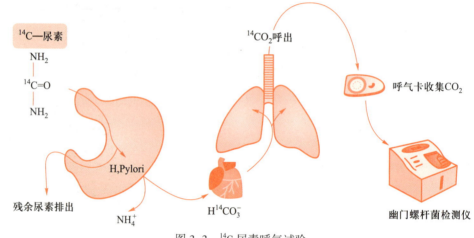

图 3-3 ^{14}C 尿素呼气试验

问题 4 溃疡病为什么会出现上腹部疼痛?胃溃疡和十二指肠溃疡腹痛的节律性有何不同?

上腹部疼痛主要与以下因素有关:① 胃酸作用于溃疡,引起化学性炎症反应,使得溃疡部位神经末梢的痛阈降低;② 病变区肌张力增加(肌肉痉挛,蠕动亢进等);③ 胃内食物刺激溃疡面而产生疼痛。

十二指肠溃疡患者的胃酸常常明显增多,主要为空腹痛、饥饿痛、夜间痛;餐后 3~4 h、餐前或饥饿时疼痛,进食后缓解。其节律性常表现为疼痛→进食→缓解。空腹时,胃酸无食物中和,纯净的胃酸进入十二指肠后刺激十二指肠溃疡处,发生空腹痛。进食后胃酸和食物搅拌在一起,降低了食糜的酸度,低酸度的食糜进入十二指肠后,对溃疡面的刺激较小,疼痛缓解。夜间痛除空腹因素外,还与夜间迷走神经兴奋性增高,刺激胃酸分泌增多有关。

胃溃疡患者的胃酸多属正常或低于正常,主要为饱腹痛,餐后 1 h 内出现疼痛,1~2 h 后逐渐缓解。其节律性常表现为进食→疼痛→缓解。其疼痛主要与食物刺激溃疡面、胃蠕动增强有关,而非胃酸引起。食糜排空后则胃疼痛缓解。部分患者节律性不明显。

问题 5 幽门螺杆菌有哪些危害?

幽门螺杆菌是一种螺旋形、微厌氧、对生长条件要求十分苛刻的细菌。1983 年

首次从慢性活动性胃炎患者的胃黏膜活检组织中分离成功,其危害有:

(1) 破坏胃的正常结构及功能。

(2) 目前已证实幽门螺杆菌感染与胃腺癌、胃黏膜相关淋巴组织淋巴瘤有着密切的联系,其中80%的胃溃疡都有幽门螺杆菌感染。

(3) 减少人体对铁及维生素 B_{12} 的吸收,增加肠道感染的机会。

(4) WHO 已把幽门螺杆菌列为第一类致癌因子,并明确为胃癌的危险因子。

(5) 导致胃酸减少或缺乏。

(6) 幽门螺杆菌感染所具有的传染性、致癌性、普遍性和隐蔽性,对人类健康构成严重的威胁。因此,早期诊断幽门螺杆菌感染十分重要。

问题 6　消化性溃疡为什么会发生上消化道出血? 有何表现及危害?

上消化道出血是消化性溃疡最常见的并发症,也是上消化道出血的主要原因,发生率为 10%~35%。其发生与溃疡底部血管被侵蚀、破裂有关。临床表现为呕血及柏油样黑便,轻者导致贫血、低血容量,严重者可出现出血性休克。一般每天出血量在 5 ml以上,大便色不变,但隐血试验就可以为阳性;出血量 50~100 ml 以上出现黑粪。

失血量少,在 400 ml 以下,血容量轻度减少,可由组织液及脾贮血所补偿,循环血量在 1 h 内即得到改善,故可无自觉症状。当出现头晕、心悸、冷汗、乏力、口干等症状时,表示急性失血在 400 ml 以上;如果有晕厥、四肢冰凉、尿少、烦躁不安时,表示出血量大,失血在 1 200 ml 以上;若出血仍继续,除晕厥外,尚有气促、无尿,此时急性失血已达 2 000 ml 以上。

问题 7　医嘱中的奥美拉唑属于哪类药物? 有哪些药理作用? 其他抑制胃酸分泌的药物还有哪些?

奥美拉唑属于抑制胃酸分泌的药物,其作用特点是:① 是胃黏膜 H^+-K^+-ATP 酶(H^+ 泵)抑制剂;② 可抑制基础胃酸分泌;③ 增强抗菌药对幽门螺杆菌的根除率;④ 作用强而持久。临床主要用于治疗 H_2 受体阻断药无效的胃和十二指肠溃疡。除此以外还有以下抑制胃酸分泌的药物:

(1) 抗酸药:为弱碱性物质,可中和胃酸,不仅缓解胃酸对溃疡面的侵蚀,而且降低胃蛋白酶的活性,从而减轻疼痛,有利于溃疡的愈合。代表药物有三硅酸镁、氢氧化铝等。

(2) 抑制胃酸分泌药:① H_2 受体阻断药,代表药有西咪替丁、雷尼替丁等,主要通过阻断胃壁细胞 H_2 受体,减少胃酸分泌;② M_1 胆碱受体阻断药,代表药为哌仑西平,选择性阻断胃壁细胞 M_1 受体,抑制胃酸分泌;③ 胃泌素受体阻断药,代表药为丙谷胺,可与胃泌素竞争阻断胃泌素受体,减少胃酸分泌。

(3) 黏膜保护药:代表药有枸橼酸铋钾、硫糖铝等,主要通过在胃内酸性环境中形成保护膜覆盖于溃疡面,抵御各种有害刺激,有利于溃疡面的愈合。

(4) 抗幽门螺杆菌药:代表药有阿莫西林、甲硝唑等,主要通过抑制或杀灭幽门螺杆菌而控制消化性溃疡的发病与复发。

问题 8　消化性溃疡治疗方案中为什么要包含甲硝唑和阿莫西林等抗菌药?

研究表明,超过 90% 的十二指肠溃疡和 80% 左右的胃溃疡,都是由幽门螺杆菌

消化性溃疡并发症

抗消化性溃疡药物的作用机制

感染所导致的。幽门螺杆菌是革兰阴性、微需氧的细菌,生存于胃部及十二指肠的各区域内。它会引起胃黏膜轻微的慢性炎症,甚至导致胃及十二指肠溃疡与胃癌。超过 80% 的带菌者并不会表露病征。临床可以通过内镜检查和呼气试验等诊断幽门螺杆菌感染。抗生素的治疗方法已被证明能够根治胃溃疡等疾病。根除幽门螺杆菌的药物治疗方法通常采用联合用药,目前临床较常用阿莫西林、克拉霉素、甲硝唑、替硝唑、庆大霉素及呋喃唑酮等,另外,含铋制剂、质子泵抑制剂(PPI)、硫糖铝等也有较弱的抗幽门螺杆菌作用,临床以 2~3 种药物合用效果更好,如质子泵抑制剂、阿莫西林、甲硝唑合用。其中阿莫西林属于广谱半合成抗生素,对革兰阴性杆菌和厌氧菌均有效。甲硝唑是抗厌氧菌药物。幽门螺杆菌阳性消化性溃疡治疗方案见表 3-1。

表 3-1　幽门螺杆菌(+)消化性溃疡治疗方案

类型	质子泵抑制剂(PPI)	抗菌药	铋剂
药物	奥美拉唑 20 mg Bid (兰索拉唑 30 mg Bid 泮托拉唑 40 mg Bid 雷贝拉唑钠 20 mg Bid)	甲硝唑(或替硝唑) 0.5 Tid 克林霉素 0.25 Tid (或阿莫西林、四环素、呋喃唑酮)	枸橼酸铋钾 或 果胶铋
金三联	铋剂 + 两种抗生素;或 PPI+ 两种抗生素		
金四联	铋剂 +PPI+ 两种抗生素		

课堂讨论

如何对消化性溃疡患者进行健康宣教?

(李群锋)

第二节　肝硬化

学习目标

1. 理解肝硬化的发病机制及病理改变,能说出肝硬化患者的临床表现。
2. 能说出临床常用的上消化道出血的治疗手段。

案例导入

患者,男,65 岁,农民,小学毕业,嗜酒史 30 年,每天饮黄酒 1.0~1.5 kg。无乙型肝炎及血吸虫性肝病史。因"反复腹胀 9 年,加重伴尿少、双下肢水肿 10 余天,黑便 4 天,呕血 1 天"入院。患者 9 年前开始无明显诱因反复出现腹胀,多次在当地医院以"肝硬化失代偿期"住院,治疗后好转,但症状反复。10 天前再次出现腹胀,伴活动后胸闷,尿量明显减少,双下肢水肿,纳差,乏力,全身皮肤瘙痒,无恶心、呕吐,无腹痛,每天排便 3~4 次,呈柏油样大便。

体格检查:T 36.8℃,P 96 次/分,R 22 次/分,BP 125/70 mmHg,血氧饱和度(SpO₂)96%。神志清楚,精神萎靡,消瘦,面色灰暗黝黑,颈静脉充盈,皮肤巩膜黄染,浅表淋巴结未触及肿大,胸前区可见蜘蛛痣,可见肝掌。心率 96 次/分,律齐。两肺呼吸音粗,未闻及啰音。腹膨隆,腹壁静脉显露,全腹无压痛、反跳痛,肝脾触诊不满意,移动性浊音阳性,双下肢凹陷性水肿。

辅助检查:血常规示白细胞计数 2.3×10⁹/L,红细胞计数 2.52×10¹²/L,血红蛋白 85 g/L,血小板计数 52×10⁹/L。血生化:总蛋白 50 g/L,白蛋白 23.5 g/L,总胆红素 55.5 μmol/L,直接胆红素 16.2 μmol/L,总胆汁酸 87 μmol/L,钾 2.91 mol/L,钠 132.9 mol/L,氯 98 mol/L,钙 1.97 mol/L,尿素氮:10.52 mmol/L。凝血功能:凝血酶原时间 17.9 s,部分活化凝血活酶时间 45 s。腹部彩超:肝硬化,脾大,腹腔大量积液。胃镜提示:食管胃底静脉重度曲张(图 3-4,图 3-5)。

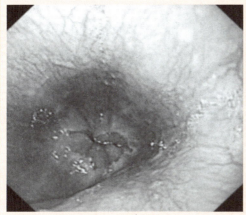
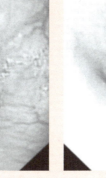

图 3-4　正常食管静脉图　　　　　图 3-5　食管静脉重度曲张

医嘱:病危,心电监护,深静脉置管,测中心静脉压,3 L/min 吸氧,生理盐水 48 ml+ 生长抑素(思他宁)3 000 ug 微泵注射 4 ml/h,生理盐水 40 ml+ 埃索美拉唑 80 mg 微泵注射 4 ml/h,平衡液 1 500 ml 静脉滴注,羟乙基淀粉 130+0.4% 氯化钠注射液(万汶)500 ml 静脉滴注,备三腔二囊管,配血。

医疗诊断:酒精性肝硬化失代偿期。

入院医嘱:消化内科护理常规,一级护理,低盐饮食,心电监护,记尿量,输血浆、10% 氯化钾、生长抑素、还原谷胱甘肽、多烯磷脂酰胆碱、呋塞米、螺内酯、普萘洛尔对症治疗。

【疾病分析】

肝硬化(liver cirrhosis)是指各种慢性肝病进展至以肝慢性炎症、弥漫性纤维化、假小叶、再生结节和肝内外血管增生为特征的病理阶段,代偿期无明显症状,失代偿期以门静脉高压和肝功能减退为临床特征,患者常因并发食管胃底静脉曲张出血、肝性脑病、感染、肝肾综合征、门静脉血栓等多器官功能慢性衰竭而死亡。导致肝硬化的病因有 10 余种,我国目前仍以乙型肝炎病毒为主;在欧美国家,酒精及丙型肝炎病毒为多见病因。

【案例问答】

问题1 在询问病史过程中,为什么要考虑该患者有无慢性病毒性肝炎及血吸虫性肝病史?

引起肝硬化的病因很多,我国以肝炎后肝硬化多见,其次为血吸虫性肝硬化。欧美以酒精性肝硬化为主。

1. **肝炎后肝硬化** 乙型、丙型肝炎容易转成慢性活动性肝炎和肝硬化。乙型肝炎病毒在肝内持续复制可使淋巴细胞在肝内浸润,释放大量细胞因子及炎症介质,在清除病毒的同时使肝细胞变性、坏死,病变如反复持续发展,可在肝小叶内形成纤维隔、再生结节而形成肝硬化。68%的丙型肝炎呈慢性过程,30%的慢性丙型肝炎发展为肝硬化。

2. **血吸虫性肝硬化** 血吸虫虫卵引起的肉芽肿和纤维化病变是引起血吸虫肝硬化的主要因素。在肝等组织中沉积的血吸虫虫卵发育成熟后,卵内毛蚴释放可溶性虫卵抗原,透过卵壳渗到宿主组织中,使T淋巴细胞致敏并产生各种细胞因子,吸引嗜酸性粒细胞、浆细胞、巨噬细胞等至虫卵周围,形成虫卵肉芽肿(Ⅳ型超敏反应),并可导致嗜酸性脓肿。随着卵内毛蚴的死亡和组织修复,坏死物质逐步吸收,形成纤维化组织而导致肝硬化。

3. **酒精性肝硬化** 诱因是长期或大量饮酒所致。在形态上主要表现为小结节性肝硬化,极少数为大结节性或混合性肝硬化。形成的纤维隔从中央静脉到门管区分隔小叶。假小叶纤维隔一般细窄,结节较小,大小较均匀,为小结节性肝硬化,少数以小结节为主混有大结节。同时肝细胞明显脂肪变,酒精性肝炎的表现仍可存在。肝界板不清,但无碎屑样坏死。

问题2 肝硬化的发病机制及病理改变是什么?

肝硬化是临床常见的慢性进行性肝病,由一种或多种病因长期或反复作用形成的弥漫性肝损害。在我国大多数为肝炎后肝硬化,少部分为酒精性肝硬化和血吸虫性肝硬化。病理组织学上有广泛的肝细胞坏死、残存肝细胞结节性再生、结缔组织增生与纤维隔形成,导致肝小叶结构破坏和假小叶形成(图3-6),肝逐渐变形、变硬而发展为肝硬化。早期由于肝代偿功能较强可无明显症状,后期则以肝功能损害和门静脉高压为主要表现,并有多系统受累,晚期常出现上消化道出血、肝性脑病、继发感染、脾功能亢进、腹水、癌变等并发症。

肝硬化的主要发病机制是进行性纤维化。正常肝组织间质的胶原蛋白(Ⅰ型和Ⅲ型)主要分布在门管区和中央静脉周围。肝硬化时Ⅰ型和Ⅲ型胶原蛋白明显增多并沉着于小叶各处。随着窦状隙内胶原蛋白的不断沉积,内皮细胞窗孔明显减少,使肝窦逐渐演变为毛细血管,导致血液与肝细胞间物质交换障碍。肝硬化的大量胶原来自位于窦状隙的贮脂细胞,该细胞增生活跃,可转化为成纤维细胞样细胞。初期增生的纤维组织虽形成小的条索,但尚未互相连接形成间隔而改建肝小叶结构时,称为肝纤维化。如果继续进展,小叶中央区和门管区等处的纤维间隔将互相连接,使肝小叶结构和血液循环改建而形成肝硬化。

肝硬化的
病理变化

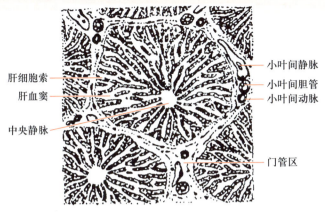

肝细胞索
肝血窦
中央静脉

小叶间静脉
小叶间胆管
小叶间动脉

门管区

图 3-6 肝小叶

问题 3 侧支循环与肝硬化患者的临床表现的关系如何?

肝门静脉是肝门静脉系的主干,长 6~8 cm,直径 1.0~1.2 cm,主要由肠系膜上静脉与脾静脉在胰头和胰体交界处的后方汇合而成。肝门静脉向右上斜行进入肝十二指肠韧带内,经肝固有动脉和胆总管的后方上行至肝门,入肝门前左、右叶,在肝内反复分支,最后汇入肝血窦,与肝固有动脉的分支流入肝血窦的血,共同经过肝细胞后又汇合成小静脉,然后逐级汇入肝静脉。其特点是:肝门静脉与腔静脉系统之间,存在广泛的侧支吻合。这些吻合支在正常情况下不开放,但在肝门静脉高压症时,则开放形成侧支循环,使肝门静脉系统部分血液导入腔静脉,从而降低肝门静脉的压力(图 3-7)。

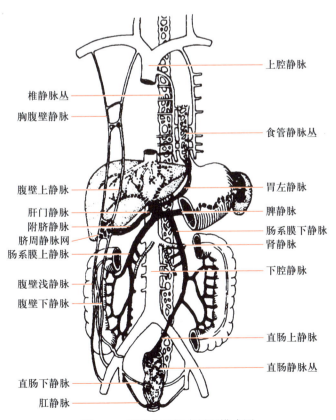

椎静脉丛
胸腹壁静脉

腹壁上静脉
肝门静脉
附脐静脉
脐周静脉网
肠系膜上静脉

腹壁浅静脉
腹壁下静脉

直肠下静脉
肛静脉

上腔静脉

食管静脉丛

胃左静脉
脾静脉
肠系膜下静脉
肾静脉

下腔静脉

直肠上静脉

直肠静脉丛

图 3-7 肝硬化时侧支循环模式图

（1）肝门静脉系统的胃左静脉在食管下段和胃底处，与腔静脉系统奇静脉的食管静脉相吻合。在肝门静脉高压症时，血液可经胃左静脉至食管静脉、奇静脉流入上腔静脉，因此可发生食管、胃底静脉曲张。曲张的静脉易受物理性或化学性损伤和黏膜面溃疡糜烂而破裂，引起急性大出血。

（2）肝门静脉系统的肠系膜下静脉的直肠上静脉，在直肠下段与腔静脉系统的髂内静脉的直肠中、下静脉相吻合，在肝门静脉高压症时，直肠下静脉可曲张成痔。

（3）肝门静脉系统的附脐静脉，在脐周围与腹壁上静脉及胸腹壁静脉相吻合，与上腔静脉相交通。同时，也与腹壁下静脉及腹壁浅静脉相吻合，而与下腔静脉相交通。在肝门静脉高压症时，位于脐周围的腹壁浅表静脉可发生曲张，称为"海蛇头"。

问题 4　患者为何出现食管胃底静脉曲张、腹壁静脉显露、脾大、腹水、尿量减少、双下肢水肿、腹胀、纳差、乏力、消瘦、黑便、皮肤巩膜黄染、蜘蛛痣、肝掌等临床表现？

肝硬化患者的临床表现主要由门静脉高压及肝功能障碍引起。

1. 食管胃底静脉曲张、腹壁静脉显露　肝硬化→门静脉高压→侧支循环形成→食管胃底静脉曲张（破裂可导致上消化道大出血→呕血、黑便）、腹壁静脉曲张（"海蛇头"现象）、痔静脉曲张。

2. 脾大　肝硬化→门静脉高压→脾静脉回流受阻→脾淤血性增大→脾功能亢进（三系减少）。

3. 腹胀、纳差、乏力、消瘦　肝硬化→门静脉高压→胃肠静脉回流受阻→胃肠道淤血→消化吸收障碍。

4. 腹水　表现为移动性浊音、腹胀。腹水形成与以下因素有关：① 静脉系统毛细血管流体静压↑→液体从血管漏出→腹腔；② 肝蛋白合成↓→低蛋白血症→血浆胶体渗透压↓；③ 激素灭活功能↓→醛固酮↑、抗利尿激素↑→水、钠重吸收↑→水钠潴留；④ 淋巴液漏出↑→漏入腹腔。

5. 皮肤巩膜黄染　肝硬化→肝细胞坏死、毛细胆管淤胆→胆色素代谢障碍→肝细胞性黄疸。

6. 蜘蛛痣、肝掌　肝硬化→肝功能障碍→雌激素灭活减少→小动脉末梢扩张。

7. 少尿　腹水、水钠潴留→有效循环血量不足→肾小球滤过率下降→肾小管、集合管水钠重吸收增多→少尿减少。

8. 下肢水肿　与水钠潴留、低蛋白血症有关。

9. 凝血功能障碍（出血倾向）　与肝细胞合成凝血因子减少、脾功能亢进血小板减少等有关，常表现为牙龈、鼻、皮下出血。

10. 贫血　与叶酸缺乏、失血、脾功能亢进、胃肠道消化吸收障碍等有关。

问题 5　为什么可以用三腔二囊管控制肝硬化出血？

胃底、食管下段静脉是门静脉与上腔静脉的交通支，当门静脉压力高于 24 cmH$_2$O 以上时，血流阻力增高，血液逆流致胃左静脉、食管静脉，引起胃底、食管下段静脉曲张，表面黏膜变薄、破裂而发生急性大出血。三腔二囊管（图 3-8）包括三腔管、胃气囊和食管气囊，胃气囊和食管气囊附在三腔管的一端，三腔管由一个截面是半圆的腔道和两个截面是四分之一圆的腔道构成,胃气囊导管和食管气囊导管分别装在 1/4 圆腔道内,胃导管装在半圆腔道内,所述的胃导管截面呈半圆形,其外壁与半圆腔道的内壁密封配合,胃导管可在半圆腔道中活动。主要应用于因门静脉高压引起胃底、食管下段静脉破裂出血。利用气囊压迫胃底和食管下段静脉,以达到止血的目的。其中胃减压管为胃减压作用,胃囊管经充气后可压迫胃底,达到止血作用。食管气囊导管经充气后可压迫食管下段,达到止血作用。

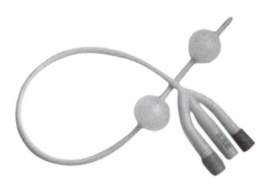

图 3-8 三腔二囊管

问题 6 生长抑素在本病中起什么作用?在控制上消化道出血治疗中还有哪些药物可以选择?

生长抑素及其衍生物除了能抑制生长激素释放外,还可使内脏血管收缩,减少门脉主干血流量,使门脉压降低,显著减少奇静脉血流量。生长抑素尚可使胃及十二指肠黏膜血流减少,对胃肠道黏膜出血止血有利。它还可抑制胃泌素及胃酸的分泌作用,减少胃酸反流入食管消化血凝块中纤维蛋白的机会,从而减少再出血的危险,尚可刺激胃黏膜分泌,保护胃黏膜细胞。生长抑素还可增加食管下端括约肌压力,对食管下段静脉丛有收缩作用,减少曲张静脉的血流量。除此以外,还可以口服去甲肾上腺素和静脉滴注垂体后叶激素治疗,主要是通过收缩相应的血管达到止血的目的。

课堂讨论 ————

肝硬化患者发生消化道大出血的机制是什么?如何控制出血?

(李群锋)

第三节 小儿腹泻

学习目标

1. 了解小儿腹泻的病原体,理解小儿病毒性胃肠炎的病理基础。
2. 说出脱水的分类及口服补液的作用。

患儿,女,16个月,体重9 kg。因发热、腹泻1周,尿少1天入院。患儿1周前出现呕吐、腹泻,大便为水样及蛋花汤样,无腥臭,排便7~10次/天,伴发热,T 38℃左右,偶有咳嗽,少许流涕。昨晚出现呕吐,腹泻15次,尿量极少。

体格检查:T 38.3℃,P144次/分,R 48次/分,精神萎靡,呻吟,哭时无泪,眼窝及前囟凹陷,口唇呈樱桃红色,皮肤发花,皮肤弹性极差,四肢凉,心律齐,心音尚强,肺(−),腹略胀,肠鸣音2~3次/分。

辅助检查:大便常规示白细胞(+),隐血(−);大便细菌培养(−);血电解质和血气分析报告:血钠135 mmol/L,血钾3.0 mmol/L,血钙2.0 mmol/L,血pH 7.3,$PaCO_2$ 37 mmHg,HCO_3^- 20 mmol/L。

医疗诊断:病毒性胃肠炎。

入院后经2:1等张液快速扩容后,补充累积损失量和继续损失量后水电解质及酸碱平衡紊乱纠正;同时予以利巴韦林抗病毒治疗。

【疾病分析】

腹泻是指排便次数增多(>3次/天),或粪便量增加(>200 g/d),或粪质稀薄(含水量>85%)。小儿腹泻是多病原、多因素引起的以腹泻为主的疾病,主要特点为大便次数增多和性状改变,可伴有发热、呕吐、腹痛等症状及不同程度水、电解质、酸碱平衡紊乱。病原可由病毒(主要为人类轮状病毒及其他肠道病毒)、细菌(致病性大肠埃希菌、产毒性大肠埃希菌、出血性大肠埃希菌、侵袭性大肠埃希菌及鼠伤寒沙门菌、空肠弯曲菌、耶尔森菌、金黄色葡萄球菌等)、寄生虫、真菌等引起。肠道外感染、滥用抗生素所致的肠道菌群紊乱、过敏、喂养不当及气候因素也可致病。小儿腹泻是2岁以下婴幼儿的常见病。

【案例问答】

问题1 人体的体液是如何构成的? 腹泻时体液是如何丢失的?

机体含有大量的水分,这些水和溶解在水里的各种物质总称为体液,约占体重的60%。体液可分为两大部分:细胞内液和细胞外液。存在于细胞内的称为细胞内液,约占体重的40%。存在于细胞外的称为细胞外液,约占体重的20%。细胞外液又分为两类:一类是存在于组织细胞之间的组织间液(包括淋巴液和脑脊液),约占体重的16%;另一类是血液的血浆(约占体重的5%)。

组织间液是细胞生活的内环境,为血液与组织细胞间进行物质交换的媒介。组织液是血浆在毛细血管动脉端滤过管壁而生成的,在毛细血管静脉端,大部分又透过管壁吸收回血液。除大分子的蛋白质以外,血浆中的水及其他小分子物质均可滤过毛细血管壁以完成血液与组织液之间的物质交换。

细胞外液是机体的内环境。其中主要成分是水、氧和二氧化碳,还有各种无机离子,其中钠离子(Na^+)、氯离子(Cl^-)、钾离子(K^+)、钙离子(Ca^{2+})、碳酸氢根(HCO_3^-)和磷酸根(PO_4^{3-})含量较多。

小儿腹泻
概述

小儿体液
特点

腹泻时常伴有脱水,脱水指细胞外液减少而引起的一组临床症候群。根据其伴有的血钠或渗透压的变化,脱水又分为低渗性脱水即失钠多于失水,血清钠浓度<130 mmol/L,血浆渗透压<280 mmol/L,伴有细胞外液量的减少;高渗性脱水即失水多于失钠,血清钠浓度>150 mmol/L,血浆渗透压>310 mmol/L,细胞外液量和细胞内液量均减少;等渗性脱水即细胞外液减少而血钠正常。

问题2　引起小儿腹泻的常见病原体有哪些?

(1) 细菌:沙门菌属、志贺菌属、大肠埃希菌、霍乱弧菌、弯曲菌、金黄色葡萄球菌等。

(2) 病毒:主要有轮状病毒、诺如病毒、肠腺病毒、柯萨奇病毒、埃可病毒等,其中最常见的是轮状病毒和诺如病毒。

(3) 真菌:白念珠菌、放线菌、新型隐球菌和毛霉菌等。

(4) 寄生虫:溶组织阿米巴、肠贾第鞭毛虫、小隐孢子虫、和环孢子虫等。

问题3　什么是轮状病毒?它是如何传播的?

轮状病毒是婴幼儿腹泻的主要病原体之一,主要感染小肠上皮细胞,形如车轮状,故命为轮状病毒(图3-9)。目前,轮状病毒分为7组,即A~G组。A、B、C三组能引起人畜共患的腹泻,其他各组主要引起动物腹泻。A组轮状病毒主要引起婴幼儿腹泻,发病高峰在秋冬季节,故名婴儿秋冬季腹泻或秋季腹泻,是引起婴幼儿重症腹泻的主要病原;B组轮状病毒主要引起成人腹泻,又名成人轮状病毒;C组轮状病毒主要引起散发性的婴幼儿腹泻。

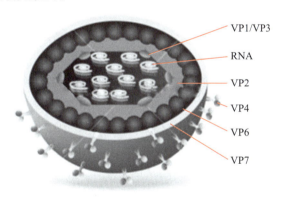

图3-9　轮状病毒

轮状病毒具有很高的传染性,在土壤、水、玩具、食物、衣物、空气飞沫等中可存活数周,主要经粪—口途径传播,也有报道经呼吸道传播。婴幼儿可通过接触被污染的水、食物、手、玩具、日用品、空气飞沫等而感染,也可通过人与人的接触进行传播。

问题4　该患儿为什么会出现水样及蛋花汤样无腥臭腹泻?

因为该患儿罹患病原体为轮状病毒的秋季腹泻,轮状病毒侵入人体后主要侵犯小肠,通过轮状病毒外壳蛋白与肠黏膜绒毛上皮细胞上的轮状病毒受体结合而进入上皮细胞。然后在上皮细胞胞质内增殖,使小肠绒毛上皮细胞受到破坏、脱落。由于绒毛上皮细胞的破坏,使正常肠黏膜上存在的绒毛酶如乳糖酶等减少,一方面造成吸收功能障碍,同时使糖在肠腔内积聚造成肠腔内高渗透压,使水分移入肠腔,导致渗透性腹泻。另外,部分轮状病毒可引起细胞内 Ca^{2+} 水平升高,促使小肠黏膜 cAMP 水平上升导致腹泻发生。轮状病毒不会引起肠黏膜黏液分泌增加和肠黏膜细胞坏死,故也不会产生腥臭味。

小儿腹泻及电解质紊乱

问题 5 该患者入院后为什么立即用 2∶1 等张液快速扩容?

血浆渗透压包括晶体渗透压和胶体渗透压,具有吸取水分透过生物半透膜的力量。人的血浆渗透压约为 773 kPa。由于细胞膜和毛细血管壁不同,因此晶体渗透压与胶体渗透压表现出不同的生理作用。

由溶解于血浆中的低分子物质(如无机离子、尿素、葡萄糖等)所形成的渗透压叫晶体渗透压。细胞膜允许水分子通过,不允许蛋白质通过,对一些无机离子如 Na^+、Ca^{2+} 等晶体物质大多严格控制,不易通过。这就造成细胞膜两侧溶液的渗透压梯度,从而导致渗透现象的产生。由于晶体比胶体溶质颗粒多,形成的渗透压高,因此血浆晶体渗透压对维持细胞内外水分的正常交换和分布,保持红细胞的正常形态有重要作用。

该患者属于重度等渗性脱水,细胞内外液均有减少,血容量不足,有发生休克的危险,应立即扩容预防休克的发生,此时应用与血浆渗透压相等的混合溶液快速扩容。2∶1 等张含钠液由 2 份的生理盐水和 1 份等渗碱性溶液混合而成,混合后渗透压仍为等渗,能够快速持久地恢复血容量和纠正酸中毒,若单纯补充葡萄糖溶液,由于葡萄糖分子迅速被氧化成水和二氧化碳,不能产生渗透压,因此扩容作用不持久,且易致细胞内水肿。

问题 6 轻度脱水患者为什么单纯补水不能纠正脱水?而应用口服补液盐(ORS)来纠正脱水?

小儿腹泻的护理措施

腹泻时丢失了水分和电解质,单纯补充水分不能维持血浆渗透压,会使细胞外液易转移到细胞内液而产生细胞内水肿,血容量不能得到有效的补充,脱水不易纠正。口服补液盐(ORS)是由氯化钠 0.35 g,碳酸氢钠 0.25 g(或枸橼酸钠 0.29 g),氯化钾 0.15 g,葡萄糖 2 g,加温开水 100 ml 溶解配成。此溶液为 2/3 张,含钾浓度为 0.15%,葡萄糖浓度为 2%,最有利于肠道吸收,从而有利于水和电解质的吸收。适用于轻中度脱水不伴有呕吐的患者,但当患者脱水纠正后应停止口服补液,以免引起水钠潴留和高钾血症。

问题 7 患者如果出现阵发性腹痛可能出现了什么急腹症?与小儿肠道解剖结构的什么特点有关?

患儿可能是出现了急性肠套叠。肠套叠是指一段肠管套入与其相连的肠腔内,并导致肠内容物通过障碍。临床上常见的是急性肠套叠,慢性肠套叠一般为继发性。急性肠套叠最多见于婴儿期,以 4~10 个月婴儿多见,2 岁以后随年龄增长发病逐年减少。男女之比为 (2~3)∶1。肠套叠一年四季均有发病,以春末夏初发病率最高。与婴幼儿消化道解剖特点有关,婴儿期回盲部游动性大,回盲瓣过度肥厚,小肠系膜相对较长,婴儿 90% 回肠瓣呈唇样凸入盲肠,长达 1 cm 以上,加上该区淋巴组织丰富,受炎症或食物刺激后易引起充血、水肿、肥厚,肠蠕动易将回盲瓣向前推移,并牵拉肠管形成套叠。

小儿腹泻如何补液？

（李群锋）

第四节 急性胰腺炎

学习目标

1. 熟悉胰腺的位置和微细结构特点。
2. 说出急性胰腺炎的诱因，了解抑制胰腺分泌的药物种类。

案例导入

患者，女，69岁，小学文化，农民，已婚。"腹痛、腹胀2天，气促1天"入院。患者1天前无明显诱因下出现上腹部及双侧腰肋区疼痛，疼痛为持续性，不剧烈，无进行性加重，伴腹胀、恶心、呕吐数次，吐出物为胃内容物，无咖啡样，呕吐后腹痛、腹胀未缓解，当地医院考虑急性胰腺炎，予禁食、抑制胰酶等治疗，症状未缓解，今出现气短，为进一步治疗来院。患者既往有高血压病史10余年，口服降压药，血压控制在(130~140)/(90~100)mmHg。体格检查：T 39.3℃，P 140次/分，R 38次/分，BP 95/61 mmHg。5 L/min吸氧下SPO_2 90%，双肺听诊呼吸音较粗，体型肥胖，腹部压痛明显，腹肌紧张，全腹胀，听诊肠鸣音弱，两侧腰部皮肤呈暗灰蓝色。辅助检查：血淀粉酶提示1 336 U/L，B超示胆囊结石、胰腺回声欠均。急诊经禁食，抑制胰腺分泌及制酸等对症治疗后，拟重症急性胰腺炎收住ICU。

医疗诊断：急性胰腺炎。

入院后采集血标本检测血气分析、血电解质、血糖、血常规等；遵医嘱患者禁食，微量注射泵持续使用抑制胰液分泌药物。

患者经高流量吸氧、补液后SPO_2维持在95%~99%，血压维持(110~120)/(60~70)mmHg，经禁食、抗炎、抑酶处理后腹痛有所缓解，但腹胀仍明显，肛门无排气、排便。医嘱：胃肠减压、监测腹内压，全肠外营养(TPN)。经上述治疗后，生命体征平稳，主诉腹痛缓解，腹胀有所减轻，肠鸣音3~5次/分，膀胱内压监测维持在10~12 mmHg。在内镜下放置空肠营养管，准备行肠内营养支持。

【疾病分析】

急性胰腺炎(acute pancreatitis，AP)是多种病因导致胰腺组织自身消化所致的胰腺水肿、出血及坏死等炎症性损伤。临床以急性上腹痛及血淀粉酶或脂肪酶升高为特点。多数患者病情轻，预后好；少数患者可伴发多器官功能障碍及胰腺局部并发症，死亡率高。

问题 1　胰腺的位置和胃肠道有什么样的关系? 空肠营养管为什么要放在十二指肠悬韧带(屈氏韧带)以下 30~60 cm?

胰腺横卧于腹后壁的蚕形腺体,右侧为头部,恰嵌于十二指肠肠袢内,中间为体部,横过第 1~2 腰椎的前方,左端为狭细的尾部,靠近脾门。胰腺前面为腹后壁腹膜遮盖,隔网膜囊与胃后壁相对,前面下部有横结肠系膜附着(图 3-10)。

经胃或十二指肠的营养有较大的胰腺外分泌反应,将空肠营养管置于十二指肠悬韧带以下 30~60 cm,让肠道休息,不明显刺激胰腺外分泌,减少营养素对胰腺的刺激。

问题 2　什么是肝胰壶腹和肝胰壶腹括约肌?

大多数的胆总管与主胰管汇合成共同通路进入十二指肠。这通路形成膨大部分,是胆汁和胰液进入十二指肠的"三岔路口",像茶壶肚子一样,医学上称之为肝胰壶腹,也称为法特(Vater's)壶腹。围绕肝胰壶腹及胆总管末端,位于胆总管和主胰管相连接处以上的括约肌,是控制胆汁的重要阀门,称为肝胰壶腹括约肌,出口很小,所以胆结石也常常容易嵌顿于此处。

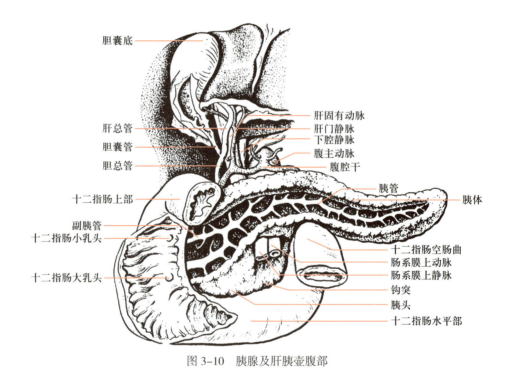

图 3-10　胰腺及肝胰壶腹部

问题 3　胰腺的组织学特点是什么? 为什么说胰腺既是内分泌腺又是外分泌腺?

胰腺表面覆以薄层结缔组织被膜,结缔组织伸入胰腺内将实质分隔为许多小叶。腺实质由外分泌部和内分泌部两部分组成。外分泌部分泌胰液,含有胰淀粉酶、胰脂肪酶、胰蛋白酶等多种消化酶,经导管排入十二指肠,在食物消化中起重要作用,是最

胰腺的解剖

重要的消化液。内分泌部是散在于外分泌部之间的细胞团,称胰岛,它分泌的激素进入血液或淋巴,主要参与调节碳水化合物的代谢。

胰的胰岛含有 A 细胞、B 细胞、D 细胞和 PP 细胞,其中 A 细胞分泌胰高血糖素,B 细胞分泌胰岛素,D 细胞正常情况下分泌生长激素释放抑制激素。D 细胞增生可分泌大量胃泌素,称胃泌素瘤。胰岛 PP 细胞数量很少,分泌胰多肽,所以说胰腺是内分泌腺;胰腺的腺泡细胞能分泌包含多种消化酶的胰液并经导管排入十二指肠参与食物消化,所以说胰腺又是外分泌腺。

胰腺的微细
结构

问题 4　诱发急性胰腺炎的病因有哪些?

引起胰腺炎的病因很多,在我国约 40% 的病因与胆囊和(或)胆管疾病有关,包括胆石症、胆管感染和胆管蛔虫症等。

1. **梗阻因素**　胰管结石、肿瘤或十二指肠梗阻;环状胰腺、十二指肠憩室炎。

2. **酒精因素**　长期饮酒者容易发生胰腺炎,在西方是常见的现象,占 70%。酒精性胰腺炎的发病机制是酒精刺激胃的壁细胞产生大量胃酸,胃酸至十二指肠刺激肠壁的 S 细胞及小肠壁的 Ⅰ 细胞,产生胆囊收缩素 – 促胰酶素(CCK-PZ),在短时间内胰管内形成高压环境。

3. **血管因素**　胰腺的小动脉或小静脉急性栓塞、梗阻,发生胰腺急性血循环障碍而导致急性胰腺炎。研究者用直径 8~20 μm 的微粒体做胰腺动脉注射可引起大的实验性胰腺炎。国外有学者在胰腺炎的尸检中,发现胰血管中有动脉粥样化血栓。

急性胰腺炎
的发病机制

4. **饮食不当**　暴饮暴食,特别是进食油腻或饮酒,可使胰液分泌旺盛。饮酒可引起胃和十二指肠炎、奥迪(Oddi)括约肌痉挛。上述因素均可引起胰液分泌增加、排泌障碍而发病。酒精可刺激 G 细胞分泌促胃液素,从而使胃酸分泌增多。高酸进入十二指肠后刺激胆囊收缩素及促胰液素分泌,导致胰液胆汁分泌增多,十二指肠液反流入胰管,引起胰管内压力增高、胰管上皮增生及消化功能紊乱等。

5. **感染因素**　急性胰腺炎可以发生各种细菌感染和病毒感染,如腮腺炎病毒、腺病毒、甲型肝炎病毒及细菌性肺炎等感染。病毒或细菌是通过血液或淋巴进入胰腺组织,而引起胰腺炎。一般情况下,这种感染均为单纯水肿性胰腺炎,发生出血坏死性胰腺炎者较少。

6. **外伤和医源性因素**　胰腺外伤使胰腺管破裂,胰腺液外溢及外伤后血液供应不足,导致发生急性重型胰腺炎。胃切除等手术时损伤或手术后因奥迪括约肌水肿,使胰液引流不畅等原因引起医源性胰腺炎。

7. **胆管疾病**　胆管结石、胆管蛔虫病、奥迪括约肌炎性水肿狭窄较多见。肝胰壶腹部的胆石嵌顿、蛔虫进入胆管或进入主胰管,引起胆汁、胰液排出障碍,反流入胰管内,胰腺内压力增高致胰腺腺泡破裂,胆汁和胰液渗入胰腺间质。

问题 5　重症胰腺炎为什么会导致全身炎症反应综合征和休克?

全身炎症反应综合征(systemic inflammatory response syndrome,SIRS)是由各种严重损伤引起全身炎症反应的一种临床过程,是由感染与非感染因素(如创伤、烧伤、急性胰腺炎及缺血缺氧等)引起的难以控制的全身性瀑布(或过度)炎症反应,表现为肺、肝、肠道等器官微血管内的多形核白细胞贴壁、黏附,巨噬细胞活化、充血、渗出等。

凡符合下列 2 项或 2 项以上表现者即可诊断为 SIRS：① T>38 ℃ 或 <36 ℃；② HR>90 次 / 分；③ R>20 次 / 分或 $PaCO_2$<32 mmHg；④ 白细胞总数 >12×10^9/L 或 <4×10^9/L，或中性杆状核细胞 >0.10。

重症急性胰腺炎（severe acute pancreatitis，SAP）是临床上常见的急重症之一。研究发现，炎症介质在急性胰腺炎由轻型向重症急性胰腺炎演进过程中及重症急性胰腺炎发生多器官功能障碍综合征（MODS）中具有重要作用。重症急性胰腺炎中涉及的炎症反应细胞包括粒细胞、单核巨噬细胞、血小板、淋巴细胞、内皮细胞和成纤维细胞等，还有凝血、纤溶、激肽和补体系统的参与。

胰腺细胞的凋亡与胰腺损伤的轻重有关，这是因为胰腺细胞内富含各种消化酶，这些酶的外泄将直接导致邻近细胞的损害及胰腺自身消化。更为重要的是，这些外泄的细胞内容物可能作为刺激物召集巨噬细胞等炎症细胞并激活其功能，使其分泌过量的炎症因子进入血液，引起远隔脏器的损害，甚至发生 SIRS。

问题 6　抑制胰腺分泌的药物有哪些？

临床上常用的抑制胰酶分泌的药物有生长抑素、5- 氟尿嘧啶和乌司他丁。

（1）生长抑素 8 肽和生长抑素 14 肽：能使内脏血管收缩，有强力抑制消化液分泌和胰腺外分泌功能的作用。它们能抑制胰腺外分泌，抑制胰酶分泌。可以改善内环境：促进内引流，松弛奥迪括约肌，促进胰液引流，调节免疫炎症反应，腺泡细胞保护，增强单核巨噬细胞系统活性，减轻内毒素血症及全身炎症反应。可以抑制血小板活化因子，影响细胞凋亡及白细胞黏附作用调节免疫炎症反应。

（2）5- 氟尿嘧啶：能抑制 DNA 和 RNA 合成，阻断胰腺外分泌细胞合成和分泌酶的功能。5- 氟尿嘧啶短时间、小剂量应用能有效地抑制胰腺外分泌。

（3）乌司他丁：是从人尿中提取的精制的糖蛋白，属蛋白酶抑制剂，对胰腺炎中过度释放的胰蛋白酶、弹性蛋白酶、磷脂酶 A_2 有很强的抑制作用，并且能够抑制炎症介质的过度释放，改善胰腺血液循环障碍，保护器官，减少并发症。

（4）其他：还可给予抗胆碱药物阿托品、654-2、东莨菪碱、溴丙胺太林以抑制胰腺分泌，可酌情使用。同时应给予抗酸药，氢氧化铝胶、碳酸氢钠口服以中和胃酸、抑制胰液分泌。胰高血糖素对抑制胰外分泌有一定作用，亦可选用。

问题 7　什么是全肠外营养（TPN）？包含哪些营养素？

全肠外营养，又称静脉营养，是指通过周围静脉或中心静脉输入能量及各种营养素的一种营养支持方法，可以按照患者的需要，静脉输入患者所需的全部营养物质，包括热能、氨基酸、脂肪、各种维生素、电解质和微量元素。全肠外营养不受患者食欲和消化功能的影响，在患者不能进食，没有消化酶的参与下，仍能使患者得到其所需的全部营养物质，是抢救重危患者的有效措施之一。全肠外营养主要适用于不能经口或鼻饲摄取食物者，如肠梗阻、坏死性胰腺炎、消化道病等。

1. **全肠外营养（TPN）**　分为由中心静脉输入含一定浓度的氨基酸（4.75%）、葡萄糖（25%）、电解质、微量元素和维生素的标准中心静脉营养的葡萄糖系统和经周围静脉输入氨基酸、葡萄糖、电解质、微量元素、维生素混合液及乳化脂肪的脂肪系统。

2. **部分肠外营养（PPN）**　又称低热量肠外营养，根据患者经肠营养不足的具体需要,经周围静脉补充水解蛋白、氨基酸、葡萄糖及电解质,需要时还可另经另一周围静脉补充脂肪乳剂及维生素。由于此种方法只能提供部分的营养素需要,一般常用于无严重低蛋白血症,基础营养状况尚可的患者。

课堂讨论

急性胰腺炎患者如何进行营养支持?

（李群锋）

第五节　急性阑尾炎

学习目标

1. 能说出阑尾的位置和根部体表投影点,理解阑尾炎为什么容易复发。
2. 能说出阑尾炎的临床表现及治疗注意事项。

案例导入

患者,男,28 岁,本科。因转移性右下腹疼痛 3 h 入院。患者 3 h 前无明显诱因出现脐周疼痛,未加注意。30 min 前疼痛转移并固定于右下腹,且疼痛加剧,自觉恶心,呕吐 2 次,吐出胃内容物,大便 2 次,为稀便。发病以来饮食、睡眠欠佳。1 年前曾经因"急性阑尾炎"入院,经保守治疗 10 天出院。

体格检查:T 38.8℃,P 92 次 / 分,R 20 次 / 分,BP 120/72 mmHg。发育正常,营养中等,神志清楚,痛苦貌,心肺（-）,腹部平坦,叩诊无移动性浊音,肠鸣音 4 次 / 分,右下腹压痛、反跳痛、肌紧张,其他部位轻压痛,未触及包块。

辅助检查:血常规示白细胞计数 16.7×10^9/L,中性粒细胞百分比 85%,红细胞计数 4.5×10^{12}/L,血红蛋白 10.8 g/L。B 超示阑尾粗大,阑尾腔内见少量积液。

医疗诊断:急性化脓性阑尾炎。

入院后予以甲硝唑、左氧氟沙星抗感染,经过急诊术前准备,送手术室行阑尾切除手术,术后带腹腔引流管回病房。

【疾病分析】

急性阑尾炎（acute appendicitis）是外科常见病,是最多见的急腹症。目前,由于外科技术、麻醉、抗生素的应用及护理等方面的进步,绝大多数患者能够早期确诊,恰当处置,收到良好的治疗效果。阑尾易发生炎症是由其自身解剖特点决定的,其解剖结构为一细长盲管,腔内富含微生物,肠壁内有丰富的淋巴组织,容易发生感染。

【案例问答】

问题 1　阑尾的位置和根部的体表投影如何？

阑尾位于右髂窝内，以根部连于盲肠的后内侧壁，远端游离。盲肠的三条结肠带恰在阑尾根部汇合，临床上做阑尾手术时，可据此寻找阑尾。阑尾根部的体表投影，约在脐与右髂前上棘连线的中、外 1/3 交点处，此点称麦克伯尼（McBurney）点，简称麦氏点。

问题 2　该患者为什么会出现白细胞数目增多？

阑尾炎是由细菌引起的化脓性炎症。白细胞是机体防御系统的重要组成部分，它通过吞噬作用、免疫作用等方式来抵御和消灭入侵的病原微生物。所以，炎症患者体内白细胞常常增高。

不同炎症时增高的白细胞也有所不同，化脓性细菌感染时中性粒细胞增加；寄生虫感染和过敏反应时嗜酸性粒细胞增加；病毒感染时淋巴细胞增加。

从免疫学角度看，化脓性阑尾炎患者出现白细胞数目增多是机体免疫系统对病原体产生固有免疫应答的结果。正常情况下，皮肤、黏膜及其分泌液中的抗菌物质和表面的正常菌群作为屏障，可阻止病原体对上皮细胞的黏附，产生即刻免疫防御作用。若病原体克服或越过体表屏障进入局部皮肤或黏膜下组织，入侵的病原菌及其产物（如脂多糖）很快造成组织、血管的病理损害。与此同时，病原菌成分（如甘露糖残基）一方面通过甘露糖结合凝集素、旁路途径激活补体产生 C5a 等趋化因子发挥作用，另一方面导致体内肿瘤坏死因子、白介素 –1 等细胞因子作用于血管内皮细胞使之表达黏附分子。黏附分子与血液中的中性粒细胞、单核细胞等白细胞结合，在 C5a、白三烯 B4 等共同作用下中性粒细胞、单核细胞穿越血管壁聚集到感染部位，发挥吞噬作用。

问题 3　阑尾炎早期患者为什么会出现上腹痛和脐周痛？

某些内脏器官病变时，在体表一定区域产生感觉过敏或疼痛感觉的现象，称为牵涉痛。例如，阑尾炎早期所出现的上腹部或脐周围疼痛。

牵涉痛的发生机制：① 内脏和体表的痛觉传入纤维在脊髓同一水平的同一个神经元汇聚后再上传至大脑皮质，由于平时疼痛刺激多来源于体表，因此大脑依旧习惯地将内脏痛误认为是体表痛，于是发生牵涉痛。② 内脏传入纤维的侧支在脊髓与接受体表痛觉传入的同一后角神经元构成突触联系，从病变内脏来的冲动可提高该神经元的兴奋性，从而对体表传入冲动产生易化作用，使微弱的体表刺激成为致痛刺激产生牵涉痛。

问题 4　该患者为什么常用甲硝唑等治疗？使用甲硝唑期间为什么不能饮酒？

阑尾腔较小，内部缺氧，易致厌氧菌感染和需氧菌混合感染，甲硝唑的药理作用是抗厌氧菌、抗阿米巴原虫、抗滴虫和鞭毛虫，是治疗厌氧菌感染的首选药。该药可抑制乙醇代谢而加重胃肠道和神经系统反应，严重者可以导致外周神经炎而出现四肢瘫痪，故用药期间应禁酒。

问题 5　结合阑尾炎的病理解剖特点说说阑尾炎为什么易复发？

阑尾是一条细长的蚓状盲管，管腔狭小，内径仅 0.2~0.3 cm，来自肠道的粪便及细菌易潴留其中。阑尾壁富于神经组织,其根部有类似括约肌的结构,受到刺激时易于收缩使得管腔进一步狭窄。阑尾动脉是一条缺乏分支的终末动脉,易因血供障碍发生坏死(图 3-11)。

阑尾的解剖

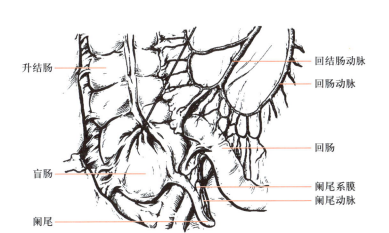

图 3-11 回盲部和阑尾动脉

（升结肠、盲肠、阑尾、回结肠动脉、回肠动脉、回肠、阑尾系膜、阑尾动脉）

梗阻是阑尾炎发生的重要因素。食物残渣、粪石、寄生虫、肿瘤等可使管腔内分泌物积存及内压增高,压迫阑尾壁,阻碍远侧血供。在此基础上,管腔内细菌侵入受损黏膜,发生炎症。一旦发生炎症,炎性渗出物及细菌不容易排出和清除,导致反复发作。

阑尾炎属于外科疾病,内科保守治疗难以治愈,容易复发。手术切除是唯一根治急性慢性阑尾炎的方法。

课堂讨论

急性阑尾炎患者典型临床表现的发生机制是什么?

(李群锋)

护考真题

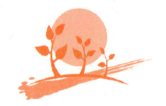

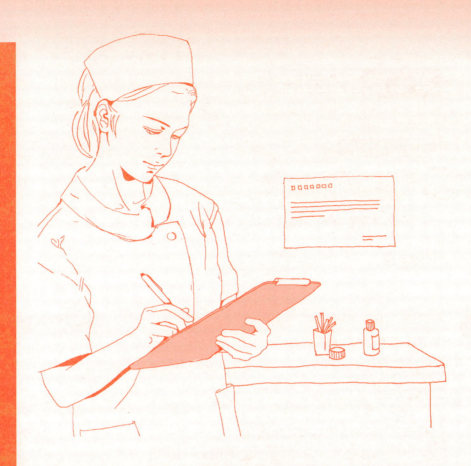

第四章　传染性疾病

第一节 乙型肝炎

1. 理解病毒性肝炎的传播途径,乙型肝炎病毒相关抗原、抗体系统、乙肝"两对半"及其临床意义。
2. 能说出临床常用的抗乙型肝炎病毒药物及如何阻断母婴传播。

案例导入

患者,男,38 岁,商人,初中文化,已婚,无烟酒嗜好。因"乏力、纳差、呕吐 1 周,皮肤发黄、尿量减少、腹胀 2 天"入院。患者近 1 周出差后出现乏力、纳差,伴厌油、恶心、呕吐数次,吐出胃内容物,小便发黄,无畏寒、发热,无腹胀、腹痛、腹泻,未予重视,仍坚持工作。其后症状加重,2 天前患者全身皮肤及巩膜黄染,乏力感加重,恶心、呕吐频繁,尿量减少,尿黄如浓茶样。既往有乙肝"小三阳"病史 8 年,无明显症状,未定期检查肝功能。

体格检查:T 36.7℃,P 102 次 / 分,R 20 次 / 分,BP 122/80 mmHg。神志清楚,精神萎靡,慢性肝病面容,全身皮肤及巩膜黄染,可见肝掌,未见蜘蛛痣,双肺呼吸音清,未闻及明显干湿啰音,心律齐,无杂音,腹软,肝脾肋下未触及,无压痛及反跳痛,肝区叩击痛阳性,移动性浊音阴性,肾区叩击痛阴性,双下肢轻度水肿。

辅助检查:B 超提示肝回声增粗增强,胆囊缩小,胆囊壁明显增厚,腹腔少量积液,胰脾未见明显异常。上腹部增强 CT 提示:肝门部淋巴结肿大,请随访;胆囊壁水肿,腹腔少量积液。肝功能示:血清谷丙转氨酶(ALT)632 IU/L,谷草转氨酶(AST)764 IU/L,白蛋白 29.2 g/L,血清胆红素 215.7 μmol/L。凝血功能常规示:凝血酶原时间(PT)18 s,凝血酶原活动度(PTA)52.0%。

医疗诊断:慢性乙型肝炎(重度)。

入院医嘱:感染性疾病护理常规,一级护理,半流质饮食,留陪,记 24 h 尿量。腺苷蛋氨酸、异甘草酸镁注射液、还原谷胱甘肽静脉滴注,呋塞米、螺内酯口服,恩替卡韦抗病毒治疗。血常规、血生化系列检查、凝血功能常规、输血前检查、肝纤维化系列、乙型肝炎病毒 DNA 测定、丙型肝炎病毒及戊型肝炎病毒抗体测定。治疗原则以适当休息、合理营养为主,选择性使用药物为辅。应忌酒、防止过劳及避免应用损肝伤药物。

【疾病分析】

乙型肝炎是由乙型肝炎病毒(HBV)引起的、以肝炎性病变为主,并可引起多器官损害的一种疾病。乙型肝炎广泛流行于世界各国,主要侵犯儿童及青壮年,少数患者可转化为肝硬化或肝癌,是我国当前流行最为广泛、危害性最严重的一种疾病。肝会影响人体全身,因肝功能受损,乙型肝炎患者常感到乏力、体力不支、下肢或全身水肿,容易疲劳,精神萎靡,失眠、多梦等症状。因胆汁分泌减少,常出现食欲缺乏、恶心、厌油、上腹部不适、腹胀等明显的乙型肝炎症状。应根据临床类型、病原学的不同型别采取不同的治疗措施。总的原则是：以适当休息、合理营养为主，选择性使用药物为辅。应忌酒、防止过劳及避免应用损肝药物。用药要掌握宜简不宜繁。

【案例问答】

问题 1 除引起本病的乙型肝炎病毒外，还有几类常见的肝炎病毒？

肝炎病毒是一类主要侵犯肝并引起病毒性肝炎的病毒。除乙型肝炎病毒（hepatitis B virus，HBV）外，目前公认的人类肝炎病毒还包括甲型肝炎病毒（hepatitis A virus，HAV）、丙型肝炎病毒（hepatitis C virus，HCV）、丁型肝炎病毒（hepatitis D virus，HDV）及戊型肝炎病毒（hepatitis E virus，HEV）。其中 HAV 与 HEV 由粪—口途径传播，所致的甲型与戊型肝炎均为急性感染，不转为慢性肝炎或慢性携带者。HBV 与 HCV 通过血液、母婴等多途径传播，除引起急性肝炎外，可致慢性感染，少数病例可发展为肝硬化及肝细胞癌。HDV 为一种缺陷病毒，必须在 HBV 等辅助下方能复制，故其传播途径与 HBV 相同。近年来还发现一些新的与人类肝炎相关的病毒，但由于致病性尚不明确，未被列入肝炎病毒中。此外，还有巨细胞病毒、EB 病毒等也可引起肝炎，但肝炎仅属其全身感染的一部分，故不列入肝炎病毒范畴。常见人类肝炎病毒的主要特征如表 4-1。

病毒性肝炎的病因及发病机制

表 4-1 人类肝炎病毒的主要特征

名称	分类	基因组	传播途径	主要疾病	致癌性
HAV	小 RNA 病毒科 嗜肝病毒属	ssRNA	粪—口	急性甲型肝炎	否
HBV	嗜肝 DNA 病毒科 嗜肝 DNA 病毒属	dsDNA	血源性 垂直传播	急、慢性乙型肝炎	是
HCV	黄病毒科 丙型肝炎病毒属	ssRNA	血源性 垂直传播	急、慢性丙型肝炎	是
HDV	未确定 丁型肝炎病毒属	ssRNA	血源性	急、慢性丁型肝炎	是
HEV	肝炎病毒科 戊型肝炎病毒属	ssRNA	粪—口	急性戊型肝炎	否

问题 2 引起本病的病原体 HBV 的形态与结构有何特点？

1. 形态结构 电镜下，HBV 感染者血清中可见 3 种不同形态的病毒颗粒，分别是大球形颗粒、小球形颗粒和管形颗粒（图 4-1）。

（1）大球形颗粒：又称 Dane 颗粒，为完整的 HBV，具有感染性，电镜下呈球形，直径约 42 nm。外层相当于病毒的包膜，包括小蛋白（S 蛋白）、中蛋白（M 蛋白）和大蛋白（L 蛋白）三种，其中 S 蛋白即 HBV 表面抗原（HBsAg）。内层为病毒的核心，相当于病毒的衣壳，呈二十面体立体对称，其内含有病毒的 DNA 和 DNA 聚合酶等（图 4-2）。

HBV 形态结构

（2）小球形颗粒：患者血清中最常见的形态，直径22 nm，是一种中空颗粒，主要成分为HBsAg，不含DNA和DNA聚合酶，故无传染性。

（3）管形颗粒：直径22 nm，长100~500 nm，是由小球形颗粒聚合而成，成分与小球形颗粒相同。

2. 抵抗力　HBV对理化因素的抵抗力很强，对低温、干燥、紫外线及70%乙醇均有耐受性。但压力蒸汽灭菌法、加热100℃ 10 min可灭活HBV，0.5%过氧乙酸、5%次氯酸钠、环氧乙烷等化学消毒剂常用于针对HBV的消毒。

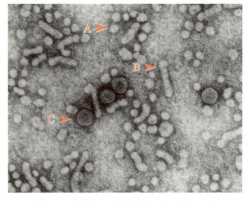

图4-1　HBV电镜图（×400 000）
A：小球形颗粒；B：管形颗粒；C：大球形颗粒
（Dane颗粒）

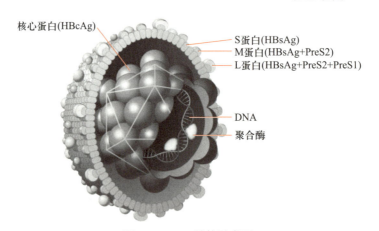

图4-2　HBV结构示意图

问题3　什么是乙型肝炎"小三阳"？

乙型肝炎"小三阳"是指慢性乙型肝炎患者或HBV携带者体内HBV的免疫学指标，即乙型肝炎表面抗原（HBsAg）、乙型肝炎e抗体（HBeAb）、乙型肝炎核心抗体（抗HBcAb）三项阳性，乙型肝炎表面抗体（HBsAb）、乙型肝炎e抗原（HBeAg）阴性。"大三阳""小三阳"的区别在于大三阳是e抗原阳性、e抗体阴性，而"小三阳"是e抗原阴性、e抗体阳性。"小三阳"患者分两种情况，其一是病毒阴性的"小三阳"，其二是病毒阳性的"小三阳"，需要积极治疗。

（1）表面抗原（HBsAg）：存在于Dane颗粒的外衣壳及小球形颗粒和管形颗粒中，大量存在于感染者血中，是HBV感染的主要指标。在慢性乙型肝炎患者及无症状携带者血清中可持续存在多年，甚至终身。HBsAg具有免疫原性，能刺激机体产生保护性的抗体，即HBsAb。血清中出现HBsAb可视为乙型肝炎恢复的标志。

（2）核心抗原（HBcAg）：是Dane颗粒内衣壳上的蛋白质，其外被HBsAg所覆盖，故不易在感染者血清中检出。HBcAg是HBV复制的标志。表达在肝细胞膜上的HBcAg免疫原性很强，可刺激机体产生HBcAb。HBcAb对HBV无中和作用，检出

HBcAb 常表示病毒在肝内持续复制。

（3）e 抗原（HBeAg）：是由病毒前 C 基因和 C 基因编码的 PreC 蛋白转录加工后的产物，存在于病毒核心结构的表面或游离于血清中。其消长与病毒体及 DNA 酶的消长基本一致，故可作为 HBV 复制和血液有传染性的标志。HBeAg 可刺激机体产生 HBeAb，对 HBV 感染有一定的保护作用，被认为是预后良好的征象。

临床上，HBV 抗原、抗体检测结果分析如表 4-2。

表 4-2　HBV 抗原、抗体检测结果的临床意义

HBsAg	HBeAg	HBsAb	HBeAb	HBcAb	结果分析
+	−	−	−	−	HBV 感染或无症状携带者
+	+	−	−	−	急性或慢性乙型肝炎，或无症状携带者
+	+	−	−	+	急性或慢性乙型肝炎（俗称"大三阳"）
+	+	−	+	+	急性感染趋向恢复（俗称"小三阳"）
−	+	+	+	+	既往感染恢复期
−	−	+	+	+	既往感染恢复期
−	−	−	−	+	既往感染或窗口期
−	−	+	−	−	既往感染或接种过疫苗

问题 4　cccDNA 和 HBV DNA 滴度的临床意义？

HBV 的基因组（HBV-DNA）是由两条螺旋 DNA 链围成的一个环形结构。但两条链均不闭合。在 HBV 的复制过程中，病毒 DNA 进入宿主细胞核，在 DNA 聚合酶的作用下，双链缺口均被补齐，形成超螺旋的共价闭合环状 DNA（covalently closed circular DNA，cccDNA），作为病毒复制的原始模板。

cccDNA 含量较少，每个肝细胞内只有 5~50 个拷贝，但对 HBV 的复制及感染状态的建立具有十分重要的意义，只有清除了细胞核内的 cccDNA，才能彻底消除乙型肝炎患者的病毒携带状态。但通过肝活检来监测患者肝组织中的 HBV cccDNA 水平在临床应用上有一定的难度。

乙型肝炎"两对半"检测只能反映体内抗原抗体的携带模式及在一定条件下机体的免疫情况，为 HBV 感染提供间接证据。但 HBV-DNA 是判断 HBV 有无复制的"金指标"，主要有定性和定量两种检查方法。

（1）定性：即确定是阴性还是阳性。HBV-DNA 的正常值为阴性，即 HBV-DNA<1×10^3cps/ml。定性测得的阳性通常说明病毒容易传染给他人，阴性说明不容易传染给他人。

（2）定量：即检测 HBV 在血液中的含量。定量检测结果主要是对抗病毒治疗提供检测和疗效参考。HBV-DNA 定量检查的正常值上限是 1 000 cps/ml。当 HBV-DNA 定量检查值小于 1 000 cps/ml 时，表明体内 HBV-DNA 为阴性，传染力弱。当 HBV-DNA 定量检查值大于 1 000 cps/ml 时，表明体内 HBV-DNA 为阳性，病毒仍然

79

第一节　乙型肝炎

较多,传染力强。

问题 5　该患者可能通过何种途径感染 HBV？

乙型肝炎的传染源为乙型肝炎患者或无症状 HBV 携带者,感染者的血液和多种体液均含有病毒,都具有传染性。HBV 传播途径主要有以下 3 种。

(1) 血液及血液制品等传播:是目前我国乙型肝炎最主要的传播途径。HBV 在血流中大量存在,而人类对其极为敏感,故只需极少量的污染血进入人体即可导致感染。血液及血浆等各种血制品、采血、输液、注射、针刺、手术、拔牙、医院内污染的器械、共用剃刀等均可传播乙型肝炎。

(2) 性传播及密切接触传播:HBV 感染呈明显的家庭聚集性,因为 HBV 可通过唾液、月经、阴道分泌物、精液等排出体外,故 HBV 感染者可通过密切接触(性行为和日常生活)传播给家庭成员。

(3) 母婴垂直传播:HBV 既可经胎盘也可经产道或哺乳传播,但主要是通过产道使新生儿感染,即分娩时来自母体的病毒通过微小伤口侵入新生儿的体内所致。

针对本案例患者,应进一步询问既往史和生活史,明确可能的感染途径,同时应加强健康教育,切断传播途径,避免密切接触传播。

问题 6　本案例中,乙型肝炎的病理变化以肝细胞变性坏死为主,有何特点？

各型肝炎病变基本相同,都是以肝细胞的变性、坏死和凋亡为主,同时伴有不同程度的炎细胞浸润、肝细胞再生和纤维组织增生。大量研究结果表明,免疫病理反应及病毒与宿主细胞之间的相互作用是肝细胞损伤的主要原因。HBV 侵入机体后感染肝细胞,在细胞内复制产生完整的病毒颗粒并分泌 HBsAg、HBeAg 等抗原成分。在血液或肝细胞膜上的病毒抗原成分可诱导机体产生特异性细胞免疫和体液免疫应答。免疫反应的强弱与临床表现轻重及转归有密切关系。

1. 肝细胞变性

(1) 水变性:在病毒性肝炎中很常见。是由于肝细胞受损后细胞内水分较正常明显增多所致。镜下见肝细胞增大、胞质疏松呈网状、半透明,称为胞质疏松化。进一步发展,肝细胞胀大呈球形,胞质几乎完全透明,称为气球样变。肝窦因肝细胞肿胀而受压变窄。高度气球样变的肝细胞最终可发生溶解坏死(重型肝炎时肝细胞的变性往往不明显,很快就发生坏死崩解)。

(2) 嗜酸性变及嗜酸性坏死:多累及单个或几个肝细胞,散在于肝小叶内。镜下见肝细胞胞质浓缩,颗粒性消失,呈强嗜酸性,进而除胞质更加浓缩之外,胞核也浓缩以至消失。剩下深红色均一浓染的圆形小体,称为嗜酸性小体。

(3) 脂肪变性:肝细胞脂肪变性常发生在丙型肝炎。

2. 肝细胞坏死

(1) 点状或灶性坏死:肝小叶内散在的灶状肝细胞坏死。每个坏死灶仅累及一至几个肝细胞,同时该处伴以炎细胞浸润。

(2) 碎片状坏死:常发生在肝小叶的界板处。镜下见一小群肝细胞发生变性坏死,淋巴细胞和浆细胞浸润,纤维组织增生伸入肝小叶,围绕和分隔单个或小群肝细胞。碎片状坏死是慢性肝炎处于活动期的主要病变。

（3）桥接坏死：是指坏死灶呈条索状向小叶内伸展构成中央静脉之间、门管区之间或中央静脉与门管区之间的桥状连接（图4-3）。坏死处伴有肝细胞不规则再生及纤维组织增生，后期成为纤维间隔而分隔小叶。常见于中、重度慢性肝炎。

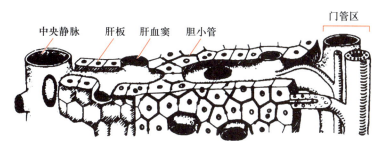

图 4-3　肝小叶模式图

（4）亚大块坏死和大块坏死：特征是肝细胞大片坏死，可累及肝腺泡Ⅰ、Ⅱ、Ⅲ区。如仅有极少数肝细胞存活时称为大块坏死；当Ⅰ区有较多的小岛状排列的肝细胞残留时称为亚大块坏死。常见于急性重型肝炎。

问题 7　恩替卡韦是哪类抗病毒药？抗 HBV 药物可以分为哪几类？

1. 恩替卡韦　为鸟苷类似物，对 HBV 多聚酶具有抑制作用。它能够通过磷酸化成为具有活性的三磷酸盐，通过与 HBV 多聚酶的天然底物三磷酸脱氧鸟嘌呤核苷竞争，抑制病毒多聚酶（反转录酶）的所有活性。恩替卡韦对 HBV-DNA 作用强，安全性高，已成为慢性乙型肝炎治疗的推荐用药。

2. 抗 HBV 药物分类

（1）干扰素：聚乙二醇干扰素是一种广谱抗病毒药，并不直接杀灭或抑制病毒，而是通过作用于细胞表面受体诱导细胞产生抗病毒蛋白，抑制 HBV 的复制；同时还能增强免疫细胞功能，调节免疫功能。

（2）核苷类似物：作为核酸的基本构成单元，核苷参与生物体中基因信息的保留、复制和转录的分子机制。许多核苷类似物是病毒复制过程中酶的抑制剂，可以抑制病毒 DNA 多聚酶和反转录酶的活性并与核苷酸竞争性掺入病毒 DNA 键，从而终止或抑制病毒 DNA 链的延长和合成，使病毒的复制受到抑制而发挥抗病毒作用。药物包括：① L- 核苷类（拉米夫定、替比夫定和恩曲他滨）；② 脱氧鸟苷类似物（恩替卡韦）；③ 无环核苷磷酸盐化合物（阿德福韦酯和替诺福韦酯）。

（3）免疫调节药物：胸腺肽 α-1，为免疫调节药。具有调节和增强人体细胞免疫功能的作用，能促使有丝分裂原激活后的外周血中的 T 淋巴细胞成熟，增加 T 细胞在各种抗原或致有丝分裂原激活后各种淋巴因子（如：α 干扰素、γ 干扰素、白介素 2 和白介素 3）的分泌，增加 T 细胞上淋巴因子受体的水平。

（4）植物提取药物：苦参素等，抗 HBV 与调节免疫双效中成药。能有效降低 HBV-DNA 水平，并能改善肝纤维化的多种血清指标，同时能调节免疫，诱生内源性干扰素。

问题 8　乙型肝炎母婴传播途径有哪些？如何阻断母婴垂直传播？

HBV 的母婴传播有 3 个途径：宫内感染，产时感染，产后感染。宫内感染是指胎

慢性乙型肝炎药物分类及常用治疗药物

儿在母亲体内生长发育过程中受到母亲体内 HBV 的感染；产时感染是指母亲在分娩的时候，新生儿吞咽了含有 HBV 的母血、羊水、阴道分泌物，或在分娩过程中因子宫收缩促使少量母血渗漏入胎儿血循环引起婴儿感染；产后感染实际上属于 HBV 感染母亲和孩子的水平传播，主要是通过哺乳和生活中密切接触传播。

如何阻断母婴垂直传播？主动＋被动联合免疫（乙型肝炎疫苗＋乙型肝炎免疫球蛋白）是目前公认的阻断乙型肝炎母婴传播最主要且有效的措施。《中国慢性乙型肝炎防治指南（2015 年版）》推荐："对 HBsAg 阳性母亲所生新生儿，应在出生后 24 h 内尽早（最好在出生后 12 h 内）注射乙型肝炎免疫球蛋白（HBIG），剂量应 ≥ 100 IU，同时在不同部位接种 10 μg 重组酵母乙型肝炎疫苗，在 1 个月和 6 个月时分别接种第 2 和第 3 针乙型肝炎疫苗，可显著提高阻断母婴传播的效果。"结合《乙型肝炎病毒母婴传播预防临床指南（2020 版）》，共识如下：

（1）孕妇 HBsAg 阴性时，足月新生儿按"0、1、6 个月"方案接种 3 针乙型肝炎疫苗，不必使用 HBIG。

（2）孕妇 HBsAg 阳性时，足月新生儿按"0、1、6 个月"方案接种 3 针乙型肝炎疫苗，还需要在出生后 12 h 内（越早越好）注射 HBIG。

（3）如果孕妇 HBsAg 不明，有条件者建议新生儿注射 HBIG。

（4）早产儿免疫系统发育不成熟，通常需要接种 4 针乙型肝炎疫苗，即可按 0、1、6 个月 3 针方案接种，在 1~2 岁再加强 1 针。

知识链接

病毒感染的传播方式

病毒感染的传播方式有两种：

（1）水平传播：病毒在人群个体之间的传播，也包括由媒介动物参与的传播称为水平传播。病毒主要是经皮肤和黏膜等途径进入人体。

（2）垂直传播：通过胎盘、产道或哺乳，病毒直接由亲代传给子代的感染方式称为垂直传播。病毒可通过胎盘传给胎儿或经产道传给新生儿，为病毒感染的特点之一，其他微生物极少见。孕妇感染某些病毒后，尤其在妊娠 3 个月内，易经胎盘传给胎儿。现在已知十余种可经垂直传播的病毒，其中以风疹病毒、乙型肝炎病毒、巨细胞病毒及人类免疫缺陷病毒为多见，可引起早产、死胎或先天畸形。

课堂讨论

有一乙型肝炎"大三阳"女性患者备孕，咨询能否妊娠，后代感染 HBV 的风险。请查阅文献指导其如何阻断母婴传播。

（姚水洪）

第二节 艾滋病

学习目标

1. 理解 HIV 的形态特征,其导致严重机会性感染的原因。
2. 说出 HIV 的传播途径,CD4$^+$T 淋巴细胞的诊断价值,鸡尾酒疗法。

案例导入

患者,男,28 岁,商人,大学毕业,已婚,无烟酒嗜好。因"恶心、呕吐 2 月,发热 2 天"入院。患者 2 月前在外院治疗"尖锐湿疣"时,化验发现感染 HIV,即到疾控中心就诊,口服拉米夫定、齐多夫定、奈韦拉平等药物,服药后一直有恶心、呕吐症状,吐出食物,伴乏力,未停药。近 2 天出现畏寒、发热,T 38.2℃,有咳嗽、咳痰,咳白色黏痰,自服退热药物,今仍有发热,咳嗽、咳痰增多,遂来我院就诊。查胸片示:左下肺斑片状模糊影,考虑炎症。患者 5 年前有下肢外伤史,有输血史。近 1 年来体质明显减弱,近 2 月体重减轻 5 kg。

体格检查:神志清楚,精神萎靡,消瘦,皮肤巩膜无黄染,口唇无发绀,浅表淋巴结未触及肿大,咽红,扁桃体未见明显肿大,两肺呼吸音粗,左肺可闻及湿啰音,心律齐,无杂音,腹平软,无压痛及反跳痛,肝脾肋下未触及,双下肢无水肿。

辅助检查:胸部增强 CT 提示左上肺叶内出现 2 个空洞性病灶,壁较薄,提示曲霉菌性肺炎。建议治疗后复查。血常规示:白细胞计数 2.2×10^9/L,淋巴细胞计数 0.4×10^9/L,红细胞计数 3.0×10^{12}/L,血红蛋白 101 g/L,血小板计数 172×10^9/L,超敏 C 反应蛋白 24.4 mg/L。血生化示:谷丙转氨酶 17.0 IU/L,谷草转氨酶 33 IU/L,乳酸脱氢酶 649 IU/L,γ- 谷氨酰转肽酶 87.0 U/L。淋巴细胞亚群分析示:Th 细胞(CD3$^+$/CD4$^+$)26.08%,Ts 细胞(CD3$^+$/CD8$^+$)54.51%,Th 细胞/Ts 细胞(CD4$^+$/CD8$^+$)0.48,B 细胞(CD19$^+$)3.71%。

医疗诊断:1. 艾滋病;2. 曲霉菌性肺炎。

入院医嘱:感染性疾病护理常规,一级护理,半流质饮食,留陪,盐酸昂丹司琼注射液静脉推注,左氧氟沙星、泮托拉唑、氨溴索、复方氨基酸、脂肪乳剂静脉滴注,氟康唑片口服,送检痰培养 + 药敏试验。

经过 2 周的住院治疗,患者体温恢复正常,无消化道症状,少许咳嗽、咳痰,无腹泻,情绪稳定。医嘱予出院。出院带药:复方磺胺甲噁唑、氟康唑、聚克胶囊口服。

【疾病分析】

艾滋病是一种危害性极大的传染病,由感染人免疫缺陷病毒(human immuno-deficiency virus,HIV)引起。HIV 是一种能攻击人体免疫系统的病毒。它把人体免疫系统中最重要的 T 淋巴细胞作为主要攻击目标,大量破坏该细胞,使人体丧失免疫功能。因此,人体易于感染各种疾病,并可发生恶性肿瘤,病死率较高。HIV 在人体内的潜伏期平均为 8~9 年,患艾滋病以前,可以没有任何症状地生活和工作。一旦发展为艾滋病,患者因机体抵抗力极度下降会出现多种感染,如带状疱疹、口腔霉菌感染、肺结核,特殊病原微生物引起的肠炎、肺炎、脑炎、念珠菌、肺孢子菌等多种病原体引起的严重感染等,后期常常发生恶性肿瘤,并发生长期消耗,以至全身衰竭而死亡。目前在全世界范围内仍缺乏根治 HIV 感染的有效药物。现阶段的治疗目标是:最大限度和持久地降低病毒载量;获得免疫功能重建和维持免疫功能;提高生活质量;降低 HIV 相关的发病率和死亡率。

【案例问答】

问题 1　HIV 的形态结构有什么特点?

1. **HIV 形态特点**　HIV 属于反转录病毒科,单链 RNA 反转录病毒,目前已知两型,即 HIV-1 和 HIV-2,前者为世界流行毒株,致病性强,后者主要见于西非,为地方性流行。直径约 120 nm,大致呈球形(图 4-4)。病毒外膜是类脂包膜,来自宿主细胞,并嵌有病毒的包膜糖蛋白 gp120 与 gp41;gp120 位于表面,gp41 是跨膜蛋白,两者通过非共价作用结合。向内是由蛋白 p17 形成的球形基质(matrix),以及蛋白 p24 形成的半锥形衣壳(capsid),衣壳在电镜下呈高电子密度。衣壳内含有病毒的 RNA 基因组、酶(反转录酶、整合酶、蛋白酶)及其他来自宿主细胞的成分(如 tRNAlys3,作为反转录的引物)。

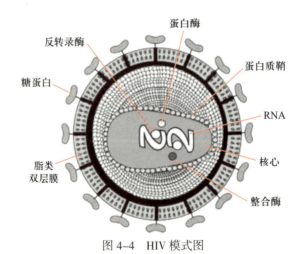

图 4-4　HIV 模式图

2. **HIV 变异**　HIV 的显著特点之一是它的高度变异性,其中编码 gp120 和 gp41 的 *env* 基因最易发生突变,导致其编码的包膜糖蛋白 gp120 抗原变异,有利于病毒逃避免疫清除,也给 HIV 疫苗研制带来困难。

3. **HIV 抵抗力**　HIV 对理化因素的抵抗力较弱,不耐酸,对热和常用消毒剂敏感,0.5% 次氯酸钠、5% 甲醛、2% 戊二醛、70% 乙醇,处理 10~30 min,56 ℃ 30 min 可灭活病毒。但病毒在 22 ℃ 液体环境下可存活 15 天;在 37 ℃ 可存活 10~15 天;对紫外线和 γ 射线不敏感。

问题 2　感染 HIV 的主要途径有哪些?

感染 HIV 主要有 3 个途径。① 性传播:艾滋病是严重的性传播疾病。② 血液传播:接触带病毒的血液、血液制品、器官或组织移植物等,或使用被病毒污染的注射器和针头,尤其是静脉药瘾者使用污染的注射器,均有可能发生 HIV 感染。③ 母婴垂直传播:包括经胎盘、产道或哺乳等方式传播,其中哺乳传播的危险性高于胎盘传播。

HIV 不能通过空气、一般社交接触或公共设施传播,如握手、拥抱、共同进餐、共用工具、办公用具等不会感染艾滋病,但是要避免共用牙刷和剃须刀。

问题 3　该患者进行淋巴细胞亚群检测的意义是什么?

艾滋病的发病机制主要是 CD4$^+$T 淋巴细胞在 HIV 直接和间接作用下,细胞功能受损和大量破坏,导致细胞免疫缺陷,并发各种严重的机会性感染和肿瘤。

HIV 侵入机体后,通过 gp120 刺突选择性与宿主 CD4$^+$T 淋巴细胞结合,成为靶细胞,被 CD8$^+$ 细胞毒性 T 淋巴细胞(CTL)介导的细胞毒作用及抗体依赖性细胞介导的细胞毒作用(ADCC)攻击而造成免疫损伤破坏,致 CD4$^+$T 淋巴细胞数量进行性减少,CD4$^+$/CD8$^+$T 细胞比值倒置现象;HIV 也可感染骨髓干细胞,使 CD4$^+$T 淋巴细胞生成减少。因此,检测血液中淋巴细胞亚群,特别是 CD4$^+$T 淋巴细胞对于艾滋病的诊断和病程监测具有重要意义。

问题 4　什么是机会性感染? 该患者为什么会出现曲霉菌感染?

机会性感染是指一些致病力较弱的病原体,在人体免疫功能正常时不能致病,但当人体免疫功能降低时,它们乘虚而入,侵入人体内导致各种疾病。正常菌群在机体免疫功能低下,寄居部位改变或菌群失调等特定条件下引起的感染也称机会性感染。

HIV 主要侵犯人体免疫系统,包括 CD4$^+$T 淋巴细胞、巨噬细胞和树突状细胞,导致严重的细胞免疫缺陷和与 CD4$^+$ 细胞有关的体液免疫功能障碍。由于机体的免疫功能被严重破坏,患者会合并各种类型的机会性感染,如卡氏肺孢菌、白假丝酵母菌和新型隐球菌等真菌感染,弓形虫等原虫感染,结核分枝杆菌等细菌感染,疱疹病毒等病毒感染,最终因感染无法控制而死亡。此外,少数患者可并发某些罕见的恶性肿瘤,如卡波西肉瘤、非霍奇金淋巴瘤等。

问题 5　目前抗艾滋病的药物有哪几种? 何为鸡尾酒疗法?

目前全球已经正式批准上市的抗艾滋病药物有 25 种,可分为 5 大类,分别为:① 核苷类反转录酶抑制剂(NRTIs);② 非核苷类反转录酶抑制剂(NNRTIs);③ 蛋白酶抑制剂(PIs);④ 整合酶抑制剂(INSTIs);⑤ 融合抑制剂(FIS)。除此之外,还有不同类别药物所组成的复合制剂。

1. 核苷类反转录酶抑制剂(NRTIS)　通过对阻断病毒 RNA 基因的反转录,即阻断病毒的双键 DNA 的形成,使病毒失去复制的模板。此类药物首先进入被感染的细胞,然后结合到病毒 DNA 链的 3′ 末端,则病毒不能再进行 5′ 至 3′ 磷酸二酯键的结合,竞争性抑制 HIV 反转录酶活性,可导致未成熟的 DNA 链合成终结,从而使病毒复制受到抑制。这些药物包括齐多夫定(AZT)、去羟肌苷(ddI)、司坦夫定(d4T)、拉米夫定(3TC)等。

2. **非核苷类反转录酶抑制剂（NNRTIS）**   NNRTIs能与HIV-1反转录酶特异性结合，结合位点与底物结合位点不在同一位置，因此NNRTIs对反转录酶的抑制为非竞争性抑制。NNRTIs对细胞的毒性很小，而且在极低的浓度时也能抑制HIV-1的复制。这些天然药物主要包括奈韦拉平（NVP），地拉韦定（DLV）和依法韦伦（EFV）等。

3. **蛋白水解抑制剂（PIs）**   通过阻断HIV复制和成熟过程中所必需的蛋白质合成，从而抑制HIV的复制。此类抑制剂包括沙奎那韦（SGC），印地那韦（IDV），奈非那韦（NFV）等。

4. **整合酶抑制剂（INSTIs）**   抑制整合酶的药物，即抑制反转录病毒复制过程，阻断催化病毒DNA与宿主染色体DNA的整合，是一种全新作用机制的抗艾滋病药物。最有影响的两类抑制剂是多羟基芳环化合物和芳基β-二酮酸类化合物。

5. **融合抑制剂（FIs）**   主要是多肽类细胞融合酶抑制剂，可阻断gp160的裂解，封闭gp120和gp41或抑制其相应受体和辅助受体的活性，即可达到抑制病毒与细胞融合的目的。2003年，HIV-1多肽类融合抑制剂恩夫韦肽，又名T-20，经美国FDA批准上市。

由于HIV极易突变且攻击人类的免疫系统，单一药物无法很好地控制病毒在人体的增殖，治疗艾滋病的方法一般是把几种作用机制不同的药物混合起来联合用药，即"鸡尾酒疗法"或"高效抗反转录病毒治疗"（high active anti-retroviral therapy，HAART）。该疗法由美籍华裔科学家何大一于1996年提出，常用三联或四联，即三类药物的联合或两种核苷类抑制剂和一种非核苷类抑制剂的联合使用，可以减少单一用药产生的抗药性，最大限度地抑制病毒的复制，使被破坏的机体免疫功能部分甚至全部恢复，从而延缓病程进展，延长患者生命，提高生活质量。

问题6   为什么患者出院后还要长期口服复方磺胺甲噁唑片？

艾滋病患者由于免疫功能严重缺陷，易发生机会性感染，易致卡氏肺孢菌肺炎，以及弓形虫、肺炎球菌、流感嗜血杆菌、非伤寒沙门菌和金黄色葡萄球菌等各种微生物感染。复方磺胺甲噁唑是磺胺类药物，每片由磺胺甲基异唑0.4 g及甲氧苄啶0.08 g组成，前者能抑制二氢叶酸合成酶的活性，后者能抑制二氢叶酸还原酶的活性，二者合用能双重阻断四氢叶酸的合成，提高抗菌疗效，使抗菌作用增强，甚至可出现杀菌作用，并减少耐药菌株出现，是广谱抑菌剂。常用于艾滋病患者卡氏肺孢菌感染的预防性治疗。

知识链接

肺孢子菌肺炎

卡氏肺孢菌（Pneumocystis carinii）是单细胞微生物，属于真菌类。全球分布，生活在哺乳类动物和人的肺中。正常成人有4%~8%带有卡氏肺孢菌，但无临床症状。肺孢子菌肺炎是艾滋病患者最常见的机会性感染之一，50%左右的艾滋病患者会出现，因为卡氏肺孢菌感染的防御主要以细胞免疫为主，其中T细胞尤其是$CD4^+$细胞起很大作用。

1909年，Chagas和Carinii首次从感染克氏、路氏锥虫的豚鼠肺组织和大鼠肺组织中发现肺孢子菌。数年后,Delano 夫妇进一步证实它是一种新的病原体,并为纪念学者 Carinii 而将其命名为卡氏肺孢菌。因其有类似原生动物的简单生活史,生活周期有包囊和滋养体这两种虫体形态,故认为其是一种原虫。1988 年,Edman 等在基因水平上的研究发现卡氏肺孢菌的核苷酸序列与酿酒酵母菌同源性较高。国际上将原感染人体的卡氏肺孢菌更名为 Pneumocystis jeroveci,确认其是一种真菌。

肺孢子菌肺炎起病相对较缓,持续数周到数月。以呼吸道症状为主诉,包括:咳嗽(无痰)、呼吸急促、呼吸困难及发绀。全身症状包括:发热、食欲缺乏、嗜睡,仅有少许啰音或无。特点是症状重而体征轻。胸部 X 线片表现为:双下肺纹理增粗,呈网状或小囊状改变,或呈毛玻璃样改变。常伴发于艾滋病患者,$CD4^+T$ 细胞低于 $200/\mu l$。磺胺类药物复方磺胺甲噁唑、克林霉素及抗真菌新药卡泊芬净等对卡氏肺孢菌有效。

课堂讨论

1. 医务人员如何做好 HIV 职业暴露防护工作? 查阅资料,做一个 HIV 职业暴露后的预防方案。

2. 我国艾滋病流行趋势:新发现 15~24 岁青年感染病例,从 2008 年的 8 354 例上升到 2017 年的 16 307 例。其中,青年学生占比从 2008 年的 5.8% 上升到 2017 年的 18.9%,且青年学生病例以同性传播为主,占比为 57.9%,异性传播占 38.7%。请思考:如何重点强化青年学生的防艾控艾工作?

(姚水洪)

第三节　手足口病

学习目标

1. 理解肠道病毒病源学特征和传播途径。
2. 能说出手足口病的隔离措施,常见临床表现的对症处理方法。

案例导入

患儿,男,21 个月,因发热伴皮疹 1 天入院。患儿 1 天前无明显诱因突然出现发热,最高体温 39.2℃,伴有皮疹,分布于手部和足部,口腔有疱疹,影响进食,无恶心、呕吐,无咳嗽、咳痰,偶有肢体抖动。询问病史了解,患儿曾与"手足口病"患儿玩耍。预防接种史规则,否认长期特殊用药史。疑"手足口病"收住入院。

体格检查:T 39.5℃,P 162 次 / 分,R 34 次 / 分,SpO_2 97%。精神萎靡,哭闹、烦躁,前囟轻度隆起,惊跳,口腔有疱疹,手、足、臀部可见皮疹,无颈项强直,克尼格征阴性,布鲁津斯基征阴性。

辅助检查：咽拭子检查报告 EV71 阳性。脑电图报告：儿童异常脑电图。脑脊液常规：脑脊液外观无色透明，潘氏试验阴性，白细胞计数 $15×10^9/L$；脑脊液生化示蛋白质、糖、氯化物均在正常范围。

医疗诊断：1. 手足口病；2. 无菌性脑炎。

入院后立即给予氧气吸入，隔离，头部冰袋降温和退热药等对症处理。予甘露醇、甲强龙脱水降颅内压、减轻炎症反应治疗，同时以丙种球蛋白静脉滴注。经治疗 1 周后，病情好转出院。

【疾病分析】

手足口病是由肠道病毒（以柯萨奇病毒 A 组 16 型（Cox16）、肠道病毒 71 型（EV71）多见）引起的急性传染病。主要症状表现为发热和手、足、臀、口腔等部位的斑丘疹、疱疹。少数病例可并发脑膜炎、脑炎、脑脊髓炎、肺水肿、循环障碍等，多由 EV71 感染引起，多死于脑干脑炎及神经源性肺水肿。治疗包括一般对症支持疗法，加强隔离和危重症的监护和治疗，药物治疗以抗病毒药物和必要时用糖皮质激素及甲强龙为主。出现低氧血症、呼吸困难等呼吸衰竭征象者，宜及早进行机械通气治疗。

【案例问答】

问题 1 该手足口病患儿的病因是什么？

该患儿咽拭子检查 EV71 阳性，属于新肠道病毒 71 型引起的急性传染病。该病多见于学龄前儿童，尤以 3 岁以下年龄组发病率最高。患者和隐性感染者均为传染源，主要通过消化道、呼吸道和密切接触等途径传播。

问题 2 肠道病毒包括哪些？有什么特点？

人类肠道病毒是一类形态最小的单正链 RNA 病毒，包括脊髓灰质炎病毒、柯萨奇病毒、埃可病毒（ECHO virus）和新肠道病毒（68、69、70、71、72 型）等。1970 年，国际病毒命名委员会将这些病毒归属于微小 RNA 病毒科的肠道病毒属。肠道病毒的共同特征如下：

（1）为无包膜小 RNA 病毒，颗粒小，呈二十面体立体对称，直径 24~30 nm，不含类脂体，核心有单链 RNA，是感染性核酸。

（2）对理化因素抵抗力强，耐酸、乙醚和其他脂溶剂，对各种抗生素、抗病毒药、去污剂有抵抗作用。

（3）主要经粪—口途径传播，隐性感染多见。肠道病毒通常寄生于肠道，在肠道增殖，却引起肠道外感染性疾病，如脊髓灰质炎、脑膜炎、心肌炎等。

（4）人是肠道病毒的唯一自然寄主，病毒通过人与人之间的密切接触（通过手指、餐具和食物）传播扩散。感染者的咽部和肠中有病毒存在，从粪中排泄病毒的时间较长，可持续几周。病毒在污水中存活的时间甚长。

问题 3 手足口病根据临床表现分哪几类？该患者的病情属于哪种类型？

手足口病主要发生在 5 岁以下的儿童，潜伏期为 2~7 天，分两大类。

手足口病病原学与流行病学

（1）普通型表现：急性起病，发热、口痛、厌食、口腔黏膜出现散在疱疹或溃疡，位于舌、颊黏膜及硬腭等处为多，也可波及软腭、牙龈、扁桃体和咽部。手、足、臀部、臂部、腿部出现斑丘疹，后转为疱疹，疱疹周围可有炎性红晕，疱内液体较少。手足部较多，掌背面均有。皮疹消退后不留痕迹，无色素沉着。部分病例仅表现为皮疹或疱疹性咽峡炎。多在1周内痊愈，预后良好。部分病例皮疹表现不典型，如单一部位或仅表现为斑丘疹。

（2）危重型表现：少数病例（尤其是小于3岁者）病情进展迅速，发病1~5天出现脑膜炎、脑炎（以脑干脑炎最为凶险）、脑脊髓炎、肺水肿、循环障碍等，极少数病例病情危重，可致死亡，存活病例可留有后遗症。

根据该患儿的临床表现和脑脊液辅助检查结果，此病例属于手足口病危重型。

问题4 该患者选用丙种球蛋白治疗的机制是什么？

危重症者应选用丙种球蛋白静脉滴注。该患者选用丙种球蛋白治疗的机制是人工被动免疫（artificial passive immunization）。人工被动免疫是指给机体输入抗体等制剂，由于抗体能发挥中和病毒等作用，从而使机体获得特异性免疫力。但该免疫力维持时间短，仅2~3周，临床上用于治疗或紧急预防。人工被动免疫与人工主动免疫的比较详见表4-3。

表4-3 人工主动免疫和人工被动免疫的比较

区别要点	人工主动免疫	人工被动免疫
输入的物质	疫苗、类毒素等抗原性制剂	抗毒素、人免疫球蛋白等抗体或细胞因子制剂
生效时间	慢，1~4周	快，立即生效
维持时间	长，数月至数年	短，2~3周
主要用途	预防	紧急预防、治疗

采用大剂量丙种球蛋白治疗重症手足口病的理论基础为：① 丙种球蛋白含有广谱抗病毒、细菌或其他病原体的IgG抗体。② 早期阻止病毒在体内复制。③ 刺激机体产生相应的抗病毒抗体，中和脑内病毒抗原与释放的有害物质，减少脱髓鞘的程度，及早缓解高浓度病毒血症对机体的损伤。④ 丙种球蛋白所含独特型抗体形成复杂的免疫网络，具有免疫替代和免疫调节的双重治疗作用。

问题5 手足口病是肠道病毒感染性疾病，患者为什么还要选用大剂量激素（甲强龙）治疗？

糖皮质激素虽然有免疫抑制作用，但对重症手足口病患者大剂量使用甲泼尼龙治疗能改善症状，能使患者度过危险期，改善预后，其机制是：① 强烈的非特异性免疫抑制作用，尤其是在中枢神经系统内产生强烈的非特异免疫抑制作用。② 防止血中免疫活性细胞和血清中有害因子对中枢神经系统的损害。③ 减轻急性脱髓鞘病变组织的炎症和水肿，较好地逆转神经传导阻滞，减轻脱髓鞘的程度，改善脱髓鞘区的神经功能。④ 降低受损脊髓中脂质过氧化的含量，减少受损组织内所产生的钙介导的神经纤维降解产物，从而减轻细胞膜和微血管的损伤。

全身性感染

全身性感染分为：① 毒血症（toxemia），病原菌只在侵入的局部生长繁殖，但其产生的外毒素进入血流到达易感组织细胞引起特殊的中毒症状，例如白喉杆菌、破伤风梭菌等感染。② 菌血症（bacteremia），病原菌侵入血流，但未在其中繁殖，只是短暂地一过性经血液循环到达体内适宜部位后再繁殖而致病。如伤寒早期的菌血症，临床症状轻微。③ 败血症（septicemia），病原菌侵入血流后，在其中大量生长繁殖并产生毒性产物，引起严重的全身性中毒症状，如不规则高热、皮肤和黏膜瘀斑、肝脾大等。鼠疫耶尔森菌、炭疽杆菌等可引起败血症。④ 脓毒血症（pyemia），指化脓性细菌侵入血流并在其中大量生长繁殖，并通过血流扩散到机体其他组织器官产生新的化脓性病灶。例如，金黄色葡萄球菌引起的脓毒血症，常导致多发性脓肿、肾脓肿和皮下脓肿等。⑤ 内毒素血症（endotoxemia），革兰阴性菌侵入血流并在其中大量繁殖，菌体崩解后释放大量内毒素引起的全身感染；也可由病灶内大量革兰阴性菌死亡后释出的内毒素入血所致。在严重革兰阴性菌感染时，常发生内毒素血症，如小儿急性中毒性菌痢。

课堂讨论

某幼儿园相继报告 2 例手足口病患儿，请制定消毒隔离措施。

（姚水洪）

第四节 结核病

学习目标

1. 理解结核分枝杆菌的致病性特点；抗结核药物晨起顿服的药理学基础；扩血管药酚妥拉明止血的原理。

2. 能说出结核菌素试验的方法、结果判断和临床意义，抗结核化疗用药的原则和常用药物。

案例导入

患者，女，56 岁，退休工人，小学文化，高血压病史 5 年，因"咳嗽、低热 2 周，咯血 1 天"入院。患者近 2 周来劳累后出现咳嗽、咳痰，痰白色，量少，继而发热，体温为 37.5~38℃，下午明显，今咳嗽剧烈后出现咯血 2 次，量共约 80 ml，急诊入院。平时服用硝苯地平缓释片控制血压，血压维持在（150~170）/（80~90）mmHg，既往无慢性肺部疾病史。

体格检查：T 37.8℃，P 106 次 / 分，R 23 次 / 分，BP 172/86 mmHg，SPO_2 96%。神志清楚，精神紧张，两侧呼吸运动对称，右上肺叩诊浊音，右上肺呼吸音粗糙，未闻及明显湿啰音，心率 106 次 / 分，律齐，腹部平软，全身皮肤黏膜完整。

辅助检查：CT 示右上肺见斑片状密度增高影。血常规示：白细胞计数 $10.3×10^9/L$，中性粒细胞百分比 78.5%，红细胞计数 $3.87×10^{12}/L$，血红蛋白 12.4 g/L，红细胞沉降率 54 mm/h。痰涂片找抗酸杆菌：(+)，已行结核菌素试验。

医疗诊断：继发性肺结核右上涂(+)初治。

入院医嘱：一级护理，半流质饮食，必要时吸氧，异烟肼、利福平、吡嗪酰胺、乙胺丁醇、硝苯地平缓释片，肺血管 CT 检查。

患者入院第 1 天，不间断痰中带血，鲜红色，量不多，发生"肺咯血"，嘱以氨甲苯酸、止血定、维生素 K_1 静脉用药，酚妥拉明针微泵输液，云南白药口服止血。

入院第 2 天晚上，患者床上用力排便后突发再次咯血，整口鲜血，伴血块，量大约 600 ml，胸闷明显，大汗，继而口唇发绀，呼吸费力，神志清楚，BP 94/57 mmHg，P 102 次 / 分，R 24 次 / 分，SPO_2 85%。医嘱予绝对卧床休息，高流量吸氧，吸痰，监测血压、心率、呼吸，平衡液 1 000 ml ivgtt st，5%GS 500 ml+ 氨甲苯酸 0.3 g+ 酚磺乙胺 0.5 g ivgtt st，备血，告病危。急诊肺血管 CT 示右侧支气管动脉增粗扩张，医嘱急诊支气管动脉栓塞术。

患者入院第 10 天，精神好转，呼吸平稳，无咯血发热，少许咳嗽，复查血常规示：白细胞计数 $5.9×10^9/L$，中性粒细胞百分比 69%，血红蛋白 112 g/L，血细胞比容 39.5%，血小板计数 $137×10^9/L$。肝功能示：谷丙转氨酶 31.1 IU/L，谷草转氨酶 40.2 IU/L，总胆红素 8.9 μmol/L。继续异烟肼、利福平、吡嗪酰胺、乙胺丁醇抗结核治疗，配合甘草酸二氨胶囊、护肝片护肝，硝苯地平缓释片控制血压治疗。

【疾病分析】

结核病是由结核分枝杆菌引起的慢性传染病，可侵及许多脏器，以肺部结核感染最为常见。排菌者为其重要的传染源，人与人之间呼吸道传播是本病传染的主要方式。人体感染结核菌后不一定发病，当抵抗力降低或细胞免疫介导的超敏反应强烈时，才可能引起临床发病。病理上表现为充血、水肿与白细胞浸润的渗出性病变；含典型的类上皮样肉芽肿结节的增生性病变及干酪样坏死。加重时可以出现如结核性脑膜炎等肺外感染，以及肺咯血等并发症而危及生命。本病若能及时诊断，并给予合理的抗结核药物治疗，大多可获临床痊愈。

【案例问答】

问题 1 结核病的病因是什么？结核分枝杆菌有何生物学特性？

1. **结核病的病因** 结核病由结核分枝杆菌感染引起。结核分枝杆菌主要分为人、牛、鸟、鼠等型。对人有致病性者主要是人型菌，牛型菌少有感染。自 20 世纪 80 年代以来，由于艾滋病流行及结核分枝杆菌耐药菌株的出现，结核病发病率又有不断升高趋势,成为世界范围内危害最为严重的传染病之一。1993年,WHO宣布结核病处于"全球紧急状态"。因此,结核病的防治仍然是一个严重的需要高度重视的公共卫生和社会问题。

2. 结核分枝杆菌的生物学特性

(1) 抗酸性:结核分枝杆菌抗酸染色呈红色,可抵抗盐酸酒精的脱色作用,故又称抗酸杆菌。

(2) 生长缓慢:结核分枝杆菌为需氧菌,生长缓慢,增殖一代需14~20 h,培养4周才能形成1 mm左右的菌落。

(3) 抵抗力强:结核分枝杆菌对干燥、冷、酸、碱等抵抗力强。在干燥环境(干痰)中可存活数月或数年,在阴湿环境下能生存数月不死。用3%HCl、6%H_2SO_4、4%NaOH溶液对痰液进行处理时,杂菌很快被杀死,但结核分枝杆菌仍存活,故可用此方法对临床痰标本进行结核分枝杆菌培养前处理。结核分枝杆菌对湿热、紫外线、乙醇抵抗力弱。湿热80℃ 5 min、95℃ 1 min或煮沸100℃ 5 min,可杀死结核分枝杆菌,因而煮沸消毒和高压消毒是最有效的消毒法。在阳光下暴晒2~3 h,紫外线照射30 min,具有明显杀菌作用。70%乙醇杀菌最佳,2 min内可杀死结核分枝杆菌。

(4) 变异性:结核分枝杆菌可发生形态、菌落、毒力、免疫原性和耐药性等变异。例如,在一些抗生素、溶菌酶的作用下,结核分枝杆菌可失去细胞壁结构而变为L型细菌。又如,结核分枝杆菌对异烟肼、链霉素、利福平等抗结核药较易产生耐药性。卡介苗就是毒力变异株,它是将牛型结核分枝杆菌培养于特殊培养基中,经230次传代,历时13年而获得的减毒活菌株,对人无致病性,广泛用于人类结核病的预防。

问题2 结核分枝杆菌的致病作用与哪些因素有关?

结核分枝杆菌不产生内毒素、外毒素,其致病性主要与细菌在组织细胞内大量繁殖引起的炎症,菌体成分和代谢物质的毒性,及机体对菌体成分产生的免疫损伤有关。其中复杂的菌体成分是重要致病因素。

1. 脂质 结核分枝杆菌的细菌毒力与其所含复杂的脂质成分呈平行关系,含量越高毒力越强,其中糖脂更为重要。① 索状因子:能使细菌在液体培养基中呈蜿蜒索状排列。此因子与结核分枝杆菌毒力密切相关。它能破坏细胞线粒体膜,影响细胞呼吸,抑制白细胞游走和引起慢性肉芽肿。② 磷脂:能促使单核细胞增生,并使炎症灶中的巨噬细胞转变为类上皮细胞,从而形成结核结节。③ 硫脑苷脂:可抑制吞噬细胞中吞噬体与溶酶体的结合,使结核分枝杆菌能在吞噬细胞中长期存活。④ 蜡质D:约占类脂质的50%,其作用与结核病的组织坏死、干酪液化、空洞发生及激发机体产生迟发型超敏反应有关。

2. 荚膜 结核分枝杆菌荚膜对菌体有一定的保护作用。包括:① 荚膜能与吞噬细胞表面的补体受体3(CR₃)结合,有助于结核分枝杆菌在宿主细胞上的黏附与入侵。② 荚膜能防止宿主的有害物质进入结核分枝杆菌,甚至如小分子NaOH也不易进入。③ 荚膜中的多种酶可降解宿主组织的大分子物质,为入侵的结核分枝杆菌提供营养。

3. 蛋白质 结核分枝杆菌菌体内有多种蛋白质,其中重要的是结核菌素

(tuberculin)。结核菌素和蜡质 D 结合后,能使机体发生较强的迟发型超敏反应,引起组织坏死和全身中毒症状,并在形成结核结节中发挥一定作用。

问题 3　结核病的传播途径有哪些?结核分枝杆菌的原发感染有何特点?

1. **传播途径**　结核分枝杆菌可通过呼吸道、消化道和破损的皮肤黏膜进入机体,侵犯多种组织器官,引起相应器官的结核病,其中以肺结核最为常见。肺结核的传染源主要是排菌的肺结核患者,临床有原发感染和继发感染两种类型。

2. **原发感染**　是指首次感染结核分枝杆菌,多见于儿童。结核分枝杆菌随同飞沫、尘埃通过呼吸道进入肺泡,被巨噬细胞吞噬后,由于菌体含大量脂质,能抵抗巨噬细胞的杀菌作用而在细胞内大量生长繁殖,最终导致巨噬细胞崩解,释放出大量细菌,引起肺泡渗出性炎症,称为原发灶。原发灶的结核分枝杆菌可经淋巴管扩散至肺门淋巴结,引起淋巴管炎和淋巴结肿大,X 线胸片显示哑铃状阴影,称为原发复合征。感染 3~6 周,机体产生特异性细胞免疫,同时也出现迟发型超敏反应。随着特异性免疫力的建立,90% 以上原发灶可纤维化和钙化而自愈。但病灶内仍可长期潜伏少量结核分枝杆菌,可作为以后继发内源性感染的病原。只有极少数免疫力低下者,结核分枝杆菌可经淋巴、血流扩散至全身,导致全身粟粒性结核。

原发性肺结核病

问题 4　人体对结核分枝杆菌的免疫力如何?该患者为什么要做结核菌素试验?

1. **免疫力**　人体对结核分枝杆菌的感染率很高,但发病率很低,表明人体对结核分枝杆菌有较强的免疫力。抗结核免疫力的持久性取决于结核分枝杆菌或其组分在体内的存在,一旦体内结核分枝杆菌或其组分全部消失,抗结核免疫力也随之消失,这种免疫称为有菌免疫或感染免疫,主要是细胞免疫。此外,营养不良、婴幼儿、老年人、糖尿病、硅沉着病、艾滋病,以及使用糖皮质激素、免疫抑制剂等使人体免疫功能低下时,容易受结核分枝杆菌感染而发病,或使原已稳定的病灶重新活动。

2. **结核菌素试验**　是用结核菌素进行皮肤试验,检测受试者对结核分枝杆菌是否有细胞免疫功能及迟发型超敏反应的一种试验。结核菌素有两种:一种为旧结核菌素(old-tuberculin,OT),主要成分是结核分枝杆菌蛋白;另一种是 OT 经纯化而成的纯蛋白衍生物(purified protein derivative,PPD)。PPD 有两种:人结核分枝杆菌制成的PPD-C 和卡介苗制成的 BCG-PPD,每 0.1 ml 含 5 U。常规试验取 PPD 5 U 注射前臂内侧做皮内试验,48~72 h 观察结果,试验结果与意义见表 4-4。

表 4-4　结核菌素试验结果与意义

结果	局部反应	意义
阴性反应	注射部位红肿、硬结 <5 mm	受试者可能未感染过结核分枝杆菌或未接种过卡介苗或接种卡介苗未成功。细胞免疫功能低下者,如艾滋病患者或肿瘤患者及用过免疫抑制剂者也可能出现阴性反应
阳性反应	注射部位红肿、硬结直径 5~15 mm	表明机体已感染过结核分枝杆菌或卡介苗接种成功,有特异性免疫力
强阳性反应	注射部位红肿、硬结 ≥ 15 mm	可能有活动性结核,应进一步追查病灶

结核菌素试验主要用于:① 卡介苗接种后免疫效果的测定;② 作为婴幼儿结核

病诊断的参考;③ 测定肿瘤患者等细胞免疫功能。

结核病基本
病理变化

问题5　该患者为什么会出现大咯血? 结核病的基本病理改变有哪些?

肺结核患者出现咯血是与结核病灶损伤了肺部的血管有关。人体免疫力及变态反应性、结核菌入侵的数量及其毒力,与结核病变的性质、范围,从一种病理类型转变为另一类型的可能性与速度均有密切关系。因此,病变过程相当复杂,基本病理变化亦不一定全部出现在结核患者的肺部。

1. 渗出为主的病变　表现为充血、水肿与白细胞浸润。早期渗出性病变中有中性粒细胞,以后逐渐被单核细胞(吞噬细胞)所代替。在大单核细胞内可见到吞入的结核分枝杆菌。渗出性病变通常出现在结核炎症的早期或病灶恶化时,亦可见于浆膜结核。当病情好转时,渗出性病变可完全消散吸收。

2. 增生为主的病变　开始时可有一短暂的渗出阶段。当大单核细胞吞噬并消化了结核菌后,细菌的磷脂成分使大单核细胞形态变大而扁平,类似上皮细胞,称类上皮细胞。类上皮细胞聚集成团,中央可出现朗汉斯巨细胞。后者可将结核分枝杆菌抗原的信息传递给淋巴细胞,在其外围常有较多的淋巴细胞,形成典型的结核结节,为结核病的特征性病变,"结核"也因此得名。结核结节中通常不易找到结核分枝杆菌。增生为主的病变多发生在菌量较少、人体细胞介导免疫占优势的情况下。

3. 干酪样坏死为主的病变　常发生在渗出或增生性病变的基础上。若机体抵抗力降低、菌量过多、变态反应强烈,渗出性病变中结核分枝杆菌战胜巨噬细胞后不断繁殖,使细胞混浊肿胀后,发生脂肪变性,溶解碎裂,直至细胞坏死。炎症细胞死后释放蛋白溶解酶,使组织溶解坏死,形成凝固性坏死。因含多量脂质使病灶在肉眼观察下呈黄灰色,质松而脆,状似干酪,故名干酪样坏死。镜检可见一片凝固的、染成伊红色的、无结核的坏死组织。

问题6　抗结核药物为什么可以"晨起顿服"替代每天多次用药?

根据抗菌药物杀菌动力学过程不同将其分为浓度依赖性抗菌药物与非浓度依赖性抗菌药物或时间依赖性抗菌药物。浓度依赖性抗菌药物的杀菌效果主要与药物浓度有关,如抗结核药(异烟肼、利福平等)、氨基糖苷类、喹诺酮类,此时 AUC/MIC (AUC:曲线下面积;MIC:最低抑菌浓度)能较好地预测抗菌药物的临床疗效。临床用药应注意每日给药量,而给药次数在药量足够时可以减少。

抗结核药物

非浓度依赖性(时间依赖性)抗菌药物,如 β- 内酰胺类,杀菌活性发挥需一定浓度药物维持较长时间,此时 $T_{>MIC}$($T_{>MIC}$:血药浓度维持在 MIC 以上的时间。)能较好预测抗菌药物临床疗效,反映了细菌与抗菌药物接触时间对药物效果的影响。

因此,抗结核药物浓度属于浓度依赖性抗菌药,可以在不改变每日用药总量的前提下,将一日的总量于晨起时一次顿服,能提高疗效,且能提高患者的依从性,减少不良反应。

问题7　酚妥拉明是扩血管药,为什么在本案例中却用于肺咯血止血? 与垂体后叶激素有何不同?

酚妥拉明是 α 受体阻断药,有扩血管作用。肺咯血时能通过扩张外周血管,减少回心血量,减少肺循环血量,减少出血;降低全身血压,降低肺动脉和支气管动脉压力,减少出血。垂体后叶激素是从动物脑腺垂体中提取的水溶性成分,包含催产素和抗利尿激素(血管升压素)两种不同的激素。抗利尿激素能直接收缩小动脉及毛细血管(尤其对内脏血管),可降低门静脉压和肺循环压力,有利于血管破裂处血栓形成而止血。因此,通过扩张血管和收缩血管均能产生止血作用。

知识拓展

耐药结核病

患者感染的结核分枝杆菌对一种或一种以上的抗结核药物产生了耐药性,即为耐药结核病。根据耐药种类分为以下 4 种。

(1) 单耐药:结核病患者感染的结核分枝杆菌体外被证实对一种一线抗结核药物耐药。

(2) 多耐药:结核病患者感染的结核分枝杆菌体外被证实对包括异烟肼、利福平在内的一种以上的一线抗结核药物同时耐药。

(3) 耐多药(MDR–TB):结核病患者感染的结核分枝杆菌体外被证实至少对异烟肼、利福平耐药。

(4) 广泛耐多药(XDR–TB):结核病患者感染的结核分枝杆菌体外被证实除了至少对两种主要一线抗结核药物异烟肼、利福平耐药外,还对任何氟喹诺酮类抗生素(如氧氟沙星)产生耐药,以及三种二线抗结核注射药物(如卷曲霉素、卡那霉素、阿米卡星等)中的至少一种耐药。

耐药结核病发生有以下几种原因:

(1) 治疗方案不合理:包括① 药物联合的不合理、不恰当;② 用药剂量不足,服药方法不当;③ 疗程不足或间断用药;④ 对失败和复发的病例处理不当。

(2) 结核病控制措施的薄弱和不足是耐药结核病发生的重要因素,麻痹和盲目乐观的思想及治疗管理不到位造成了大量结核病患者不能被发现,被发现的结核病患者中仍有相当一部分得不到治疗、延迟治疗或不规则治疗。

(3) 二线抗结核药物的使用不当及不能很好地实施严格监测和督导是耐药结核病尤其是 MDR–TB 和 XDR–TB 形成的重要原因。

(4) HIV 感染及艾滋病的流行与传播是耐药结核病产生与传播的加速剂。

(5) 新的抗结核药物开发和研制的严重滞后也是耐药结核病形成的一个原因,由于耐药结核病不能得到及时治愈,久而久之耐药程度越来越严重,最终也就产生了 XDR–TB。

(6) 其他原因:经济困难或药物不良反应造成间断、不规则用药,药物吸收差(胃肠功能差),药物不能充分进入病灶组织等。

护考真题

课堂讨论

根据结核分枝杆菌的易变异和耐药的特点,解释抗结核药化疗为什么要遵循"早期、规律、全程、适量、联合用药"的原则。

(姚水洪)

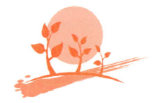

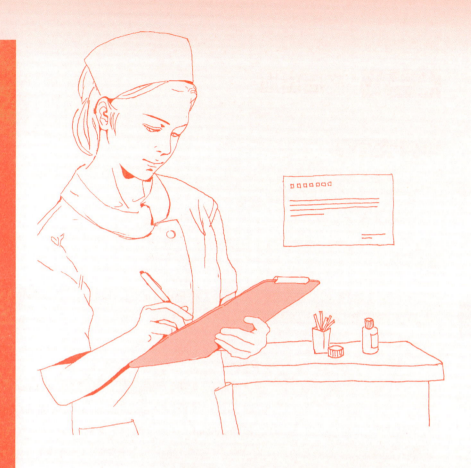

第五章 妊娠、分娩和产褥期疾病

第一节 产后出血

学习目标

1. 掌握宫缩乏力的原因。
2. 理解产后出血对产妇的影响。
3. 说出缩宫素和卡前列素氨丁三醇的药理作用。

案例导入

患者,女,28 岁,因"停经 38 周,下腹阵发性疼痛 4 h"由家属陪同步行入院。入院检查宫高 36 cm,腹围 108 cm,胎位左枕前(LOA),胎心 142 次/分,阴道检查宫口开 3 cm,先露头,棘平,未破膜。

医疗诊断:孕 3 产 0 孕 38 周 LOA 临产。

入院后立即送入待产室,产程进展顺利,9:08 自娩一男婴,重 3 950 g,1 min Apgar 评分 10 分,5 min Apgar 评分 10 分,9:20 胎盘胎膜自娩完整,宫颈无裂伤,会阴Ⅱ度裂伤,予缝合。9:25 出现阴道流血,色鲜红,量约 300 ml。检查宫底脐上 2 横指,子宫质软,轮廓不清,按摩子宫时有大量血液及血块从阴道排出,量约 700 ml。心电监护:P 125 次/分,R 22 次/分,BP 87/46 mmHg。

立即开放两路有效静脉通路,遵医嘱快速补液、正确给药,纠正休克。立即按摩子宫,及时遵医嘱使用缩宫素、卡前列素氨丁三醇等促进子宫收缩。

【疾病分析】

胎儿娩出后 24 h 内,阴道分娩者出血量超过 500 ml,剖宫产者超过 1 000 ml 称为产后出血。产后出血的主要原因为子宫收缩乏力、软产道裂伤、胎盘因素及凝血功能障碍。诊断产后出血的关键在于对失血量的正确测量和估计,同时根据阴道出血时间、出血量及胎儿和胎盘娩出的关系,初步判断造成产后出血的原因。产后出血的处理原则为针对病因,迅速止血,补充血容量,纠正休克及防治感染。其中子宫收缩乏力性出血,加强宫缩是最迅速有效的止血方法,而缩宫素为预防和治疗产后出血的一线药物。对于难以控制的产后出血,为了挽救生命,可以考虑子宫切除。

【案例问答】

问题 1　临床护理工作中出血的常见原因及后果有哪些?

出血是血液自心脏或血管腔逸出的现象。出血可分为生理性出血(如正常月经期的子宫内膜出血)和病理性出血(如创伤或血管病变等引起的出血)。按发生部位,出血可分为内出血(血液逸入组织或体腔内)和外出血(血液流出体外)。按发生机制,出血可分为破裂性出血(心脏或血管壁破裂所致的出血)和漏出性出血(微循环血管管壁通透性增高所致的出血)。

导致破裂性出血的原因主要有机械性损伤、心脏或血管壁病变、血管周围病变侵蚀、静脉破裂、毛细血管破裂等。漏出性出血是由于血管壁通透性增高,血液通过扩大的内皮细胞间隙和受损的血管基膜而漏出于血管腔外造成的。常见原因有血管损伤、血小板减少或功能障碍、凝血因子缺乏等。

出血对机体的影响取决于出血速度、出血量和出血部位。漏出性出血的出血速度比较缓慢,出血量较小,一般不会引起严重后果;但如果是广泛性出血(如肝硬化门静脉高压时广泛的胃肠道黏膜出血),亦可引起失血性休克的严重后果。破裂性出血的出血速度快,如果在短时间内出血量达到循环血量的 20%~25%,即可发生失血性休克。重要器官的出血(如脑干出血),即使出血量不多,亦可危及生命。

问题 2　软产道包括那些结构? 软产道裂伤的原因有哪些?

软产道是由子宫下段、子宫颈、阴道及骨盆底软组织构成的管道。

造成软产道裂伤的主要原因有子宫收缩过强,产程过快,胎儿过大,接产时未保护好会阴或阴道手术助产操作不当等。

问题 3　致子宫收缩乏力的原因有哪些?

分娩过程中,随着产程进展,子宫收缩逐渐增强,收缩时间变长,间隔时间变短,强有力的宫缩促使分娩继续进行。但是有的孕产妇宫缩并不是随着产程而增强,就必然使产程延长,这种状况被称作子宫收缩乏力。

子宫收缩乏力是产后出血的最常见原因。胎儿娩出后,子宫肌纤维收缩和缩复使胎盘剥离面迅速缩小,血窦关闭,出血得到控制。任何影响子宫收缩和缩复功能的因素均可引起子宫收缩乏力性产后出血。其常见因素如下。① 子宫因素:多胎妊娠、羊水过多、巨大胎儿等使子宫膨胀过度;剖宫产史、子宫肌瘤剔除术后、多产等使子宫肌壁损伤;子宫畸形、子宫肌瘤等子宫病变损伤。② 头盆不称或胎位异常:胎头下降受阻,先露部不能紧贴子宫下段和宫颈内口,不能刺激子宫收缩。③ 全身因素:产妇精神过度紧张,对分娩恐惧,使待产时间过长,临产后进食少,疲劳,体力消耗过多。④ 药物因素:产程早期过多使用镇静剂、麻醉剂或子宫收缩抑制剂等。

问题 4　缩宫素、卡前列素氨丁三醇两药各有什么特点?

两药均为子宫兴奋药,均可用于催产和产后止血。

缩宫素兴奋子宫平滑肌的特点是:① 作用快速、短暂;② 对子宫体兴奋作用强,对子宫颈兴奋作用弱;③ 小剂量(2~5 U)引起子宫节律性收缩,有利于胎儿娩出;大剂量(5~10 U)则引起子宫强直性收缩;④ 受女性激素的影响,孕激素可降低子宫对缩宫素的敏感性,有利于妊娠过程;雌激素使子宫对缩宫素的敏感性增高,有利于分娩过程。临床用途是:① 催产和引产;② 产后子宫出血及其他原因所致的子宫出血。

卡前列素氨丁三醇是前列腺素的一种,是一类广泛存在于体内的含有 20 个碳原子的不饱和脂肪酸,对心血管、消化、呼吸和生殖系统有广泛的生理和药理作用。临床常用作子宫兴奋药的前列腺素类药物有地诺前列酮(dinoprostone,PGE_2)、地诺前列素(dinoprost,$PGF_2\alpha$)、硫前列酮(sulprostone)、卡前列素(carboprost)和米索前列醇

(misoprostol)等。

前列腺素对子宫有收缩作用,以 PGE_2 和 $PGF_2\alpha$ 最强。对妊娠各期子宫都有兴奋作用,分娩前的子宫最为敏感,妊娠初期和中期效果较缩宫素强,可引起子宫产生类似生理性的阵痛,在增强子宫平滑肌节律性收缩的同时,尚能使子宫颈松弛。可用于足月或过期妊娠引产、过期流产、妊娠 28 周前的宫腔内死胎,以及良性葡萄胎时排出宫腔内异物等。不良反应主要为恶心、呕吐、腹痛等胃肠兴奋现象,不宜用于支气管哮喘和青光眼患者。

课堂讨论 ────────────────────────

由于宫缩乏力引起产后出血时,护理人员应如何处理?

(赵 艳)

第二节 羊水栓塞

学习目标

1. 掌握羊水栓塞的病理变化。
2. 熟悉弥散性血管内凝血的发展过程。
3. 说出弥散性血管内凝血不同阶段采取不同治疗措施的依据。

案例导入

患者,女,28 岁,孕 40 周待产入院。既往史无出血倾向。入院时生命体征稳定,体格检查和产检无明显异常。入院 1 天后,患者要求行剖宫产术,术中突然出现呛咳,呼吸困难,烦躁不安,继而出现发绀、抽搐,手术切口血液不凝,四肢出血,散在瘀斑。T 36.5℃,P 120 次 / 分,R 29 次 / 分,BP 70/45 mmHg。

医疗诊断:1. 羊水栓塞;2. 弥散性血管内凝血(DIC)。

实验室检查:凝血酶时间(TT)25 s(正常值 16~18 s);血浆鱼精蛋白副凝固试验(3P 试验)阳性;活化部分凝血活酶时间(APTT)延长 8 s。

入院予以低分子量肝素钠针、抗凝血酶Ⅲ(AT Ⅲ)、新鲜血浆、氨甲苯酸等治疗后病情得到控制。

【疾病分析】

羊水栓塞是指在分娩过程中羊水突然进入母体血液循环引起急性肺栓塞、过敏性休克、弥散性血管内凝血(DIC)、肾衰竭或猝死的严重分娩期并发症,发病率为 4/10 万 ~6/10 万。羊水栓塞是由于羊水中的有形物质(胎儿毳毛、角化上皮、胎脂、胎粪)和促凝物质进入母体血液循环引起。近年研究认为,羊水栓塞主要是过敏反应,是羊水进入母体循环后,引起母体对胎儿抗原产生的一系列过敏反应,故建议命名为"妊娠过敏反应综合征"。羊水栓塞发生率低,但死亡率高,主要治疗措施包括吸氧、抗炎抗过敏、抗 DIC 和抗休克治疗等。

【案例问答】

问题1　什么是栓塞? 栓子的运行途径如何?

在循环血液中出现不溶于血液的异常物质,随血流运行阻塞血管管腔的现象称为栓塞。阻塞血管的异常物质称为栓子。栓子可以是固体、液体或气体,其中最常见的栓子是血栓栓子,其次是脂肪栓子、空气栓子、肿瘤细胞栓子、细菌栓子、寄生虫栓子和羊水栓子等。

栓子的运行途径一般与血流方向一致(图 5-1)。① 主动脉系统和左心的栓子,随动脉血流运行,最终阻塞于口径与其相当的各器官的小动脉内,常见于脑、脾、肾及四肢的指(趾)部等。② 体循环静脉系统和右心的栓子,随血流进入肺动脉主干及其分支,引起肺动脉栓塞。③ 来自肠系膜静脉等门静脉系统的栓子,可引起肝内门静脉分支的栓塞。④ 先天性房(室)间隔缺损者,在压力增高的情况下,右心或静脉系统的栓子可由缺损进入左心,再随血流运行栓塞于相应的动脉分支,称交叉性栓塞(反常性栓塞)。⑤ 下腔静脉内的栓子,在胸、腹腔内压骤然剧增(如咳嗽、呕吐等)时,栓子可逆血流方向运行,栓塞于肝、肾或髂静脉等分支,称为逆行性栓塞,较为罕见。

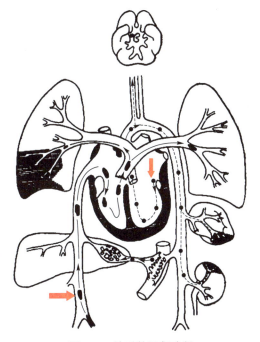

图 5-1　栓子的运行途径

栓塞的概念及栓子的运行途径

问题2　羊水栓塞的病因有哪些?

羊水栓塞原因不明,其发生通常需要具备以下基本条件:① 羊膜腔内压力增高;② 胎膜破裂;③ 子宫颈或子宫体损伤处有开放的静脉或血窦。经产妇、高龄初产、胎膜早破、胎盘早期剥离、前置胎盘、子宫破裂、宫缩过强或缩宫素应用不当等可能是羊水栓塞的诱发因素。

问题3　羊水栓塞死亡率高,羊水栓塞时在患者体内发生了哪些病理改变?

羊水栓塞是分娩过程中一种罕见但却严重的并发症,发生急骤,后果严重,死亡率高。其机制可能与羊水中某些成分使产妇发生过敏性休克、DIC 及羊水内所含的血管活性物质引起的血管反应相关。羊水栓塞的病理生理改变如下:

(1) 休克及猝死:几乎所有羊水栓塞患者均有不同程度的休克。羊水栓塞所致休

羊水栓塞及其对机体的影响

DIC 的分期和分型

克可源于两个因素：① 过敏性休克；② 肺血管栓塞、肺血管痉挛最终导致心源性休克。猝死的原因多来自心搏骤停，系迷走神经高度兴奋使心动过缓至骤停，另外下腔静脉或肺动脉主干阻塞导致心搏骤停。

（2）肺动脉栓塞及肺动脉高压：羊水成分通过静脉进入母体后，通过血液循环进入肺动脉，引起肺动脉栓塞。羊水内的大量血管活性物质进入肺循环后可导致患者的肺动脉发生痉挛，肺动脉高压，导致急性呼吸衰竭和急性右心衰竭。

（3）DIC：妊娠时母体血液呈高凝状态，羊水中含有大量促凝物质，进入母血后可激活凝血系统，在微循环内形成大量微血栓，并消耗大量凝血因子及血小板，同时进一步激活纤溶系统，发生严重产后出血及失血性休克。

（4）多器官损伤：循环衰竭后，心、脑、肝、肾、胃、肠等脏器因供血不足而受到严重损害。肾是常见的受累器官，可发生急性肾衰竭。当 2 个或 2 个以上重要器官同时或相继发生功能衰竭时则为多器官功能衰竭，衰竭器官越多，死亡率越高。

问题 4　为什么患者入院后立即给予低分子量肝素钠针，而后期却要补充新鲜血浆、氨甲苯酸治疗？

原发病的治疗是终止 DIC 病理过程的最为关键和根本的治疗措施。因为在某些情况下，凡是病因能迅速去除或控制的 DIC 患者，凝血功能紊乱往往能自行纠正。但多数情况下，纠正凝血功能紊乱的治疗是缓解疾病的重要措施。

根据 DIC 病理进程（即分期）采取相应干预，治疗措施包括阻断血管内凝血过程，恢复正常血小板和血浆凝血因子水平，抗纤溶治疗，对症和支持治疗，但根据不同分期采取不同的措施综合治疗。

（1）DIC 早期（高凝期）：由于凝血系统被激活，大量的促凝物质入血，血液中凝血酶含量增多，微循环内形成大量微血栓，血液呈高凝状态。此期治疗目的在于抑制广泛性微血栓形成，防止血小板及各种凝血因子进一步消耗，因此治疗以抗凝为主。首选药物是肝素和低分子量肝素。

（2）DIC 中期（消耗性低凝血期）：由于凝血系统的激活和微循环中广泛的微血栓形成，消耗了大量的凝血因子和血小板，此时也可发生继发性纤溶系统激活，使血液处于低凝状态，患者表现为不同程度的出血。故在充分抗凝基础上，应进行补充血小板和凝血因子的替代治疗。目前推荐的替代治疗制剂包括输注血浆（包括新鲜血浆、新鲜冷冻血浆、冷沉淀、凝血酶原复合物）和血小板等。

（3）DIC 晚期（继发性纤溶亢进期）：此期继发性纤溶系统亢进，产生大量纤溶酶，纤维蛋白开始溶解形成纤维蛋白降解产物，患者表现为明显的出血。若临床确认纤溶亢进是出血的首要原因，则可适量应用抗纤溶药物，同时，由于凝血因子和血小板消耗，也应积极补充。

知识拓展

羊　水

羊水是胎儿生存的直接环境，羊水来自羊膜上皮细胞分泌和胎儿的尿液，又因胎儿不断吞饮羊水而保持动态平衡。羊水是无色透明的碱性液体，其中 90% 以上是水分,另外含有矿物质、尿素、尿酸、肌酐、胎脂和胎儿上皮细胞等。羊水可缓冲震荡,防止胚体与羊膜粘连造成损伤,保持宫内温度恒定,分娩时可扩大和润滑产道。羊水中甲胎蛋白(AFP)量可作为监测胎儿有无畸形的指标,通过羊水中胎儿细胞染色体的检测,可对胎儿进行遗传性疾病的筛查。足月妊娠羊水的正常量为 1 000 ml 左右;少于 500 ml,为羊水过少;多于 2 000 ml,则为羊水过多。羊水过少或过多均可影响胎儿正常发育。羊水含量不正常还与某些先天畸形有关,如胎儿肾缺失或尿道闭锁可致羊水过少,胎儿消化道闭锁或神经管封闭不全时,常伴有羊水过多。

课堂讨论

在 DIC 的不同阶段,治疗方法有何不同?

(赵　艳)

第三节　妊娠期高血压疾病

学习目标

1. 掌握妊娠期高血压疾病的病理变化。
2. 熟悉硫酸镁的作用机制和使用注意事项。
3. 说出发生妊娠期高血压疾病的高危因素。

案例导入

患者,女,停经 35 周,自觉头晕、视物不清 2 天,30 min 前在做家务时突然跌倒在地,神志不清,全身抽搐,口吐白沫,持续约 1 min,抽搐停止后呕吐 1 次,为胃内容物,随即由救护车紧急送入院。

体格检查:T 37.2℃,P 95 次 / 分,R 22 次 / 分,BP 185/120 mmHg,身高 152 cm,体重 72 kg。子痫面容,全身水肿,意识模糊、烦躁,无摔伤及唇舌咬伤,无皮肤、巩膜黄染。心肺听诊无异常,无上腹肌紧张及压痛。

专科检查:宫高 29 cm,腹围 98 cm,头先露,胎心 154 次 / 分,无宫缩,无阴道流血流液。

实验室检查:血常规示血红蛋白 88 g/L,白细胞计数 9.2×10^9/L,血小板计数 128×10^9/L,C 反应蛋白 18.2 mg/L;尿常规:尿蛋白(++++);肝肾功能:总蛋白 49.5 g/L,白蛋白 22.8 g/L,球蛋白 26.7 g/L,谷丙转氨酶 128 U/L,谷草转氨酶 96 U/L,肌酐 118 μmol/L,尿素氮 6.5 mmol/L。

患者平素月经规律,末次月经 2013 年 1 月 10 日,量如以往,3 天净。停经 50 天在当地卫生院检查,B 超提示宫内早孕。孕期未定期产前检查,孕 7 个月开始出现下肢水肿,逐渐蔓延至会阴、腹部,曾到卫生院检查,测血压 145/95 mmHg,给予口服降压药治疗,但患者未按时服药及复诊。

医疗诊断：孕 3 产 1 孕 35 周，子痫，轻度贫血，低蛋白血症。

入院后予以 25% 硫酸镁 20 ml 加入 10% 葡萄糖注射液 20 ml 静脉缓慢推注，再给 25% 硫酸镁 60 ml 加入 5% 葡萄糖注射液 500 ml 静脉滴注，血压稳定后行剖宫产手术。

【疾病分析】

妊娠期高血压疾病，是由于全身小动脉痉挛，致全身各脏器功能障碍的一种妊娠期特有的症候群，其发病与子宫胎盘缺血、肾素 - 血管紧张素 - 前列腺素系统的平衡失调、免疫异常等有关。本病多发生于妊娠 20 周以后，临床上主要表现为水肿、高血压、蛋白尿，严重者出现头晕、头痛、眼花、黄疸，甚至抽搐昏迷，出现肝肾功能损害、肺水肿、神经系统异常等。根据临床表现分为妊娠期高血压、子痫前期、子痫等。该患者属于子痫，伴肾功能不全。妊娠期高血压疾病的治疗应以硫酸镁解痉降压、利尿及适时终止妊娠等措施为主。

【案例问答】

问题 1　妊娠期妇女体内激素发生了哪些变化？

妊娠是大量激素发挥作用的时期。体内原有的激素明显升高，并产生特有的新的激素。

（1）人绒毛膜促性腺激素（HCG）：HCG 是胚泡开始植入子宫后由胎盘释放的，因为是妊娠试验的测试激素，因而被称作"妊娠激素"。HCG 通过触发其他激素活动以维持妊娠，并防止月经来潮。同时，HCG 与早孕反应的恶心、呕吐有一定关系。

（2）黄体酮：妊娠后黄体酮先由卵巢产生，然后于妊娠的第 8~9 周由胎盘产生。黄体酮对维持妊娠起重要作用，包括抑制子宫强烈收缩和保证胎儿安全。

黄体酮能维持胎盘功能，加强孕妇盆壁以备分娩，并松弛体内的某些韧带和肌肉。但这种松弛作用会引起一些令人不适的副作用。如黄体酮使肠道肌肉运动迟缓，常引起便秘及餐后饱胀感。黄体酮还能松弛食管与胃之间的括约肌（环形肌），从而引起胃灼热感。另外还可使静脉扩张，导致静脉曲张。

黄体酮刺激乳腺导管系统的发育，从而在进入妊娠中期时就具备分泌乳汁的功能。因此，妊娠早期可能会感到乳房触痛。

（3）雌激素：雌激素在很早期就刺激子宫内膜增生，为妊娠作好准备，并增加子宫壁内的血管和腺体数量，因此偶尔诱发牙龈出血或鼻出血。

问题 2　妊娠期高血压疾病的高危因素有哪些？发病机制是什么？

流行病学调查发现以下高危因素与妊娠期高血压疾病发病风险增加密切相关：初产妇、孕妇年龄小于 18 岁或大于 35 岁、多胎妊娠、妊娠期高血压疾病史和家族史、慢性高血压、慢性肾炎、抗磷脂抗体综合征、糖尿病、肥胖、营养不良等。

妊娠期高血压疾病的病因和发病机制目前尚未完全阐明，一般认为与下列因素有关：

（1）子宫胎盘缺血：正常胎盘形成过程中，滋养细胞于妊娠 10 周开始逆行浸润子宫螺旋动脉，逐渐取代血管内皮，同时纤维样物质取代血管肌肉弹性层，从而使管腔扩大，血流量明显增多，以此来保证胎盘有充足的血供，这种现象被称为"血管重铸"。妊娠 12 周前，血管重铸发生于蜕膜间的螺旋动脉，孕 12~16 周间，血管重铸可见于肌层间的螺旋动脉。

子痫前期病变时，滋养细胞侵蚀不完全，血管重铸仅见于蜕膜间，血管阻力增大，导致胎盘灌注减少。胎盘的缺血缺氧还可促使胎盘释放炎性因子，导致氧化应激、系统炎症反应和血管内皮细胞损伤。

（2）免疫与遗传：妊娠期高血压疾病具有家族倾向性，认为与孕妇隐性基因或隐性免疫反应基因有关。

（3）前列腺素缺乏：体内加压物质和降压物质处于平衡状态，使血压维持在一定水平。前列腺素类物质能使血管扩张，前列腺素缺乏使血管壁对加压物质的反应性增高，导致血压升高。

（4）营养缺乏：低白蛋白血症，钙、镁、锌、硒等缺乏与子痫前期发生发展有关。

问题 3 **妊娠期高血压疾病患者为什么会出现高血压、高血压脑病、蛋白尿等的病理改变？**

本病的基本病理生理改变是全身小动脉痉挛和血管内皮细胞受损。动脉痉挛及血管通透性增加使体液及蛋白渗漏，表现为血压升高、水肿、蛋白尿及血液浓缩。同时血管病变引起患者全身各脏器灌注减少，造成多脏器和系统损害。

（1）脑：脑组织缺氧水肿，可出现头晕、头痛、呕吐，严重者出现抽搐、昏迷，若长时间缺氧可导致脑血栓形成和脑软化。患者亦可出现脑出血、脑疝及死亡。

（2）肾：血浆蛋白漏出形成蛋白尿或管型尿；肾血流量减少和肾小球滤过率降低引起少尿、无尿、氮质血症和水肿；肾缺血使肾素分泌增加，血压进一步升高。

（3）肝：肝内小动脉痉挛后扩张，静脉压骤升，门静脉周围组织出血；肝细胞坏死导致黄疸；严重者出现肝被膜下广泛性出血，被膜破裂，甚至死亡。

（4）视网膜：小动脉痉挛使视网膜缺血、水肿、渗出、出血，进而引起视物模糊、异物感，甚至出现视力障碍、失明等。

（5）心血管：血管痉挛，外周阻力增加，心血管系统处于低排高阻状态。同时，血管的损伤也可导致心肌缺血、间质水肿、心肌坏死等。

（6）血液：主要表现为血液浓缩、凝血障碍及纤维蛋白凝块引起的溶血。血小板减少、肝酶升高、溶血成为 HELLP 综合征。

（7）内分泌及代谢：血浆孕激素转换酶增加，导致孕激素减少，引起水钠潴留。

（8）子宫胎盘血流灌注：子宫螺旋动脉重铸不足使胎盘血流灌注减少，绒毛退变，出血，引起胎盘功能下降，胎儿生长受限和窘迫；螺旋动脉痉挛引起胎盘后血肿的形成，导致胎盘早期剥离。

问题 4 **妊娠期高血压疾病出现的子痫为什么首选硫酸镁治疗？使用时应注意哪些事项？**

子痫是子痫前期－子痫最严重的阶段，通常在子痫前期的基础上发生抽搐。子

妊娠期高血压疾病的临床表现

第三节　妊娠期高血压疾病

痛抽搐进展迅速,是造成围生期孕妇和婴儿死亡的主要原因。

子痫发作时需保持气道通畅,维持呼吸循环功能稳定,密切观察生命体征。硫酸镁是治疗子痫和预防复发的首选药物。

硫酸镁的解痉作用机制如下:硫酸镁口服可发挥导泻、利胆作用;静脉注射可发挥抗惊厥和降压作用;外用有消肿镇痛作用。静脉注射时,镁离子可拮抗钙离子,阻止钙离子内流,抑制传出神经末梢释放乙酰胆碱,产生扩张血管、松弛子宫平滑肌和骨骼肌松弛作用,对子痫患者起到降压、松弛子宫平滑肌及抗惊厥作用。

血清镁离子的有效治疗浓度为 1.8~3.0 mmol/L,超过 3.5 mmol/L 可能出现中毒症状,因此在使用时应注意监测肌反射、呼吸和心搏频率,若出现膝跳反射迟钝,心率<60 次 / 分,呼吸困难等症状应立即停药,并用钙剂解救。如患者同时合并肾功能不全、心肌病、重症肌无力等,则硫酸镁应慎用或减量使用。

硫酸镁的用药护理

106

知识拓展

HELLP 综合征

HELLP 综合征是妊娠期高血压疾病的严重并发症,以溶血、肝酶升高及血小板减少为特点,常危及母儿生命。其主要病理改变与子痫前期相同,但发展为 HELLP 综合征的机制尚不清楚,可能与自身免疫机制有关。该病可发生于妊娠中期至产后数天任何时间,70% 发生于产前。常见主诉为右上腹或上腹部疼痛、恶心、呕吐、全身不适等非特异性症状,少数可有轻度黄疸,查体可发现右上腹或上腹部肌紧张,水肿显著。若凝血功能障碍严重可出现血尿、消化道出血。HELLP 综合征孕产妇可并发肺水肿、胎盘早剥、产后出血、DIC、肾衰竭、肝破裂等,同时因胎盘供血供氧不足,胎盘功能减退,可导致胎儿生长受限、死胎、死产、早产。多器官功能衰竭及 DIC 是 HELLP 综合征最主要的死亡原因。

课堂讨论

妊娠期高血压疾病患者为什么会出现全身各器官损害?

(赵　艳)

第四节　胎盘植入

学习目标

1. 掌握女性内生殖器组成,直肠的解剖结构。
2. 熟悉子宫的邻近结构和子宫动脉的走行。
3. 说出妊娠的生理过程和胎儿的附属结构。

案例导入

患者,女,31 岁,因"停经 37+ 周,偶有腹胀硬 3 h 余"入院。

体格检查:T 36.5℃,P 89 次 / 分,R 20 次 / 分,BP 120/80 mmHg,HR 89 次 / 分,心律齐,杂音未闻及,双肺未闻及干湿啰音,肝脾肋下触诊不满意。

产科检查:宫底高 40 cm,腹围 120 cm,胎位左骶前,胎心速度 139 次 / 分,先露臀,未衔接,宫缩无。肛检已查,宫颈消退 20%,扩张未开,先露高浮,胎膜未破。辅助检查:B 超显示,双顶径 97 mm,股骨长 71 mm,羊水指数 104 mm,胎盘成熟度 Ⅱ + 级,臀位,胎儿一侧脑室宽约 10 mm。

医疗诊断:孕 2 产 1 孕 37+ 左骶前待产。

患者因"臀位,瘢痕子宫"在腰硬联合麻醉下行剖宫产术。术中探查见子宫前壁与腹壁及膀胱粘连,钝性分离部分粘连后见子宫体及子宫下段广泛静脉曲张,血管充盈,考虑存在凶险性前置胎盘、胎盘植入。备红细胞悬液 4 U,取相当于胎盘上缘子宫体切口,避开曲张血管进入宫腔,见羊水清,量约 800 ml,以牵引抬儿双足法顺利取出一活婴,体重 3 700 g,外观未见明显畸形,Apgar 评分 1 min 10 分 /5 min 10 分,胎儿娩出后立即宫体注射缩宫素针 20 U 及卡前列素氨丁三醇注射液 250 ug 促宫缩,探查宫腔,发现胎盘完全覆盖宫颈内口及子宫下段前、后壁,行人工剥离胎盘,发现胎盘不能完全剥离,胎盘广泛植入于子宫肌层,少许胎盘植入膀胱表面,出血多,考虑凶险性中央型前置胎盘,胎盘植入,产后出血,经家属签字同意后在全麻下行子宫次全切除术。手术经过顺利,术中出血共 3 500 ml。术中及术后输红细胞悬液 18 U,输血浆 750 ml。术后予以预防感染治疗。

病检提示,次切子宫,符合胎盘植入术后血常规检查各项指标正常,5 天后正常出院。出院诊断:① 孕 4 产 2 孕 40+ 左骶前难产活婴;② 凶险性中央型前置胎盘;③ 胎盘植入;④ 巨大儿;⑤ 瘢痕子宫;⑥ 臀位。

【疾病分析】

胎盘植入是胎盘组织不同程度地侵入子宫肌层的一组疾病,是产科严重的并发症之一。剖宫产史、多次流产史、前置胎盘、高龄、子宫肌瘤剔除术史等被认为是导致胎盘植入的高危因素。对有高危因素的产妇,产前彩超筛查胎盘植入是必要的。胎盘植入病情比较凶险,子宫切除是治疗胎盘植入的主要方法,但对于那些出血不多、植入面积小、有保留子宫愿望的产妇,保守性治疗也是一项有效的方法。保守处理后出血仍无法止住则需行次全或子宫全切除术。如为穿透性胎盘植入则需子宫切除。如有再生育要求则视穿透部位,行保守手术后再次妊娠破裂的危险度决定能否行局部切除术。

【案例问答】

问题 1　女性内生殖器包括哪些? 各有何结构特点?

女性内生殖器包括卵巢、子宫、输卵管、阴道(图 5–2、图 5–3)。

卵巢为性腺,产生并排出卵子,分泌激素(主要为雌激素和孕激素)。卵巢由外侧骨盆漏斗韧带和内侧卵巢固有韧带悬于盆壁与子宫之间,表面无腹膜,由单层立方上皮覆盖。新生儿出生时原始卵泡 200 万个,一生发育成熟并排卵 400~500 个。

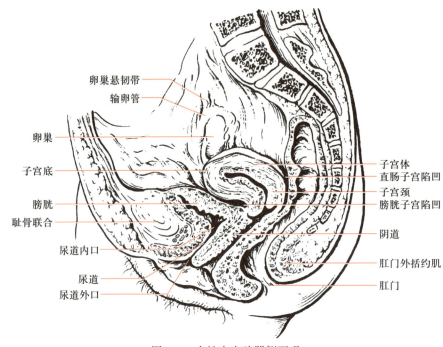

图 5-2　女性内生殖器侧面观

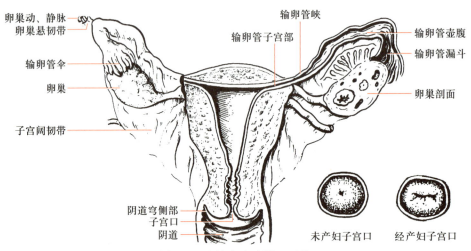

图 5-3　女性内生殖器正面观

　　子宫是中空性孕育胎儿的器官,也是产生月经的肌性器官,子宫壁厚而腔窄。子宫位于盆腔中央,坐骨棘水平以上,呈前倾前屈位,如倒置梨形。成人子宫长 7~8 cm,宽 4~5 cm,厚 2~3 cm,重约 50 g,容积约 5 ml。子宫可分为底、体和颈三部分。子宫体与子宫颈阴道上部交接处较细的部分称为子宫峡,非孕时长约 1 cm,妊娠时逐渐伸展变长至 7~11 cm,峡部壁变薄,形成"子宫下段",产科常在此进行剖宫产。子宫颈的颈管黏膜为单层柱状上皮,有周期变化。宫颈阴道部为扁平上皮,宫颈外口鳞 – 柱交界处易发生子宫颈癌。子宫内膜表面 2/3 为功能层(每次月经来潮时发生脱落,胚泡也植入此层),下 1/3 为基底层(无周期变化,有较强增生和修复能力,可产生新的功能层)。

输卵管行使受精、运送孕卵功能。长 8~14 cm,分为子宫部(间质部)、峡部、壶腹部和伞部(漏斗部)四个部分。

阴道为性交、经血排出、胎儿娩出通道。阴道上宽下窄,阴道后穹窿顶端为直肠子宫陷凹,为腹膜腔最低部位,是手术、穿刺诊断部位。阴道黏膜被覆扁平上皮,无腺体,受性激素影响有周期变化。

问题2 子宫动脉走行、分支分布有何特点? 在结扎子宫动脉时应注意什么?

子宫动脉起自髂内动脉(前干),较粗大,发起后沿盆侧壁向前、下、内行,经子宫阔韧带基底部,到子宫颈外侧 2 cm 处,跨过输尿管末端前上方,沿子宫侧缘,在阔韧带两层间迂曲上行,达子宫角,转折向外,行于输卵管下方,最终达卵巢前缘并与卵巢动脉吻合(图 5-4)。子宫动脉沿途分支分布于子宫、输卵管,并有向下的分支至阴道上部和膀胱底。因子宫动脉与输尿管的交叉关系,在子宫手术时应特别注意防止损伤或结扎输尿管。

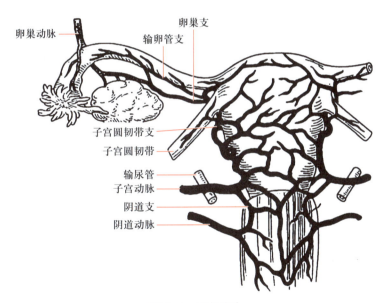

图 5-4 子宫动脉

问题3 该患者全麻下行子宫次全切除术,请问手术中应注意防止损伤哪些子宫邻近结构?

子宫次全切除术时应避免损伤子宫的韧带、血管及邻近器官结构等。

正常子宫位置的维持主要依靠盆底肌的承托和韧带的牵引。子宫韧带主要有四对:① 子宫阔韧带:横连于子宫两侧与骨盆侧壁之间,子宫动静脉、输卵管均从阔韧带基底部穿过,限制子宫向两侧移动,维持子宫正中位。② 子宫圆韧带:起自两侧宫角前面,向前下行,经腹股沟管终止于大阴唇前端皮下,维持子宫前倾位。③ 子宫主韧带:在阔韧带下部,横行于子宫颈两侧与骨盆侧壁之间,是固定子宫、防止子宫脱垂的主要结构。④ 子宫骶韧带：起自子宫颈侧后方，向后绕过直肠两侧，固定于骶骨前面，将宫颈向后上牵引，间接维持子宫前倾位。

邻近器官主要有膀胱、尿道、输尿管、直肠和阑尾等。① 膀胱：位于耻骨联合与子宫之间，妇科检查及手术前应排空。② 尿道：女性的尿道具有宽、短、直的特点，并紧邻阴道，易感染。③ 输尿管：长约 30 cm，从肾盂下行，到阔韧带基底部向前内方行，在宫颈外侧约 2 cm 处，于子宫动脉下方穿过，再斜行穿膀胱壁进入膀胱。结扎子宫动脉时，应避免损伤。④ 直肠：长 15~20 cm，前壁与阴道后壁相贴。⑤ 阑尾：阑尾炎时有可能累及生殖器官。

问题 4 妊娠生理过程如何？

妊娠又称怀孕，是胚胎和胎儿在母体内发育成长的过程。始于卵子受精，止于胎儿出生，历时 38 周（约 266 天）。临床从末次月经第 1 天算起，应为 40 周。人体胚胎发生过程通常分为胚前期、胚期和胎期。

1. 胚前期 指受精之后的前 2 周。

受精是精子和卵子结合成为受精卵的过程。受精引发了一系列生物连锁反应，拉开了胚胎发育的序幕，一个新的生命将从此开始。受精的部位通常在输卵管壶腹部。受精卵形成后就开始细胞分裂，称为卵裂，卵裂形成的细胞，称卵裂球。在卵裂同时，受输卵管平滑肌节律性收缩和黏膜上皮纤毛向子宫方向摆动，使卵裂球缓慢向子宫方向运行（图 5-5）。受精后第 3 天，即可形成桑葚胚，后继续分裂增殖，形成胚泡（由滋养层、胚泡腔和内细胞群组成）。

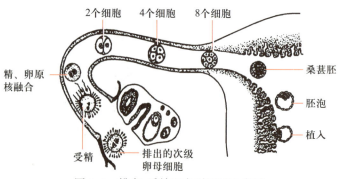

图 5-5 排卵、受精和卵裂过程示意图

胚泡逐渐埋入子宫内膜功能层的过程称植入或着床，植入一般在受精后 5~6 天开始，11~12 天完成。植入部位通常在子宫体或子宫底，在子宫后壁者多见。输卵管炎等器质性病变或输卵管功能性障碍时，胚泡不能适时运送到子宫腔，导致在子宫腔外植入发育，造成异位植入称异位妊娠。异位妊娠最常见部位是输卵管壶腹部。植入后，胚泡可直接从母体获取营养，保证胚胎发育的营养所需。

2. 胚期从受精后的第 15—56 天为胚期，历时 6 周。通过此期的分化发育，胚胎已初具人形，各种组织和器官结构从无到有，明显可见。这个时期胚胎发育过程复杂，对环境有害因素的影响最为敏感，容易受到致畸因素的作用而发生先天畸形。

3. 胎期胎期始于第 9 周，止于胎儿出生，历时约 210 天。此期的胚胎发育主要是组织器官的成熟和胎儿的快速生长。

问题5 胎儿附属物包括哪些?

胎儿附属物包括胎盘及胎膜(图5-6),对胚胎起到保护、营养、呼吸和排泄等作用,有的还有一定内分泌功能。

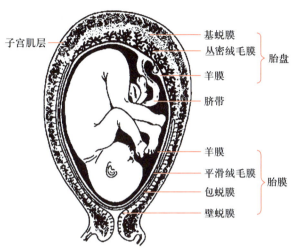

图5-6 妊娠晚期胎儿、胎盘与胎膜

1. 胎膜 胎膜包括绒毛膜、羊膜、卵黄囊、尿囊和脐带。

(1)绒毛膜:绒毛膜由滋养层和衬于其内面的胚外中胚层发育而成。人胚第2周,滋养层向外伸出一些指状突起,称为绒毛。自此,滋养层改称绒毛膜。继续发育,胚外中胚层逐渐伸入绒毛。到胚第3周,绒毛中央的胚外中胚层内发生出血管,并与同时发生的绒毛膜和体蒂内的血管通连。

早期,绒毛膜上的绒毛分布均匀,而后,与包蜕膜相贴的绒毛膜血供缺乏,绒毛逐渐退化消失,成为平滑绒毛膜;而基蜕膜处的绒毛膜血供充足,绒毛生长茂密,称丛密绒毛膜。绒毛浸浴在绒毛间隙的母血中,从母血中吸收氧气和营养物质,并排出 CO_2 和代谢废物。

若绒毛发生变性水肿,呈水泡状或葡萄状膨大,称葡萄胎。若滋养层细胞恶性增生,即为绒毛膜上皮癌。

(2)羊膜:羊膜为半透明薄膜,由羊膜上皮和胚外中胚层组成。早期连于胚盘边缘,随着胚盘卷折被带至腹面,于是胚体包入羊膜腔,浸于羊水中。羊水来自羊膜上皮细胞分泌和胎儿的尿液,又因胎儿不断吞饮羊水而保持动态平衡。羊水可缓冲震荡,防止胚体与羊膜粘连造成损伤,分娩时可扩大和润滑产道。足月妊娠羊水的正常量为1 000 ml左右;少于500 ml,为羊水过少;多于2 000 ml,则为羊水过多。羊水过少或过多均可影响胎儿正常发育。羊水含量不正常还与某些先天畸形有关,如胎儿肾缺失或尿道闭锁可致羊水过少,胎儿消化道闭锁或神经管封闭不全时,常伴有羊水过多。

(3)卵黄囊:随着胚盘卷折,卵黄囊顶部内胚层卷入胚体内,形成原肠,其余留在胚体外,以较细的卵黄蒂与原肠相连。卵黄蒂第6周闭锁,卵黄囊也逐渐退化。人类

胎儿附属物的形成及其功能

第四节 胎盘植入

的造血干细胞和原始生殖细胞分别来自卵黄囊的胚外中胚层和内胚层。

（4）尿囊：是从卵黄囊尾侧向体蒂内伸出的一个盲管。尿囊以后退化，根部参与膀胱的形成。尿囊壁的血管以后演变为脐血管，即脐动脉和脐静脉。

（5）脐带：随着胚盘卷折，与胚盘周缘相连羊膜被拉向腹面，于是将体蒂、尿囊及血管和卵黄蒂等包在一起，形成一条索状结构，称脐带。脐带是胎儿与母体物质交换的通道。胎儿出生时，脐带长 40~60 cm，粗 1.5~2 cm。脐带过长，易缠绕胎儿肢体或颈部，导致局部发育不良，甚至引起胎儿窒息死亡；脐带过短，分娩时易引起胎盘过早剥离，造成出血过多。

2. 胎盘

（1）胎盘的结构：胎盘是由胎儿的丛密绒毛膜与母体的基蜕膜共同组成的圆盘形结构。足月胎儿的胎盘重约 500 g，直径 15~20 cm。胎盘的胎儿面光滑有脐带附连，母体面粗糙，为剥离后的基蜕膜，可见被不规则的浅沟分为 15~30 个胎盘小叶，小叶间有基蜕膜构成的胎盘隔（图 5-7）。胎盘隔之间的腔隙，称绒毛间隙，内充满母体血液，绒毛浸泡其中。

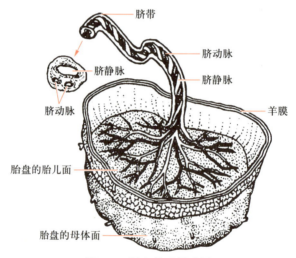

图 5-7　胎盘外形模式图

（2）胎盘的血液循环和胎盘膜：胎盘内有母体和胎儿两套血液循环系统。母体动脉血从子宫螺旋动脉流入绒毛间隙，在此与绒毛内毛细血管的胎儿血进行物质交换后，再经子宫静脉，流回母体。胎儿的静脉血经脐动脉及其分支，流入绒毛毛细血管，与绒毛间隙内的母体血进行物质交换，从而转变为动脉血，后经脐静脉回流到胎儿。母体和胎儿的血液在各自的封闭管道内循环，互不相混，但可进行物质交换。

胎儿血与母体血在胎盘内进行物质交换所通过的结构，称胎盘膜或胎盘屏障，由合体滋养层、细胞滋养层及基膜、绒毛结缔组织、毛细血管基膜及内皮组成。

（3）胎盘的功能：

1）物质交换：是胎盘的主要功能，胎儿通过胎盘从母血中获得营养和 O_2，排出代谢产物和 CO_2。由于某些药物、病毒和激素可以通过胎盘膜，影响胎儿发育，故孕妇用药需慎重，并应预防感染。

2）内分泌：胎盘能分泌多种激素，对维持妊娠起重要作用。主要为：① 人绒毛膜促性腺激素（HCG），能促进母体黄体的生长发育，以维持妊娠。HCG 在妊娠第 2 周开始分泌，第 8 周达高峰，以后逐渐下降。② 人胎盘催乳素（HCS），既能促使母体乳腺生长发育，又可促进胎儿的生长发育，HCS 于妊娠第 2 月开始分泌，第 8 月达高峰，直到分泌。③ 孕激素和雌激素，于妊娠第 4 月开始分泌，并逐渐增多，在母体的黄体退化后，发挥继续维持妊娠的作用。

问题 6　该患者术前需进行清洁灌肠，请问操作应注意哪些解剖问题？

1. **灌肠术的应用结构基础**　大肠是消化管最后的一段，长 1.5 m，起自右髂窝，终于肛门，依次分为盲肠、阑尾、结肠、直肠和肛管。其中直肠位于小骨盆腔的后部，全长 10~14 cm，直肠在矢状面上有两个弯曲即骶曲和会阴曲，骶曲凸向后方，与骶骨的弯曲一致；会阴曲在尾骨末端的前方，凸向前方。直肠上部较细，下部膨大称直肠壶腹，内有三个直肠横襞，其中最大且恒定的直肠横襞位于直肠右前襞，距离肛门约 7 cm，可作为直肠镜检的标志。

2. **灌肠术的体位及注意事项**　灌肠术是将一定量的液体由肛门经直肠灌入结肠，以帮助患者清洁肠道排便、排气或由肠道供给药物及营养的过程。灌肠时患者取左侧卧位，双膝屈曲，移臀部至床沿，分开臀裂，将肛管经肛门插入直肠 7~10 cm，提示进入直肠。

课堂讨论

中晚期妊娠胎盘植入的原因及并发症有哪些？护理中注意哪些问题？

（赵　艳）

护考真题

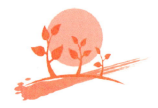

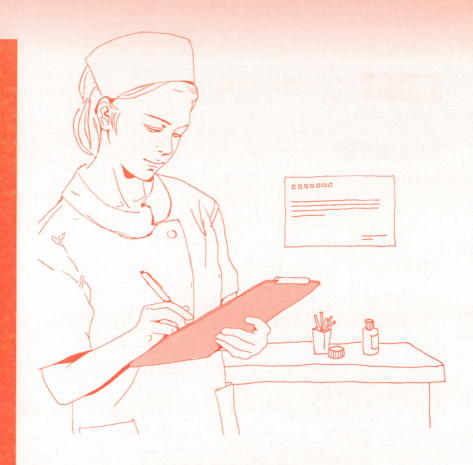

第六章　泌尿生殖系统疾病

第一节 急性肾小球肾炎

学习目标

1. 掌握肾小球滤过膜的结构特点；急性肾小球肾炎的临床表现。
2. 理解急性肾小球肾炎的发病机制及病理变化。
3. 说出急性肾小球肾炎时，ASO 增高的原因；解释为什么选用青霉素治疗。

案例导入

患儿，男，9 岁，因"双眼睑水肿 4 天，血尿 2 天，头痛半天"入院。患儿 4 天前无明显诱因下出现双眼睑水肿，以晨起明显，未予重视。昨日始发现尿色深，为洗肉水样，伴尿量减少。发病来胃纳欠佳，无呕吐、无咳嗽、无鼻塞和流涕，无尿频、尿急、尿痛。当地诊断"急性肾炎"，曾予阿莫西林舒巴坦针输液及中药治疗，效果欠佳，今起水肿波及双下肢，自觉头痛不适，故来院，门诊拟"血尿待查，急性肾小球肾炎？"收住入院。

体格检查：神志清楚，精神可，双眼睑水肿，咽充血，扁桃体 Ⅱ 度肿大，未见脓性分泌物，双肺听诊无啰音，心律齐，心音强，无杂音，腹平软，肝脾肋下未触及，双肾区无叩痛，双下肢非凹陷性水肿。

辅助检查：尿液常规检查示尿蛋白阳性，镜下除见大量红细胞外，可见透明、颗粒或红细胞管型。血常规检查：红细胞计数 3.4×10^{12}/L，血红蛋白 87 g/L，白细胞比容 30%，红细胞沉降率 25 mm/h。血清学检查：抗链球菌溶血素 O（ASO）700 U、抗透明质酸酶抗体（AH）阳性、抗脱氧核糖核酸酶抗体阳性。血清总补体（CH50）及补体 C3 显著下降。肾功能检查：肌酐、血尿素氮升高。

医疗诊断：急性肾小球肾炎。

入院后嘱低钠饮食，予以青霉素、呋塞米、卡托普利等治疗。患者水肿消退，血压正常，肉眼血尿消失。

【疾病分析】

急性肾小球肾炎是以急性肾炎综合征为主要临床表现的一组原发性肾小球肾炎，常见于链球菌感染后，主要是由感染所诱发的免疫反应导致肾小球的滤过屏障破坏引起。根据链球菌感染后 1~3 周、肾炎综合征表现、一过性血清 C3 下降，可临床诊断本病。本病为自限性疾病，以休息及对症治疗为主，不宜应用糖皮质激素及细胞毒药物。

【案例问答】

问题 1　肾小球滤过膜是如何构成的？其通透性有何特点？

肾小球滤过膜由三层结构组成：内层、中间层和外层（图 6-1）。内层是毛细血管内皮细胞,细胞间有许多直径为 50~100 nm 的圆形微孔,可阻止血细胞通过。中间层是非细胞性的基膜,由水和凝胶形成的纤维网结构,网孔直径 4~8 nm,可允许水和部分溶质通过。外层是肾小囊脏层的上皮细胞,有足突,相互交错的足突之间形成裂隙称为裂孔,裂孔上覆盖一层薄膜,膜上有 4~14 nm 的微孔,可限制蛋白质通过。以上三层结构组成了滤过膜的机械屏障。除机械屏障外,在滤膜的各层,均覆盖着一层带负电荷的物质(主要是糖蛋白),这些物质可能起着电学屏障的作用。

肾小球
滤过膜

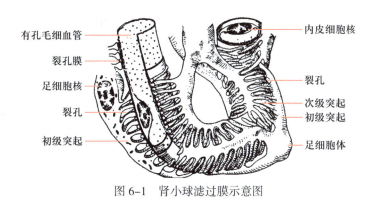

图 6-1　肾小球滤过膜示意图

问题 2　若该患者发病前 1 周出现的咽充血,扁桃体 Ⅱ 度肿大与本病有何联系?为什么会出现 ASO 升高?

急性肾小球肾炎多见于儿童和青少年,大多是由 A 群链球菌引起,常在发病前 1~2 周发生 A 群链球菌等前驱感染。链球菌经呼吸道侵入,常引起咽喉炎、扁桃体炎、咽峡炎,所引起的免疫复合物沉积在肾小球,导致弥漫性肾小球毛细血管内渗出性、增生性炎症病变而发病。感染过程中同时也会产生具有溶血作用和抗原性的链球菌溶血素 O(streptolysin O,SLO)。2~3 周后,85% 以上患者血液中可检出高滴度 ASO,病愈后可持续数月甚至 1 年。因此,ASO 抗体含量的测定,可作为新近链球菌感染或风湿热活动期的辅助诊断。

问题 3　急性肾小球肾炎的发病机制如何? 其病理表现是什么?

急性肾小球肾炎是一种免疫反应性疾病,多见于儿童和青年,男性多于女性。其中以链球菌引起的上呼吸道感染最为常见(急性链球菌感染后肾炎与 A 组 β 溶血性链球菌感染有关),目前主要认为是由链球菌来源的有关抗原与其相应的特异抗体于循环中形成抗原 – 抗体复合物随血流抵达肾,沉积于肾小球基膜,进而激活补体造成肾小球免疫病理损伤而致病。

急性肾小球肾炎的病理表现:病理类型为毛细血管内增生性肾小球肾炎。光镜下通常为弥漫性肾小球病变,以内皮细胞及系膜细胞增生为主要表现,急性期可伴有中性粒细胞和单核细胞浸润。病变严重时,增生和浸润的细胞可压迫毛细血管袢使毛细血管腔变窄,甚至闭塞,并损害肾小球滤过膜;免疫荧光可见 IgG 及 C3 呈粗颗粒状沿毛细血管壁、系膜区沉积;电镜可见肾小球上皮细胞下有驼峰状大块电子致密物沉积。

肾小球肾炎

问题4　急性肾小球肾炎为什么会出现尿量减少、血尿、蛋白尿、高血压和非凹陷性水肿等症状?

1. **少尿**　由于肾小球毛细血管内皮细胞和系膜细胞增生挤压毛细血管,肾小球缺血,滤过率降低,而肾小管重吸收功能正常。

2. **血尿、蛋白尿、管型尿**　由于循环免疫复合物在肾小球毛细血管壁沉积后,吸引补体,导致滤过膜免疫性损伤,通透性增高所致。

3. **高血压**　由于少尿,肾小球滤过率降低,体内水钠潴留,血容量增加所致。

4. **水肿**　由于少尿,体内水钠潴留,血容量增加,超敏反应引起毛细血管壁通透性增加。水肿先出现于眼睑,重者可遍及全身;由于免疫反应导致全身毛细血管炎症反应,毛细血管的通透性增高,血浆清蛋白渗入组织间隙,组织间液中的蛋白含量增高,水肿常呈非凹陷性。

问题5　急性肾小球肾炎患者为什么要选用青霉素治疗?

急性肾小球肾炎的发病诱因大多是发病前1~2周由A群链球菌引起的扁桃体炎或者是葡萄球菌引起的皮肤感染所致。因此,清除寄生在上呼吸道的链球菌或者皮肤的葡萄球菌至关重要。对链球菌和葡萄球菌敏感的抗生素有很多,其中包括青霉素。首选青霉素的理由是:① 对青霉素最敏感的细菌是革兰阳性球菌,如对溶血性链球菌、不产酶金黄色葡萄球菌、非耐药肺炎链球菌和厌氧的阳性球菌作用强;② 青霉素主要以原型经肾排泄,其中10%经肾小球滤过、90%经肾小管分泌,几乎没有肾毒性。而其他抗生素如第一代头孢菌素、氨基糖苷类、红霉素、喹诺酮类等均有一定的肾毒性。

知识链接

A群链球菌

A群链球菌又称化脓性链球菌,是人类细菌感染中最重要的病原菌之一。引起的感染主要有急性咽炎、急性扁桃体炎,也可致皮肤软组织感染和猩红热,并可致全身性感染,该菌也是免疫反应性疾病风湿热和急性肾小球肾炎的间接原因。除表面抗原M蛋白和细胞壁上的脂磷壁酸是重要的毒力因子外,致病力还来自产生的毒素和细胞外蛋白。链球菌溶血素有溶解红细胞,杀伤白细胞、血小板,以及损伤心脏的作用。链球菌溶血素O有抗原性,感染后可产生相应的抗体,可保持数月之久,故可作为链球菌新近感染的标志之一。

课堂讨论

急性肾小球肾炎的病理变化及临床联系。

(彭　兰)

急性肾小球肾炎的药物治疗

第二节　慢性肾衰竭

学习目标

1. 掌握肾的组织结构特点；肾的功能。
2. 理解肾衰竭的原因及常见的临床表现。
3. 说出高钾血症对机体的影响及临床处理方法，肾功能检查的临床应用。

案例导入

患者，男，45 岁，公务员，本科毕业。因"泡沫尿 2 年，颜面水肿 1 周，加重伴尿少 2 天"入院。患者 1 周前上呼吸道感染后出现颜面水肿，未予重视，2 天前水肿加重并出现尿量减少，无明显胸闷气短，无咳嗽、咳痰，无晕厥，无肉眼血尿。患者 2 年前因泡沫尿在当地医院就诊，尿液检查提示尿蛋白阳性，红细胞 59/HP，可见多形红细胞，24 h 尿蛋白定量 0.7 g，其余未发现明显异常，拟"慢性肾小球肾炎"多次住院治疗，好转出院。蛋白尿、血尿时有好转，但始终未消失，血压 (140~160)/(90~100) mmHg，一直予硝苯地平、厄贝沙坦等降血压、保护肾功能治疗，肾功能检查血肌酐、尿素氮在正常范围，血压控制在 (120~135)/(70~80) mmHg。

体格检查：神志清楚，精神萎靡，面色苍白，颜面轻度水肿，巩膜无黄染，呼吸平稳，两肺呼吸音粗，未闻及干湿啰音，腹部平软，无压痛、反跳痛，肝脾肋下未触及，移动性浊音阴性，双肾区无叩痛，双下肢轻度水肿。

辅助检查：① 血常规示白细胞计数 10.2×10^9/L，中性粒细胞百分比 68.5%，红细胞计数 3.3×10^{12}/L，血红蛋白 87 g/L，血细胞比容 33%，血小板计数 112×10^9/L，红细胞沉降率 22 mm/h。② 肾功能示血肌酐 345 µmol/L，尿素氮 18.6 mmol/L。③ 血生化示血钾 6.4 mmol/L，血钙 2.02 mmol/L，血磷 1.98 mmol/L，血清总蛋白 55 g/L，白蛋白 32 g/L，总胆固醇 6.5 mmol/L，甘油三酯 2.6 mmol/L，尿酸 535 mmol/L。④ 尿常规示蛋白阳性，白细胞 12/HP，红细胞 18/HP，可见颗粒管型。⑤ 心电图示窦性心律，T 波高而尖，提示高血钾（图 6-2）。⑥ 血气分析示 pH 7.31，氧分压 (PO_2) 82 mmHg，二氧化碳分压 (PCO_2) 42 mmHg，实际碳酸氢根 (AB) 20.6 mmol/L，碱剩余 (BE) -9.5 mmol/L。

肾彩超：双肾缩小，皮质变薄。

医疗诊断：1. 慢性肾小球肾炎；2. 慢性肾衰竭；3. 高钾血症。

入院医嘱：肾内科护理常规，一级护理，优质低蛋白低盐饮食，病危，心电监护，吸氧，记 24 h 尿量，葡萄糖酸钙、50% 葡萄糖、胰岛素、5% 碳酸氢钠、呋塞米、硝苯地平控释片、阿托伐他汀、别嘌醇等对症支持治疗。

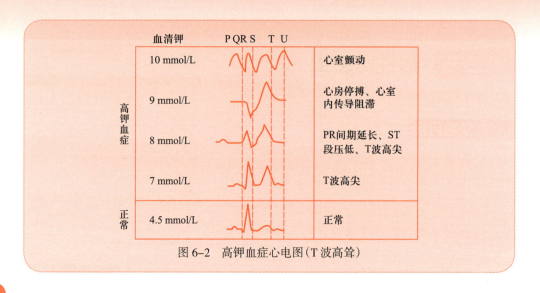

血清钾	P Q R S T U	
10 mmol/L		心室颤动
9 mmol/L		心房停搏、心室内传导阻滞
8 mmol/L		PR间期延长、ST段压低、T波高尖
7 mmol/L		T波高尖
4.5 mmol/L		正常

图 6-2　高钾血症心电图（T 波高耸）

肾的形态和结构

【疾病分析】

慢性肾衰竭是指各种原因造成的慢性进行性肾实质损害,致使肾明显萎缩,不能维持其基本功能,临床出现以代谢产物潴留,水、电解质、酸碱平衡失调,全身各系统受累为主要表现的临床综合征,其终末期也称为尿毒症。慢性肾衰竭的病因以各种原发性及继发性肾小球肾炎占首位。慢性肾衰竭的诊断可以根据病因、临床表现和实验室及影像学检查确诊。慢性肾衰竭的治疗方法包括内科疗法、透析疗法及肾移植术,透析疗法和肾移植术是终末期肾衰患者最佳治疗选择。

【案例问答】

问题1　肾的组织结构特点如何?

肾实质由大量的肾单位和集合管组成,其间有血管、神经和少量结缔组织等构成肾间质(图6-3)。

1. **肾单位**　是肾结构和功能的基本单位,由肾小体和肾小管组成。每侧肾有100万个以上的肾单位。

(1)肾小体:位于肾皮质内,呈球形,由肾小球和肾小囊组成。

1)肾小球:是一团盘曲的毛细血管,其管壁由一层内皮细胞和基膜构成。电镜下为有孔型毛细血管,毛细血管球的血液由口径稍粗的入球小动脉流入,由口径稍细的出球小动脉流出,故肾小球毛细血管压较高,有利于肾小球滤过。

2)肾小囊:为肾小管的起端扩大并凹陷而成的双层盲囊,两层囊壁之间的腔隙称肾小囊腔。肾小囊外层称壁层,由单层扁平上皮构成,与肾小管续接;内层称脏层,由足细胞构成。足细胞贴附在肾小球毛细血管基膜的周围,相互间有微小的裂隙,盖有裂孔膜。

滤过屏障(滤过膜):由脏层的足细胞、肾小球毛细血管内皮细胞及二者之间的基膜构成。当血液流经肾小球时,除血细胞和血浆蛋白外,血液中的其他物质均可通过滤过膜滤入肾小囊腔成为原尿。

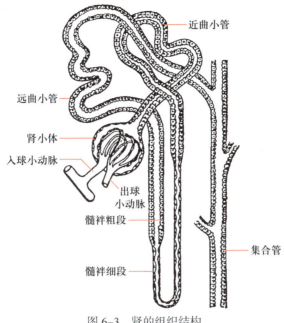

图 6-3　肾的组织结构

（2）肾小管：是由单层上皮细胞围成的小管，可分为近端小管、髓袢细段和远端小管三部分。

1）近端小管：由单层立方上皮或锥体形细胞构成，它又可细分为近端小管曲部（近曲小管）和近端小管直部（髓袢降支粗段）。近端小管曲部盘曲于肾小体附近，粗而长。游离面有微绒毛并构成刷状缘，扩大了表面积，重吸收功能最强。近端小管直部吸收功能稍差。

2）髓袢细段：管径细，管壁由单层扁平上皮组成，"U"形结构，有利于离子和水通过。

3）远端小管：由单层立方上皮构成，无刷状缘，可分为远端小管直部（髓袢升支粗段）和远端小管曲部（远曲小管）两部分，迂曲于所属肾小体的附近，末端与集合管相连。

2. 集合管　由远端小管末端汇合而成，在从肾皮质行向肾髓质的过程中，集合管逐渐汇合成乳头管，开口于肾乳头。由肾乳头排入肾小盏的尿液称为终尿。集合管在尿液浓缩中起重要作用。集合管由单层立方上皮构成，细胞逐渐增高，至乳头管成为单层柱状上皮。

3. 球旁器　由球旁细胞、致密斑和球外系膜细胞组成，又称近球小体。球旁细胞是由近肾小球处入球小动脉管壁平滑肌细胞分化而成的上皮样细胞，内有分泌颗粒可分泌肾素。致密斑是位于远端小管靠近肾小体侧的上皮细胞，为化学感受器，可感受肾小管中 Na^+ 浓度的变化，并将信息传递给球旁细胞，调节肾素的分泌。球外系膜细胞位于出、入球小动脉及致密斑之间的三角区域，具有收缩和吞噬功能；在肾小球炎症时，系膜细胞会分裂增生。

问题 2　肾有哪些功能?

肾是人体的重要器官，它的基本功能是生成尿液，借以清除体内代谢产物及某些废物、毒物;同时经重吸收功能保留水分及其他有用物质,如葡萄糖、氨基酸和电解质,以调节水、电解质和酸碱平衡;肾同时还有内分泌功能。肾的这些功能,保证了机体内环境的稳定,使新陈代谢得以正常进行。

1. 排泄体内代谢产物和进入体内的有害物质 人体新陈代谢会产生一些废物,绝大部分由肾排出体外,从而维持人体的正常生理活动。此外,肾还能把进入体内的一些有毒物质排出体外。

2. 维持水、电解质和酸碱平衡 通过肾小球的滤过及肾小管和集合管的重吸收,产生尿液,维持水的平衡。肾对体内的各种离子(电解质)具有调节作用。如 Na^+ 的调节特点是多吃多排、少吃少排、不吃不排;对 K^+ 是多吃多排、少吃少排、不吃照排;对 Cl^- 是伴随 Na^+ 的吸收排泄,H^+、NH_3 的分泌过程来完成。另外肾还调节 Ca^{2+}、Mg^{2+} 等离子的平衡。肾对体内酸碱平衡也起调节作用,肾能把代谢过程中产生的酸性物质通过尿液排出体外,并能控制酸性和碱性物质排出的比例。

3. 肾的内分泌功能 肾可以生成肾素、促红细胞生成素、活性维生素 D_3、前列腺素、激肽等。

(1) 当血浆容量减少或肾血液灌注压力降低时,球旁器的颗粒细胞释放肾素,可使血浆中的血管紧张素原脱肽而成为血管紧张素 I,再经转化酶的作用而成为血管紧张素 II,通过血管紧张素 II 和醛固酮的作用,使血压升高。同时肾分泌的前列腺素又具有使血压下降的功能,前列腺素主要是通过增加肾皮质血流量,促进利尿排钠,减少外周血管的阻力,扩张血管而达到降压的作用。

(2) 肾可分泌促红细胞生成素,作用于骨髓造血系统,促进原始红细胞的分化和成熟,促进骨髓对铁的摄取利用,加速血红蛋白、红细胞生成,促进骨髓网织红细胞释放到血中。

(3) 促进维生素 D 的活化,维生素 D 在体内必须经肾转变为 1,25- 二羟维生素 D_3 才能发挥其生理作用。它能促进胃肠道钙磷吸收;可促使骨钙转移、促进骨骼生长及软骨钙化;促进肾小管对磷的重吸收,使尿磷排出减少;可抑制甲状旁腺素(PTH)的分泌。

问题3 慢性肾衰竭的病因有哪些?

慢性肾衰竭的病因十分复杂。不同疾病可以引起相同的肾功能障碍,而同一疾病的不同阶段,所表现出的肾功能损害却各具特点。明确病因对于治疗方案的确定及其预后意义重大,主要的病因有:

1. 原发性肾疾病 原发性肾疾病包括:① 以损害肾小球为主的疾病,如急、慢性肾小球肾炎、肾病综合征等;② 以损害肾小管为主的疾病,如肾毒物等起的急性肾小管坏死;③ 以损害肾间质为主的疾病,如间质性肾炎等;④ 其他,如肾结核、肾结石、肾肿瘤、多囊肾等。

2. 继发性肾损害 继发于全身性疾病的肾损害包括:① 循环系统疾病,如高血压、动脉硬化、伴有休克或充血性心力衰竭等病理过程的疾病可使肾血液灌注减少,如持续性肾缺血,可导致肾实质损害;② 代谢性疾病,如糖尿病肾病、高尿酸血症肾病等;③ 免疫性疾病,如系统性红斑狼疮性肾炎、过敏性紫癜肾炎等;④ 感染性疾病,如流行性出血热、钩端螺旋体病等;⑤ 其他,如重金属中毒、药物中毒、白血病、妊娠肾病等。

问题 4 该患者为什么会发生高血压?

慢性肾炎所致高血压属于肾性高血压,与肾素 – 血管紧张素 – 醛固酮系统(RAAS)和水钠潴留等因素有关。

1. RAAS 的活动增强　由于肾血流减少,激活肾素 – 血管紧张素系统,使血管紧张素 Ⅱ 增多,它可收缩小动脉,使外周阻力增高,引起高血压,称为肾素依赖性高血压。

2. 水钠潴留　慢性肾衰竭时,肾排钠、排水功能降低,导致钠、水在体内潴留,血容量和心输出量增加,导致高血压,此种高血压称为钠依赖性高血压。

3. 肾分泌的抗高血压物质减少　正常肾髓质能合成 PGE_2 和 PGA_2,缓激肽等多种舒张血管物质。当肾实质破坏时,这些物质分泌减少,导致血压升高。

问题 5 慢性肾衰竭可以出现哪些电解质和酸碱平衡紊乱?

慢性肾衰竭可以出现的电解质和酸碱平衡紊乱如下:

1. 水钠代谢失调　肾对水钠的调节能力减弱,水钠摄入过多,则引起水、钠潴留;但限制水、钠摄入,则导致脱水和低钠血症。

2. 钾代谢失调　当患者出现厌食、呕吐、腹泻、多尿或反复使用排钾利尿药时,可发生低钾血症;晚期,可发生高钾血症,原因主要有① 少尿,尿排钾减少;② 使用保钾利尿药;③ 酸中毒,氢 – 钾交换使细胞内钾外出;④ 分解代谢增强,细胞内钾外出;⑤ 输入库血;⑥ 感染等。

3. 钙、磷代谢失调　因肾排磷减少而引起暂时性高血磷,钙磷乘积为一定的常数,故血钙降低可进一步刺激甲状旁腺素分泌,甲状旁腺素抑制肾小管对磷的重吸收,使尿磷排出增多,血磷可恢复正常;但晚期肾小球滤过率严重下降,继发甲状旁腺素分泌增多已不能维持磷的排出,血磷明显升高,同时又增加了溶骨活性,导致骨质疏松、骨软化、纤维性骨炎等肾性骨病;造成低钙血症的原因除与钙磷之积是一定常数有关外,还和肾功能下降导致肾小管重吸收钙减少,肾实质破坏导致合成 1,25-$(OH)_2D_3$ 减少引起肠吸收钙障碍,酸中毒影响肠对钙的吸收及钙在骨上沉积。

4. 代谢性酸中毒　肾小球滤过率减少,酸性代谢产物不能充分排出,肾小管泌 H^+ 排 NH_4^+ 功能下降,使 HCO_3^- 重吸收减少,导致代谢性酸中毒。

问题 6 高钾血症对机体有哪些影响? 治疗高钾血症的措施有哪些?

1. 对机体的影响

(1) 对神经肌肉兴奋性的影响:急性轻度高钾血症(5.5~7.0 mmol/L),细胞内外 K^+ 差值减小,静息期细胞内 K^+ 外流减少,膜静息电位的绝对值减小,其与阈电位的距离减小,故神经肌肉细胞的兴奋性增高,临床表现为手足感觉异常、震颤、肌痛或肠绞痛与腹泻。急性重度高钾血症(7.0~9.0 mmol/L),膜静息电位与阈电位的距离过小,常使肌细胞出现去极化阻滞状态,引起肌麻痹。

(2) 对心脏的影响:高钾血症易引起心律失常,严重时发生心室颤动,甚至心脏停搏。心电图表现为 QRS 波增宽,T 波高耸,Q–T 间期延长(图 6–4)。

高钾血症

第二节　慢性肾衰竭

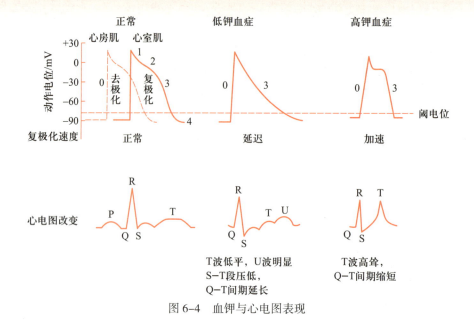

图 6-4　血钾与心电图表现

（3）对酸碱平衡的影响：高钾血症易引起酸中毒。

2. 治疗高钾血症的措施　除了停止补钾和进食含钾丰富的食物外，还有以下方法：

（1）对抗钾离子：Ca^{2+} 能拮抗 K^+ 的作用，减轻 K^+ 的毒性作用，常用 10% 葡萄糖酸钙等量稀释后静脉滴注。使用洋地黄者禁用。

（2）促使 K^+ 向细胞内液转移：① 注射碱性溶液，可纠正酸中毒，提高血 pH，碱化作用可加强 K^+ 向细胞内的转移，并可促进肾排 K^+。一般用 5% 碳酸氢钠 125~250 ml 缓慢静脉滴注；② 静脉滴注葡萄糖 – 胰岛素溶液，细胞在胰岛素的作用下合成糖原和氧化过程均需要 K^+ 参与，促使 K^+ 从细胞外转移到细胞内。

（3）促使 K^+ 排出：① 使用高效及中效利尿药，排钾性利尿药能抑制 K^+ 的重吸收，使 K^+ 从尿液里排出；② 离子交换树脂，该剂能与肠道中的 K^+ 结合而共同排出体外，常用者为聚苯乙烯磺酸钠；③ 透析疗法，血液透析或腹膜透析。

问题 7　肾功能检查有哪些项目？有什么依据？

临床常用于检查肾功能的指标是血清尿素氮、血肌酐、血 β_2- 微球蛋白、尿酸等，最主要的是肌酐和尿素氮。

肌酐（Cre）是肌肉在人体内代谢的产物，主要由肾小球滤过排出体外。有外源性和内源性两种，外源性肌酐是肉类食物在体内代谢后的产物；内源性肌酐是体内肌肉组织代谢的产物。血清肌酐的浓度变化主要由肾小球的滤过能力（肾小球滤过率）来决定；滤过能力下降，则肌酐浓度升高。正常人的血清肌酐：男性 54~106 μmol/L，女性 44~97 μmol/L，儿童 24.9~69.7 μmol/L。

血尿素氮（BUN）是人体蛋白质代谢的主要终末产物。肾为排泄尿素的主要器官，当肾小球滤过率下降到正常的 50% 以下时，血尿素氮的浓度才迅速升高。正常成人空腹 BUN 为 3.2~7.1 mmol/L（9~20 mg/d1）。

问题8　患者出现低蛋白血症为什么还要低蛋白饮食?

肾病患者大都有蛋白尿,大量的蛋白质从尿中流失,可能伴有低蛋白血症。这种情况下,很多人认为既然已经丢失了较多的蛋白质,就需要进行饮食补充,这种观点是错误的。

在慢性肾功能损害时,肾排泄废物的能力大大减退,这些蛋白质分解代谢的废物如尿素氮等蓄积在血液中,成为代谢毒素。若再加上高蛋白饮食,无疑是雪上加霜,使毒素迅速增高。高蛋白饮食会加重肾负担,加快肾衰竭的步伐。反之低蛋白饮食,就可以减少蛋白质代谢产物的生成和蓄积,可降低肾小动脉的血管阻力,降低肾小球内压,减轻肾小球肥厚现象,从而减轻残余肾单位高负荷的工作状态,从而延缓肾疾病的发展过程。

知识链接

连续性肾脏替代治疗

连续性肾脏替代治疗(CRRT),又称连续性血液净化(CBP),是20世纪末开展的一种新的血液净化方法。连续性肾脏替代治疗是危重症抢救中最常用的血液净化技术之一,是模仿肾小球的滤过原理而进行的。通过两种方式即对流和弥散来达到清除溶质的目的,将动脉血或静脉血引入具有良好通透性的半透膜滤过器中,血浆内的水分和溶于其中的中小分子量的溶质以对流的方式被清除,亦即靠半透膜两侧的压力梯度(跨膜压力)达到清除水分及溶质的目的。小于滤过膜孔的物质被滤出(包括机体需要的物质与不需要的物质),同时又以置换液的形式将机体需要的物质输入体内,以维持内环境的稳定。

课堂讨论

慢性肾衰竭的患者,护理时应该有哪些注意事项?

(彭　兰)

第三节　慢性肾盂肾炎

学习目标

1. 掌握肾的剖面结构;女性尿道的形态特点。
2. 理解肾盂肾炎的病因、感染途径。
3. 说出尿路感染的药物治疗原则。

患者，女，37 岁，农民。因"尿频、尿急、尿痛 2 天，高热伴腰痛 1 天"入院。患者 2 天前出现尿频、尿急、尿痛，约半小时排尿 1 次，每次尿量少，为 50~100 ml，无肉眼血尿，伴排尿不尽感。1 天前出现高热，右腰部胀痛，呈持续性，最高体温 39.8℃，伴恶心、畏寒。经急诊抗炎（具体药名不详）对症治疗后，症状略有改善。既往有类似发作病史。

体格检查：神志清楚，皮肤、巩膜无黄染，全身浅表淋巴结无肿大，心肺听诊无特殊，腹部平软，未触及明显包块，无压痛，肠鸣音正常，右肾区叩击痛阳性，尿痛 NRS 评分 2 分，尿液呈黄色伴混浊。

辅助检查：血常规示白细胞计数 $7.6×10^9$/L，中性粒细胞百分比 87.7%，红细胞计数 $3.53×10^{12}$/L，血小板计数 $71×10^9$/L，血红蛋白 113 g/L。尿常规：尿隐血（++），尿酮体（+），尿蛋白（+），白细胞脂酶（++），尿白细胞（+++），红细胞（沉淀）2 245.10/μl，白细胞（沉淀）64 000.60/μl，细菌计数 1 756.70/μl。B 超示：右肾结石伴轻度积水。

医疗诊断：1. 慢性肾盂肾炎急性发作；2. 肾结石伴积水。

入院医嘱：肾内科护理常规，一级护理，普通膳食，磺苄西林静脉滴注，莫西沙星口服，尿液培养 + 药敏，血常规 +C 反应蛋白，肾功能检查，尿涂片查抗酸杆菌 3 次，血清免疫学检查。

尿培养报告：大肠埃希菌，仅对丁胺卡那、左氧氟沙星等敏感。医嘱：盐酸左氧氟沙星氯化钠注射液静脉滴注。

患者住院第 12 天，体温正常，无尿路刺激症状，血常规正常，尿培养阴性，予以出院。

【疾病分析】

肾盂肾炎是由致病菌感染直接引起的肾盂、肾盏和肾实质的炎症。慢性肾盂肾炎可由急性肾盂肾炎迁延而来；或急性肾盂肾炎虽然得到控制，但经反复发作演变而来。当机体抵抗力下降或尿道黏膜轻度损伤及尿路流通不畅时，细菌乘虚而入，在肾盂部大量繁殖，而使肾致病。本病致病菌绝大多数为革兰阴性杆菌，以大肠埃希菌最常见，主要感染途径是上行性感染。慢性肾盂肾炎急性发作有急性炎症的表现，通过尿常规检查和尿沉渣镜检白细胞管型检查可以进一步明确诊断。慢性肾盂肾炎治疗的目的在于缓解症状，防止复发，减少肾实质的损害，根据尿细菌培养结果选用敏感的抗生素是治疗的主要手段。

【案例问答】

问题 1　肾的剖面结构及女性尿道的形态特点如何？

在肾的冠状切面上，肾实质分为外部的肾皮质（renal cortex）和内部的肾髓质（renal medulla）。肾皮质位于肾的浅层，厚为 1~1.5 cm，血管丰富，新鲜标本呈红褐色，可见密布的细小红色点状颗粒，由肾小球和曲小管所构成；肾皮质深入肾髓质内的部分称肾柱。肾髓质位于肾皮质的深部，血管少，色较淡，主要由肾小管组成。髓质内有 15~20 个肾锥体。肾锥体呈圆锥形，锥体的基底朝向肾皮质并与皮质相连接，锥体的尖端钝圆突入肾窦,称肾乳头,其顶端有许多乳头孔。肾乳头被肾小盏包绕,肾形成的尿液由此流入肾小盏内,每肾有 7~8 个呈漏斗状的肾小盏,相邻 2~3 个肾小盏汇合成 1 个肾大盏,每肾有 2~3 个肾大盏,再汇合成 1 个前后扁平呈漏斗状的肾盂。肾盂出肾门后,弯形向下,逐渐变细移行为输尿管(图 6-5)。肾盂是炎症和结石的好发部位。

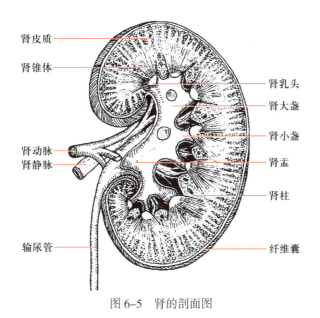

左侧标注(从上到下):肾皮质、肾锥体、肾动脉、肾静脉、输尿管
右侧标注(从上到下):肾乳头、肾大盏、肾小盏、肾盂、肾柱、纤维囊

图 6-5　肾的剖面图

女性尿道较短、宽,且较直,长 3~5 cm,直径约为 8 mm,易于扩张,可达 10~13 mm,仅有排尿功能。起于膀胱的尿道内口,经耻骨联合与阴道之间下行,穿过尿生殖膈,以尿道外口开口于阴道前庭。尿道内口周围有平滑肌构成的膀胱括约肌环绕;尿道穿尿生殖膈时,周围有尿道阴道括约肌环绕,有控制排尿和紧缩阴道的作用。

问题 2　引起肾盂肾炎的常见病原体是什么?常见的感染途径有哪些?为什么女性好发?

肾盂肾炎是由致病菌感染直接引起的肾盂、肾盏肾间质和肾小管的炎症。肾盂肾炎为尿路感染的常见病。尿路感染包括上尿路感染(肾盂肾炎)与下尿路感染(尿道炎、膀胱炎)。

致病菌绝大多数为革兰阴性菌,常见的细菌为大肠埃希菌,其他细菌、真菌也可引起。大部分尿路感染的病原体为肠道菌属,属内源性感染。细菌感染一般通过两条途径累及肾。① 上行性感染:是最主要的感染途径。尿道炎和膀胱炎等下尿路感染时,细菌可沿输尿管或输尿管周围淋巴管上行至肾盂、肾盏和肾间质,病变可为单侧,也可为双侧。致病菌主要为大肠埃希菌。② 血源性(下行性)感染:发生败血症或感染性心内膜炎时,细菌随血流进入肾,在肾小球或肾小管周围的毛细血管内停留,引起炎症。病变多累及双侧肾。最常见的致病菌为金黄色葡萄球菌。

肾盂肾炎好发于 20~40 岁女性(男女发病之比为 1:10)。由于女性尿道短而宽,尿道括约肌作用弱,细菌容易侵入。女婴尿道口易被粪便污染;成年女性激素水平的变化有利于细菌对尿道黏膜的黏附;已婚女性性交时黏膜容易受损;老年女性机体抵抗力减弱等,均是相关因素。

问题3　尿路感染的常见诱因有哪些?

正常人在尿道口内 1~2 cm 处存在少量细菌,但一般不引起感染,因为尿道黏膜有一定的抗菌能力;尿液可稀释细菌并将其排出体外;尿中还含有一些抑菌物质。当机体抵抗力下降或尿道黏膜轻度损伤(如月经期、性生活后等)及尿路流通不畅时,细菌乘虚而入,在肾盂部大量繁殖,而使肾致病。

上行感染常有诱发因素:① 泌尿道完全或不完全阻塞,如前列腺增生、肿瘤或尿路结石等导致尿潴留,有利于细菌繁殖;② 黏膜损伤,如导尿管、膀胱镜及其逆行造影、尿道手术等损伤泌尿道黏膜,细菌容易繁殖;③ 膀胱输尿管反流、先天性输尿管开口异常时,出现尿液向输尿管反流,还会形成肾内反流,有助于细菌繁殖。慢性消耗性疾病、长期使用激素和免疫抑制剂等因素使机体抵抗力下降,有利于肾盂肾炎的发生。

问题4　什么是尿路刺激征? 其产生原因是什么?

尿路刺激征包括尿频、尿急、尿痛。尿频指单位时间内排尿次数明显增加。尿急指一有尿意即要排尿,不能控制。尿痛指排尿时膀胱区及尿道受刺激产生疼痛或烧灼感。尿路刺激征是一组症状,并不是指某一种疾病。

问题5　疑有尿路感染时,需做的尿液检查项目有哪些? 尿路感染的确诊依据是什么?

1. 尿常规检查　尿沉渣内白细胞增加显著,尿红细胞可增加,尿蛋白常为阴性或微量。

2. 尿白细胞　有症状的尿感常有脓尿(白细胞尿),取清洁尿标本尿沉渣:白细胞 ≥ 5 个 / 高倍视野(HP),脓尿对尿感的诊断有一定帮助。

3. 尿细菌学检查　尿感诊断的确立,主要依靠尿细菌学检查。取清洁中段尿、导尿或膀胱穿刺尿做检查。① 尿细菌定量培养,尿含菌量 ≥ 10^5/ml,为有意义的细菌尿,常为尿感;10^4~10^5/ml 者为可疑阳性,需复查;<10^4/ml,则可能是污染。② 尿涂片镜检细菌,是快速诊断的方法,如平均每个视野 ≥ 1 个细菌,即为有意义的细菌尿。该方法可迅速获得结果,按致病菌情况选用恰当的抗菌药物。

尿路感染的诊断不能单纯依靠临床症状和体征,而要依靠实验室检查,诊断还应明确致病菌、感染部位、肾功能状态等,凡是有真性细菌尿者才能诊断为尿路感染。真性细菌尿是指:① 膀胱穿刺尿培养,有细菌生长;② 清洁中段尿定量培养 ≥ 10^5/ml,如无临床症状,连续两次培养得到同一菌株,菌落数 ≥ 10^5/ml,且为同一菌种,才能确定。

问题6　尿路感染的主要治疗药物有哪些? 应该如何合理使用抗菌药物?

用药原则:① 选用致病菌敏感的抗生素。无病原学结果前,一般首选对革兰阴性杆菌有效的抗生素,尤其是首发尿路感染。治疗 3 天症状无改善,应按药敏试验结果调整用药。② 抗生素在尿和肾内的浓度要高。③ 选用肾毒性小,副作用少的抗

尿路感染临床表现及辅助检查

第六章　泌尿生殖系统疾病

生素。

（1）磺胺类：主要优点是在尿中的浓度高，耐药性小，副作用轻，能抑制阴道前庭和尿道口周围的细菌，因而减少了尿路感染再发的机会。常用的有磺胺甲基异噁唑（SMZ）、磺胺异噁唑（SIZ）等。

（2）β-内酰胺类：包括青霉素类如氨苄西林、羧苄西林、羟氨苄西林等，本组药物对革兰阳性和阴性细菌都有杀菌作用，且肾毒性低，使用时需注意过敏反应。头孢菌素类是高效抗生素，其特点有：抗菌谱广，药物不良反应少，毒副作用较低，引起的过敏反应较少，使用安全，如头孢曲松钠、头孢哌酮钠等。

（3）氨基糖苷类：如庆大霉素、妥布霉素、阿米卡星等，也是治疗尿感常用药物，此类药对前庭蜗神经和肾有毒性，临床上一般不用作轻度感染的首选药。

（4）喹诺酮类：抗菌谱广，尤其对革兰阴性菌有强大的杀菌作用，口服吸收良好，不良反应少，如氧氟沙星、环丙沙星等。

课堂讨论

作为护士，你认为在护理工作中应该如何减少医源性尿路感染的发生？

（彭　兰）

第四节　子宫内膜异位症

学习目标

1. 掌握子宫内膜的周期性变化。
2. 理解子宫内膜异位症的病因、病理改变和表现。
3. 说出子宫内膜异位症的治疗方案。

案例导入

患者，女，32岁，已婚，初中文化，因"进行性痛经2年"收住入院。患者平素月经规则，月经量中等，有痛经，程度剧烈。末次月经2014年11月3日，5天净，量如以往。生育史0-0-2-0。身体评估：腹软，无压痛、反跳痛。妇科检查：外阴已婚经产式，阴毛呈倒三角分布，阴道畅，宫颈光，无举痛，子宫后位，正常大小，固定，无压痛，左侧附件区可触及一7 cm×7 cm 大小包块，质中，固定，边界清楚，无压痛，右附件区未触及明显包块，无压痛。三合诊检查：子宫后方可触及一直径3 cm 大小结节，触痛明显，边界不清。彩超提示：子宫增大，左附件囊肿，大小约6.9 cm×6.0 cm。

实验室检查：CA19-9 82.5 U/ml，CA12-5 434.1 U/ml，CA15-3 9 U/ml.

医疗诊断：子宫内膜异位症；左卵巢巧克力囊肿；盆腔深部子宫内膜异位。

入院后给予左卵巢囊肿剥出术＋盆腔内异病灶切除术。术后予以戈舍瑞林 **3.6 mg** 皮下注射。出院后 1 月后回院以促性腺激素释放激素激动剂（GnRHa）治疗，共 6 次，2~3 程时反向添加戊酸雌二醇＋甲羟孕酮或替勃龙 **1.25 mg** 口服，每天一次。

【疾病分析】

子宫内膜异位症是指内膜细胞种植在不正常的位置而形成的一种女性常见妇科疾病。内膜细胞本该生长在子宫腔内，但由于子宫腔通过输卵管与盆腔相通，因此使得内膜细胞可经由输卵管进入盆腔异位生长。目前对此病的发病机制有多种说法，其中被普遍认可的是子宫内膜种植学说。此外，子宫内膜异位症的发生还与机体的免疫功能、遗传因素、环境因素有关。治疗目的是减灭和消除病灶，减轻和消除疼痛，改善和促进生育，减少和避免复发。治疗措施有药物治疗和手术治疗，药物主要包括孕激素和促性腺激素释放激素类似物（GnRH-a）等。

【案例问答】

问题 1　请问子宫内膜异位症和卵巢巧克力囊肿有何关系？

子宫内膜异位症（endometiosis）是指具有生长功能的子宫内膜腺体和间质出现在子宫内膜以外的部位并受女性激素作用所导致的疾病。按异位的位置不同，可分为子宫内子宫内膜异位症和子宫外子宫内膜异位症。

1. 子宫内子宫内膜异位症　指子宫肌壁内出现具有生长功能的子宫内膜腺体和间质为特征的病变。弥漫型表现为子宫肌层对称性增厚，使子宫均匀增大，称子宫腺肌病；局灶型表现子宫不规则增大，多见于子宫后壁，呈结节状，与平滑肌瘤相似，称子宫腺肌瘤。

2. 子宫外子宫内膜异位症　指具有生长功能的子宫内膜组织异位于子宫以外的组织、器官，80% 发生于卵巢，其次见于子宫直肠窝、子宫韧带、阴道壁、腹壁手术瘢痕处等部位。若病变发于在卵巢，每次月经期局部有出血，使卵巢增大，形成内含陈旧性积血的囊肿，这种陈旧性血呈褐色，黏稠如糊状，似巧克力，故又称"巧克力囊肿"。

问题 2　子宫内膜是如何随着月经周期而变化的？

子宫壁分三层，外层为浆膜层即脏层腹膜，中间为肌层，内层为黏膜层即子宫内膜。自青春期起，在卵巢分泌的雌激素和孕激素的周期性作用下，子宫底部和体部的功能层内膜出现周期性变化，每 28 天左右发生一次内膜脱落与出血及修复和增生，称为月经周期。每个月经周期是从月经第 1 天起至下次月经来前一天止。内膜周期性变化一般分为三期，即月经期、增生期和分泌期（图 6-6）。

1. 月经期　周期第 1—4 天。由于卵巢内的黄体退化，雌激素和孕激素分泌量骤然下降，子宫内膜功能层的螺旋动脉发生持续性收缩，内膜缺血，组织坏死。螺旋动脉在收缩之后，又突然短暂地扩张，血液溢入结缔组织，最终突破退变坏死的内膜

子宫内膜异位症概述

表层,流入子宫腔,从阴道排出,即为经血。蜕变及坏死的内膜呈小块状剥脱,直至功能层深部。月经期的持续时间一般为 3~5 天,因个体而差异并受环境变化的影响。在月经终止前,内膜基底层子宫腺残端的细胞迅速分裂增生,并铺展在脱落的内膜表面,内膜修复而进入增生期。

月经周期子宫内膜的变化

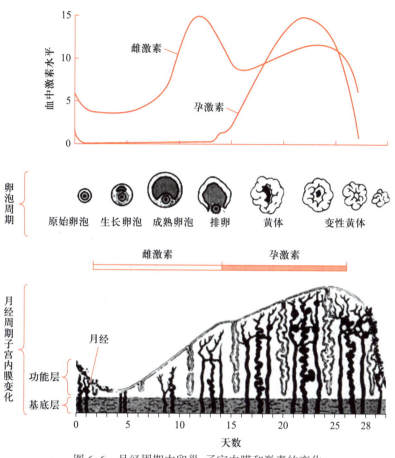

图 6-6 月经周期中卵巢、子宫内膜和激素的变化

2. **增生期** 周期的第 5—14 天。此时期的卵巢内有若干卵泡生长,在卵泡分泌的雌激素作用下,子宫内膜发生增生性变化。在月经终止前,子宫内膜已修复,增生早期的子宫腺短直而细,数量较少。在整个增生期内的上皮细胞与基质细胞不断分裂增殖,子宫腺细胞对激素的反应也较强,雌激素使腺上皮逐渐生长与分化。至增生晚期(第 11—14 天),内膜增厚达 1~3 mm,子宫腺也增多,并不断增长和弯曲,上皮细胞分化成熟,胞质中糖原积聚,腺腔扩大。螺旋动脉也增长并弯曲。至增生期末,卵巢内的成熟卵泡排卵,子宫内膜由增生期转入分泌期。

3. **分泌期** 又称黄体期。此时卵巢已排卵,黄体形成。子宫内膜在黄体分泌的雌激素和孕激素,尤其是孕激素的作用下继续增厚,于分泌早期(排卵后 2 天),子宫腺更弯曲,腔也变大,腺细胞核下区出现大量糖原聚积,细胞核则移至细胞顶部。在HE 染色切片中,糖原被溶解,构成光镜下所见的核下空泡。随后,腺细胞核下区糖原渐转移至细胞顶部即核上区,并以顶浆分泌方式排入腺腔,腺腔内可见含糖原的嗜酸性分泌物。腺细胞分泌活动于周期第 21 天达高峰。腺细胞排泌后，细胞低矮，腺腔扩大呈锯齿状。此时期的固有层内组织液增多，内膜水肿，螺旋动脉增长并更弯曲，伸至内膜表层。于分泌晚期，基质细胞增生并分化形成两种细胞。一种为前蜕膜细胞，细胞体积大而圆，胞质中含有糖原及脂滴；于妊娠期，前蜕膜细胞在妊娠黄体分泌的孕激素影响下，继续发育增大，成为蜕膜细胞。另一种细胞为内膜颗粒细胞，细胞体积较小，圆形，胞质内含有颗粒，细胞分泌松弛素。至分泌晚期，内膜可厚达 5 mm。卵若受精，内膜继续增厚；卵若未受精，卵巢内的月经黄体退变，孕激素和雌激素水平下降，内膜脱落又转入月经期。

问题 3　为什么会发生子宫内膜异位症？子宫内膜异位症可以表现为哪些症状？

子宫内膜异位症为良性病变，但具有类似恶性肿瘤的远处转移和种植生长能力。发生机制目前有以下学说。

1. **种植学说**　经血逆流，内膜种植。月经期，经血从宫口、阴道排出体外是顺流而下，但是有小部分经血或因其他原因夹杂着脱落的子宫内膜碎片，由输卵管道流入腹腔，种植在盆腔脏器的表层形成子宫内膜异位病灶。

2. **化生内膜**　人体在胚胎发育时期，卵巢表面上皮、腹膜、直肠阴道膈、脐部均由体腔上皮化生而来，这些组织在性腺激素、炎症、机械因素的刺激下能够转化，形成另一种组织，同样可以化生为子宫内膜。

3. **良性转移**　血液、淋巴良性转移。这是一种较为罕见的发病原因。出现在肺部、脑膜、心包、四肢及其他远端的子宫内膜异位症，是通过血液循环或淋巴系统将子宫内膜碎屑转移停留在某脏器或组织上而发病。

4. **医源性的内膜移植**　人为造成的子宫内膜移植到某些部位，多见于剖宫产术，早期、中期妊娠行刮宫术，分娩时行会阴侧切术，人工流产术等过程中。

5. **免疫防御功能缺陷**　随经血逆流至腹腔的子宫内膜，如同一种异物，会激活身体内的免疫系统，动员出大量的免疫细胞及体液围歼将其消除，假如体内免疫功能缺陷，就会发展成为子宫内膜异位症。

6. **遗传因素**　子宫内膜异位症具有一定的遗传倾向和家族聚集性，有家族病史的人患此病居多。

子宫内膜异位症的主要症状有：

（1）痛经和持续性下腹痛：痛经是子宫内膜异位症的典型症状，且多随局部病变加重而逐年加剧。疼痛多位于下腹部及腰骶部，可放射至阴道、会阴、肛门或大腿，常于月经来潮前 1~2 天开始，经期第 1 天最剧，以后逐渐减轻；至月经干净时消失。

（2）月经失调：患者有经量增多或经期延长，少数出现经前点滴出血。月经失调可能与卵巢无排卵、黄体功能不足或同时合并有子宫腺肌病或子宫肌瘤有关。

（3）不孕：重度子宫内膜异位患者不育的原因可能与盆腔内器官和组织广泛粘连和输卵管蠕动减弱，以致影响卵子的排出、摄取和受精卵的运行有关；或因卵巢病变影响排卵的正常进行而造成不孕。

（4）性交疼痛：性交时由于宫颈受到碰撞及子宫的收缩和向上提升，可引起疼痛，一般表现为深部性交痛,多见于直肠子宫陷凹有异位病灶或因病变导致子宫后倾固定的患者,且以月经来潮前性交痛更为明显。

问题4　GnRHa 属于哪类药物?包括哪些药物?治疗期间为什么还要反向治疗?

GnRHa 是促性腺激素释放激素类似物(gonadotropin releasing hormone analogue)的缩写。GnRH 是下丘脑肽能神经元分泌的 10 肽激素,通过垂体门脉系统,以脉冲式释放的形式刺激腺垂体细胞合成促卵泡素(FSH)和黄体生成素(LH)。GnRH 类似物包括促性腺激素释放激素激动剂(gonadotropin releasing hormone agonist,GnRH-a)和促性腺激素释放激素拮抗剂(gonadotropin releasing hormone antagonist,GnRH-A),现已成为近年来应用最广泛的多肽类激素药物之一。研究发现 GnRH-a 首次给药初期,GnRH-a 具有短暂刺激 FSH 和 LH 升高的反跳作用,即"点火效应"(flare up),使卵巢激素短暂升高,大约持续 7 天。药物持续作用 10~15 天后,垂体表面的 GnRH受体被全部占满或耗尽,对 GnRH-a 不再敏感,即垂体 GnRH-a 受体脱敏,使 FSH 和LH 大幅下降,导致卵巢性激素明显下降至近似于绝经期或手术去势水平,出现人为的暂时性绝经,又称作可逆性药物卵巢切除术,可用于子宫内膜异位症、功能失调性子宫出血、子宫肌瘤、女性不孕症及儿童中枢性性早熟。GnRH-a 用于子宫内膜异位症的治疗目的是:减灭和消除病灶;缓解并解除疼痛;减少和避免复发;改善和促进生育。目前临床常用药物有:曲普瑞林、醋酸亮丙瑞林和戈舍瑞林。

单纯使用 GnRH-a 治疗后,血雌二醇水平往往降至 20 pg/ml 以下,因此需要外源性增加小剂量的雌激素,将体内雌激素升高并维持在"窗口"水平,可在不影响疗效的前提下,减少药物的副作用。这种添加小剂量雌激素的方法称为"反向添加(add-back)"治疗。为了对抗持续应用雌激素对子宫内膜的刺激,有子宫的患者在补充雌激素的同时,还可补充适量的孕激素。

课堂讨论

护理工作中,应该如何预防子宫内膜异位症的发生?

(彭　兰)

护考真题

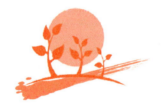

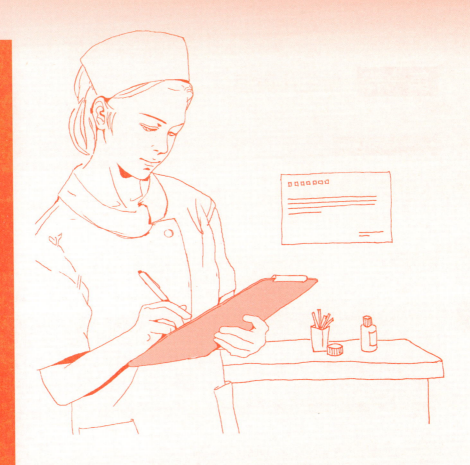

第七章　新生儿疾病

第一节 新生儿黄疸

案例导入

> 患儿,男,19 天,因发现皮肤黄染 14 天入院。患儿系 G_2P_2,孕 37 周自然分娩,Apgar 评分 1 min 10 分 /5 min 10 分,生后母乳喂养,出生第 2 天皮肤出现黄染,逐渐加深,门诊拟 "新生儿高胆红素血症" 收住入院。
>
> 体格检查:T 36.4℃,P 138 次 / 分,R 46 次 / 分,BP 64/46 mmHg,SPO_2 98%,反应好,刺激后哭声响,呼吸欠规则,口唇红润,两肺呼吸音粗,对称,未闻及啰音,心律齐,心音中等,未闻及病理性杂音。腹胀,肝脾肋下未能及,全身皮肤、巩膜重度黄染,脐部有脓性分泌物,四肢肌张力正常。
>
> 辅助检查:经皮胆红素测定(TCB)19.0 mg/dl
>
> 医疗诊断:1. 新生儿高胆红素血症;2. 新生儿脐炎;3. 新生儿败血症?

【疾病分析】

新生儿黄疸是新生儿期常见症状之一,尤其是 1 周内的新生儿,既可以是生理现象,又可为多种疾病的主要表现。胆红素重度升高或虽然不很高,但同时存在缺氧、酸中毒、感染等高危因素时,可引起胆红素脑病,死亡率高,幸存者多存在远期神经系统后遗症。因此,需及时正确判断黄疸的性质,早期诊断和早期治疗。

【案例问答】

问题 1　什么是黄疸? 胆红素的代谢途径是怎样的?

黄疸是常见症状与体征,是由于胆红素代谢障碍而引起血清胆红素浓度升高所致。临床上表现为巩膜、黏膜、皮肤及其他组织被染成黄色。因巩膜含有较多的弹性蛋白,与胆红素有较强的亲和力,故黄疸患者巩膜黄染常先于黏膜、皮肤而首先被察觉。当血清总胆红素在 17.1~34.2 µmol/L,而肉眼看不出黄疸时,称隐性黄疸或亚临床黄疸;当血清总胆红素浓度超过 34.2 µmol/L 时,临床上即可发现黄疸,也称为显性黄疸。

胆红素代谢途径如图 7-1 所示。

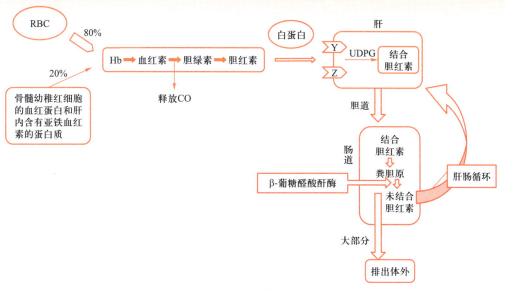

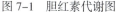

图 7-1　胆红素代谢图

胆红素代谢

新生儿胆红素代谢特点

问题 2　新生儿为什么容易产生黄疸？你该如何解释？

大多数新生儿都有生理性黄疸的过程，其原因如下：

1. **胆红素生成过多**　① 胎儿血氧分压低，红细胞数量代偿性增加，出生后血氧分压升高，过多的红细胞破坏。② 新生儿的红细胞寿命短(70~80 天)，低于成人红细胞寿命(120 天)。③ 其他来源的胆红素生成较多，如来自肝等器官的血红素蛋白(过氧化氢酶、细胞色素 P450 等)和骨髓中无效造血(红细胞成熟过程中有少量被破坏)的胆红素前体较多。

2. **运转胆红素的能力不足**　刚娩出的新生儿常有不同程度的酸中毒，影响血中胆红素与白蛋白的联结，早产儿白蛋白的数量较足月儿为低，这些均使其运送胆红素的能力不足。

3. **肝细胞处理胆红素能力差**　出生时肝细胞内 Y 蛋白含量极微且活性差，因此，生成结合胆红素的量较少；出生时肝细胞将结合胆红素排泄到肠道的能力暂时低下。

4. **肝肠循环**　出生时肠腔内具有 β- 葡糖醛酸苷酶，可将结合胆红素转变成未结合胆红素，加之肠道内缺乏细菌，导致未结合胆红素的产生和吸收增加。如胎粪排泄延迟，可使胆红素吸收增加。

此外，饥饿、缺氧、脱水、酸中毒、头颅血肿或颅内出血，更易出现黄疸或使原有黄疸加重。

问题 3　患儿家长认为黄疸属于正常现象，对住院治疗存在疑虑，你该如何解释？

新生儿黄疸分为生理性黄疸和病理性黄疸，黄疸出现过早、进展过快、程度过重、时间过长都属于病理性黄疸，需要住院治疗。患儿全身皮肤、巩膜重度黄染，TCB 19.0 mg/dl，属于黄疸程度过重，当胆红素超过 20 mg/dl 时，可引起胆红素脑病，有的甚至留有后遗症，所以应引起重视，必须住院治疗。

问题4　什么是胆红素脑病？为什么会发生？

胆红素脑病又称为核黄症,是指高非结合胆红素血症时,游离胆红素通过血脑屏障,沉积于基底神经核、丘脑、丘脑下核、顶核、脑室核、尾状核、小脑、延髓、大脑皮质及脊髓等部位,抑制脑组织对氧的利用,导致脑损伤。其发生的机制是：

1. **血脑屏障的完整性**　血脑屏障正常时,可限制胆红素进入中枢神经系统,对脑组织具有保护作用。当新生儿窒息、缺氧、感染、酸中毒、饥饿、低血糖、早产及应用某些药物时,可使血脑屏障开放或通透性增加,非结合胆红素得以进入脑组织而发生胆红素脑病。

2. **血中游离胆红素的浓度**　游离胆红素是指尚未与白蛋白联结的、呈游离状态的非结合胆红素。非结合胆红素浓度越高,游离胆红素越多,超过一定临界浓度($307.8 \sim 342.0\ \mu mol/L$),即可通过血脑屏障进入脑细胞。另一方面,当血浆白蛋白含量过低、酸中毒时胆红素与白蛋白的联结量减少,以及存在与胆红素竞争夺取白蛋白上联结位点的物质(如脂肪酸、水杨酸盐、磺胺类、新型青霉素 II 和头孢菌素等药物)时,均可使血中游离胆红素浓度增高而发生胆红素脑病。

知识链接

胆红素脑病

胆红素脑病,又称核黄疸,是由于血中非结合胆红素通过血脑屏障引起的脑组织病理性损害。

胆红素脑病分期和表现

警告期：反应低下,肌张力下降,吸吮力弱,持续时间为 0.5~1 天。

痉挛期：肌张力增高,发热、抽搐,呼吸不规则,持续时间为 0.5~1 天。

恢复期：肌张力恢复,体温正常,抽搐减少,持续时间为 2 周。

后遗症期：听力下降,眼球运动障碍,手足徐动,牙釉质发育不良,智力落后,持续时间为终身。

问题5　胆红素进入大脑组织要经过哪些组织？具有什么意义？

胆红素进入大脑必须经过血脑屏障。血脑屏障是血液与脑组织间的一种特殊屏障,它主要由脑毛细血管内皮细胞及其间的紧密连接,毛细血管基膜及嵌入其中的周细胞和星形胶质细胞终足形成的胶质膜构成。包括脑毛细血管壁与神经胶质细胞形成的血浆与脑细胞之间的屏障和由脉络丛形成的血浆和脑脊液之间的屏障。血脑屏障对物质有选择性通透性,对维持中枢神经系统正常生理状态具有重要的生物学意义,包括：(1) 阻止某些物质(多半是有害的)由血液进入脑组织。(2) 减少循环血液中有害物质的损害。(3) 保持脑组织内环境的基本稳定。(4) 维持中枢神经系统正常的生理状态。

问题6　根据以上资料,还需要做哪些辅助检查来协助诊断？

该患儿需要做血常规、血生化、血培养、TORCH 筛查、甲状腺功能、肝胆脾胰 B 超等检查。

1. **血常规** 根据血细胞的分类以判断感染、贫血情况。
2. **血培养** 是确诊败血症的重要依据。早期、未用抗生素者可获得阳性结果。
3. **血生化** 了解肝肾功能、电解质及血清胆红素的水平。
4. **甲状腺功能** 了解甲状腺功能情况,甲状腺功能低下患儿黄疸可延迟消退。
5. **TORCH 筛查** 排除病毒感染,病毒感染可以引起黄染。
6. **肝胆脾胰 B 超** 排除肝、胆道畸形情况。

问题 7 血培养标本的采集有什么要求?

血培养标本应在抗生素使用之前抽血,以提高阳性率;抽血时严格无菌操作,避免杂菌污染;取血量至少 1 ml,采血后立即送细菌室培养;须做双部位采血,分别培养。

问题 8 入院当天,患儿全身皮肤、巩膜重度黄染,TCB 19.0 mg/dl。医嘱:平面光疗 10 h,每天 2 次。蓝光照射为什么能够退黄?

蓝光照射疗法是目前新生儿黄疸最简便有效的治疗方法。当波长 425~475 nm 的蓝光作用于皮肤浅层组织时,未结合胆红素在光的作用下,能转变为水溶性异构体,经胆汁和尿液排出。

过程如下:未结合胆红素 4Z,25Z → 4Z,15E 异构体光红素→经胆汁、尿液排出

问题 9 什么是母乳性黄疸?其机制如何?

母乳性黄疸于 1963 年首次由 Newman 报道,是指发生在健康母乳喂养儿(多为足月儿)中的一种常见的以未结合胆红素(UCB)升高为主的高胆红素血症,其发生率占出生 4~7 天新生儿黄疸的 49.25%。根据不同的发病学说和发病时间,临床上母乳性黄疸可分为早发型及迟发型两类。早发型母乳性黄疸主要是由于母亲缺乏喂哺技巧的知识、乳房肿胀、乳头皲裂、新生儿无效吸吮、生后短时间内母乳量有限等因素导致,这些均可使新生儿处于饥饿、脱水和营养缺乏状态,使胎粪排出延迟,肠肝循环增加,从而引起新生儿高胆红素血症。黄疸在出生后 3~4 天出现,5~7 天达高峰,2~3 周消退。迟发型母乳性黄疸与母乳含 β- 葡糖醛酸酐酶过高有关,β- 葡糖醛酸酐酶将肠道中的结合胆红素分解为未结合胆红素,重吸收增加产生肝肠循环。黄疸在出生后 6~8 天出现,数周至数月达高峰,6~12 周消退。

问题 10 哪些药物可以用于降黄疸?机制是什么?

1. **白蛋白** 补充新生儿血浆白蛋白偏低的缺点,增加与血浆未结合胆红素的结合率,增加肝对胆红素的代谢率,降低胆红素通过血脑屏障的比例,预防胆红素脑病的发生。

2. **苯巴比妥钠** 此处不作为一种镇静催眠药,而是作为肝药酶的诱导剂,增强肝葡糖醛酸转移酶的活性,促使未结合胆红素转化为结合胆红素,加快代谢。

3. **尼可刹米** 此处不作为一种呼吸兴奋药,而是用于诱导肝细胞合成 Y 和 Z 蛋白的合成,促进胆红素进入肝细胞进行代谢。

4. **益生菌** 益生菌可通过参与胆汁代谢,降低肠道中 β- 葡糖醛酸苷酶(β-GD)活性,减少胆红素肠肝循环,酸化肠道,促进肠蠕动等,从而促进胆红素的转化和排泄。对新生儿高胆红素血症和母乳性黄疸,推荐使用双歧杆菌、乳杆菌、粪链球菌、枯

草杆菌、酪酸梭菌、芽孢杆菌等作为辅助治疗。

5. 茵栀黄　清热解毒,利湿退黄,有退黄疸和降低谷丙转氨酶的作用。

知识拓展

蓝光治疗的不良反应及处理

(1) 发热:根据体温调节箱温,必要时暂停光疗,待体温正常后再继续光疗。

(2) 呼吸暂停:早产儿多见。与箱温过高、过低等有关。频繁发作呼吸暂停应停止光疗。

(3) 腹泻:大便为绿色稀便,光疗结束后好转。

(4) 皮疹:光疗停止可自行消失。

(5) 核黄素缺乏与溶血:光疗超过 24 h,可造成体内核黄素缺乏。可在光疗时和光疗后短期补充核黄素。剂量为光疗时核黄素 5 mg,每天 3 次,直至光疗结束,改为每天 1 次,连服 3 天。

(6) 低血钙:使用钙剂或停止光疗可恢复。

(7) 青铜症:当血清结合胆红素高于 4 mg/dl 且谷丙转氨酶、碱性磷酸酶升高时,光疗可使皮肤呈青铜色,应停止光疗。光疗停止后青铜症会逐渐消退,但时间较长。

(8) 眼充血、角膜溃疡:黑纸或黑布做好眼部保护可预防。

(9) 贫血。

课堂讨论

1. 患儿在蓝光治疗过程中,护理上需要注意哪些问题?

2. 光照治疗时,发现患儿腹部及背部有少许皮疹,大便次数增多,为绿色稀便,是否需要停止光照?

(林益平)

第二节　新生儿呼吸窘迫综合征

学习目标

1. 理解呼吸窘迫综合征及氧中毒的病理生理过程。

2. 说出呼吸窘迫综合征的病因、表面活性物质的作用、血气分析各指标的意义。

患儿,男,2 h 余,因早产后 2 h 余入院。系 G_5P_2 孕 31^{+6} 周因 "中央型前置胎盘、臀位" 剖宫产,羊水清,脐带情况不详,出生体重 2.01 kg,生后 1 min Apgar 评分 9 分,5 min Apgar 评分 10 分,否认窒息抢救史。患儿出生后不久即见面部发绀,呼吸急促,鼻翼扇动,呼气呻吟,产科吸氧后症状不能改善,转新生儿重症监护病房进一步治疗。

体格检查:T 36.0℃,HR 160 次/分,R 64 次/分,BP 54/27(37)mmHg。反应欠佳,早产儿外貌,颜面部发绀,前囟平,呼吸不规则,呻吟,有吸气性三凹征,心律齐,心音有力,未闻及杂音,双肺呼吸音粗,末闻及啰音,腹平软,肝脾肋下末能及,四肢肌张力低下,生理反射低下,四肢末梢偏凉。

辅助检查:血常规示白细胞计数 $12.04×10^9$/L,血红蛋白 175 g/L,中性粒细胞百分比 36.3%,血小板 $243×10^9$/L;C 反应蛋白 <1 mg/L;血气分析:pH 7.21,PO_2 62.3 mmHg,PCO_2 66 mmHg,SaO_2 80%,HCO_3^- 19.6 mmol/L,BE^- 3.9 mmol/L。胸片:两肺透亮度低,呈毛玻璃样,可见支气管充气征。

医疗诊断:1. 早产儿;2. 呼吸窘迫综合征。

【疾病分析】

新生儿呼吸窘迫综合征(neonatal respiratory distress syndrome,NRDS)又称肺透明膜病,是由肺泡表面活性物质缺乏所致,以生后不久出现呼吸窘迫并呈进行性加重为特征的临床综合征。多见于早产儿,胎龄愈小,发病率愈高。

生后 6 h 内出现呼吸窘迫,主要表现为:呼吸急促(>60 次/分),鼻翼扇动,呼气呻吟,吸气性三凹征,发绀。呼吸窘迫呈进行性加重是本病的特点。体格检查可见胸廓扁平,呼吸音减低,肺部可闻及细湿啰音。

实验室检查有:

(1)泡沫试验:取患儿胃液 1 ml 加 95% 乙醇 1 ml,震荡 15 s,静置 15 min 后沿管壁有多层泡沫形成可除外 NRDS。若无泡沫可考虑为 NRDS,两者之间为可疑。

(2)血气分析:pH 和 PaO_2 降低,$PaCO_2$ 增高,HCO_3^- 减低是 NRDS 的常见表现。

胸片检查是确诊 NRDS 的最佳手段。可表现为:① 毛玻璃样改变;② 支气管充气征;③ 白肺。

【案例问答】

问题 1　本病的病因是什么?为什么该病多见于早产儿?肺泡表面活性物质有何生理意义?

该病的病因是缺乏肺泡表面活性物质(pulmonary surfactant,PS)。因肺泡表面活性物质于孕 18~20 周开始产生,缓慢增加,到 35~36 周达肺成熟水平,所以胎龄越小,发病率越高,胎龄 37 周者 <5%,32~34 周者为 15%~30%,<28 周者为 60%~80%。

肺泡表面活性物质是由肺泡 Ⅱ 型细胞分泌的一种复杂的脂蛋白,主要成分是二棕榈酰卵磷脂(DPPC)和表面活性物质结合蛋白(SP),分布于肺泡液体分子层的表

肺表面活性物质

面,即在液 – 气界面之间。其生理意义为:

(1)降低肺泡表面张力。

(2)增加肺的顺应性。

(3)维持大小肺泡容积的相对稳定。

(4)防止肺不张。

(5)防止肺水肿。

问题 2　肺泡表面活性物质是如何发挥生理作用的?

在肺泡内侧面衬着薄层液状的肺表面活性物质,其主要作用为降低肺泡表面张力。肺泡表面张力与肺泡表面活性物质的浓度呈反比(图 7-2)。在吸气时肺泡扩大,其表面活性物质分子间距加大,其浓度相应降低,表面张力增加,肺泡趋向萎陷,使肺泡不至于过度扩张。呼气时肺泡缩小,其分子间距缩小,其浓度增加,表面张力降低,肺泡趋向扩张,使肺泡不至于发生膨胀不全和不张。由于降低肺泡表面张力因而也就避免了因肺泡萎陷产生的负压对肺泡壁毛细血管内液体的吸引,防止在某些病理条件下肺水肿的产生。

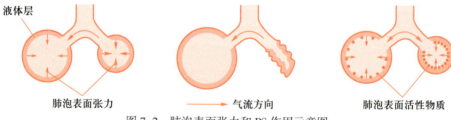

图 7-2　肺泡表面张力和 PS 作用示意图

问题 3　新生儿缺乏表面活性物质的诱因有哪些?

早产是肺泡表面活性物质不足或缺乏的最主要因素,此外,其合成受体液 pH、体温、肺血流量和激素的影响。因此,围生期窒息,低体温,前置胎盘、胎盘早剥和母亲低血压所致的胎儿血容量减少,以及糖尿病母亲婴儿(IDM)由于其血中高浓度胰岛素能拮抗肾上腺皮质激素对 PS 合成的促进作用等,均可诱发 NRDS。

问题 4　新生儿呼吸窘迫综合征(NRDS)与成人呼吸窘迫综合征(ARDS)的区别是什么?

表 7-1　新生儿呼吸窘迫综合征(NRDS)与成人呼吸窘迫综合征(ARDS)

	NRDS	ARDS
病因	缺乏 PS,多见早产儿	感染、损伤、毒气等多种因素
年龄	早产儿	各年龄阶段
表现	生后不久出现进行性加重的呼吸窘迫和呼吸衰竭	呼吸窘迫及难以用常规氧疗纠正的低氧血症
治疗措施	补充 PS 为主	机械通气是急性呼吸窘迫综合征患者的主要治疗手段

问题 5　新生儿呼吸窘迫综合征(NARDS)发病机制是什么?

PS 能降低肺泡壁与肺泡内气体交界处的表面张力,使肺泡张开,该物质半衰期短,需要不断补充。PS 缺乏时,肺泡表面张力增高,根据公式 P(肺泡回缩率)=2 T(表面张力)/r(肺泡半径),呼气时半径最小的肺泡最先萎陷,于是发生进行性肺不张,导致临床上呼吸困难和青紫等症状进行性加重。其过程如下:PS 不足→肺泡表面张力增高→半径最小肺泡最先萎陷→进行性肺不张→缺氧、酸中毒→肺小动脉痉挛→肺动脉压力增高→卵圆孔及动脉导管开放→右向左分流→肺灌流量下降→肺组织缺氧更重→毛细血管通透性升高→纤维蛋白沉积→透明膜形成→缺氧、酸中毒更严重,造成恶性循环。

知识拓展

肺泡表面活性物质

肺泡表面活性物质(PS)位于肺泡上皮细胞表面,是由脂质和表面活性蛋白组成的复合物,具有减小肺泡气 - 液交界面的表面张力,维持肺泡形态稳定的功能。

自 1980 年日本学者藤原首次报道采用外源性 PS 成功治愈新生儿呼吸窘迫综合征(NARDS)以来,PS 的临床应用研究进展迅速。美国食品药品监督管理局(FDA)1990 年正式批准 PS 替代疗法为 NRDS 的常规治疗方法。目前临床应用的 PS 主要为固尔苏、珂立苏两种。

问题 6　患儿的血气分析显示:pH 7.21,PO_2 62.3 mmHg,PCO_2 66 mmHg, SaO_2 80%,HCO_3^- 19.6 mmol/L,BE –3.9 mmol/L。该如何解读血气分析结果?

血气分析(BG)结果能直接反映肺换气功能及其酸碱平衡状态,采用的标本常为动脉血。

综合分析该患儿的血气分析结果,判断为:① 混合性酸中毒;② 高碳酸血症。

血气分析正常值及临床意义:

1. pH

(1) 定义:血中 H^+ 浓度的负对数,代表血液酸碱度。

(2) 正常值:7.35~7.45。

(3) 临床意义:pH<7.35 为酸血症,pH>7.45 为碱血症,单纯靠 pH 不能区别代谢性或呼吸性酸碱失衡。pH 正常不能排除酸碱失衡。

2. PCO_2

(1) 定义:血浆中物理溶解的 CO_2 分子所产生的压力。

(2) 正常值:动脉血 35~45 mmHg,平均 40 mmHg;静脉血 39~52 mmHg,平均 45 mmHg。

(3) 临床意义

1) 衡量肺泡通气量的重要指标。

2) 判断酸碱失衡:$PaCO_2$>45 mmHg 为呼吸性酸中毒或代偿后的代谢性碱中毒,$PaCO_2$ <35 mmHg 为呼吸性碱中毒或代偿后的代谢性酸中毒。

动脉血气
分析

3）判断呼吸衰竭的类型：

呼吸衰竭分为 I 型和 II 型：标准为海平面平静呼吸空气条件下① I 型呼吸衰竭 $PaO_2<60$ mmHg $PaCO_2$ 正常或下降；② II 型呼吸衰竭 $PaO_2<60$ mmHg $PaCO_2>$ 50 mmHg

处理：调节肺泡通气量，$PCO_2\downarrow$，减少潮气量；$PCO_2\uparrow$，增加潮气量或呼吸次数。

3. PO_2

（1）定义：血浆中溶解的 O_2 分子所产生的压力。

（2）正常值：80~100 mmHg。

（3）临床意义：$PO_2<60$ mmHg 提示有呼吸衰竭，$PO_2<30$ mmHg 即有生命危险。反映肺通气和（或）换气功能：① 通气功能障碍：$PO_2\downarrow$，$PCO_2\downarrow$，见于通气不足，COPD、哮喘等。② 换气功能障碍：单纯 $PO_2\downarrow$，见于肺弥散功能障碍，V/Q 失衡等。

（4）处理：提高吸入氧浓度，呼气末正压等。

4. HCO_3^-

（1）标准碳酸氢盐（SB，standard bicarbonate）：是指在标准条件下，即 37℃时，用 PCO_2 为 40 mmHg 及 PO_2 100 mmHg 的混合气体平衡后血浆中 HCO_3^- 的含量。不受呼吸影响，反映代谢性酸碱平衡指标。正常值为 22~27 mmol/L。

（2）实际碳酸氢盐（AB，actual bicarbonate）：实际测得的血浆 HCO_3^- 含量，动、静脉血 HCO_3^- 大致相等。正常值为 22~27 mmol/L，平均值为 24 mmol/L，它是反映酸碱平衡代谢因素的指标。$HCO_3^-<22$ mmol/L 可见于代酸或呼碱代偿；$HCO_3^->27$ mmol/L 可见于代碱或呼酸代偿。

酸中毒时补碱公式：

$$5\%NaHCO_3(ml)=(24-AB)\times kg/3$$

5. 剩余碱（bases excess，BE）

（1）定义：它是表示血浆碱储量增加或减少的量。

（2）正常值：± 3 mmol/L，平均为 0。

（3）临床意义：BE 正值时表示缓冲碱增加，BE 负值时表示缓冲碱减少或缺失，排除了呼吸因素的影响后，是反映代谢性酸碱平衡的重要指标。BE <−3 mmol/L 可见于代谢性酸中毒或呼碱代偿；BE > 3 mmol/L 可见于代谢性碱中毒或呼酸代偿。

临床常用代酸补碱公式：$5\%NaHCO_3(ml)=BE\times kg\times 0.3$

6. 血氧饱和度（SO_2）

（1）定义：在一定的 PO_2 下，血液标本中氧合血红蛋白占全部血红蛋白的百分比。

（2）正常值：93%~100%。

（3）临床意义：反映血中 O_2 与血红蛋白的结合程度，反映缺氧不如 PO_2 敏感。

问题 7　采血气分析标本时要注意哪些事项？并介绍血气分析的采集方法。

1. 采样时需注意

（1）用 20 ml 注射器清理测压管道中的肝素。

（2）采样管需用肝素润管抗凝。

(3) 采样后立即封闭，不能与空气接触。

2. 血气分析的采集方法

(1) 准备：空针 5 ml，2 ml 肝素盐水。

(2) 常用的采血部位：

1) 股动脉：患者下肢外展、外展关节略向外屈曲，以耻骨结节和髂前上棘连线的中点为穿刺点，进针角度为 90°。患者平卧，穿刺侧大腿外展、外旋，以腹股沟韧带下 1.5~2.0 cm 股动脉搏动最强处作为穿刺点，穿刺针与皮肤垂直，保持 90° 角。

2) 桡动脉：患者穿刺点选择在桡动脉波动最明显处上延 2~3 cm 处（即掌横纹上 5~6 cm 的动脉搏动处）45° 角进针。

3) 足背动脉：患者内、外踝连线的中点处，选择动脉搏动最强的部位进行穿刺，循向心方向以 15°~20° 进针。

4) 肱动脉：患者平卧，卷袖置上臂，触动肱动脉搏动处（测血压时的听诊部位）45° 角进针。

3. 注意事项

(1) 血气分析的最佳标本是动脉血，动脉血能真实地反映体内的氧化代谢和酸碱平衡状态，静脉血也可供作血气测定，但与动脉血差别较大。

(2) 抗凝剂的选择，因需测定全血血气，所以必须抗凝，一般用肝素抗凝，浓度为肝素 100 mg+ 生理盐水。

(3) 注意防止血标本与空气接触，应处于隔绝空气的状态。与空气接触后可使 PO_2 升高，PCO_2 降低，并污染血标本。

(4) 标本放置时间，宜在 30 min 之内检测，否则，会因为全血中有活性的红细胞代谢，不断地消耗 O_2，并产生 CO_2，进而影响结果的准确性。

问题 8 呼吸机的主要参数包括哪些？ 预调数值分别为多少？

表 7-2 呼吸机主要参数及说明

参数	呼吸道病变		说明
	无	有	
吸入氧浓度（FiO₂）	≤ 0.4（40%）	0.4~0.8（40%~80%）	由于 FiO₂ 大于 60% 易导致氧中毒，FiO₂ 80%~100% 的时间不超过 6 h，60%~80% 的时间不超过 12~24 h。
最大吸气压力（PIP）	15~18 cmH₂O	20~25 cmH₂O	NRDS、肺不张、胎粪吸入综合征、肺炎
呼气末正压（PEEP）	2~3 cmH₂O	肺不张、NRDS：4~6 cmH₂O；胎粪吸入综合征、肺炎：0~3 cmH₂O	
呼吸频率（RR）	20~25 次/分	30~45 次/分	
吸气时间（Ti）吸呼比（I/E）	Ti：0.5~0.75 s I/E（肺不张、NRDS）:（1：1）~（1：1.2） I/E（胎粪吸入综合征、肺炎）:（1：1.2）~（1：1.5）		

参数	呼吸道病变		说明
	无	有	
潮气量(VT)	新生儿 6~8 ml/kg		
流量(FR)	4~10 L/min		
湿化器及其温度	37~39℃		

问题 9　对于长期氧疗的早产儿,最常见的并发症是什么? 其发病过程和发病机制是什么? 应如何向家长交代?

长期氧疗的早产儿,最常见的并发症是早产儿视网膜病(retinopathy of prematurity, ROP)。

1. 早产儿视网膜病的发病过程

(1) 血管关闭和消失期:当早产儿吸入高浓度氧时,血氧浓度升高导致视网膜高氧,使发育正常的视网膜血管关闭或消失。

(2) 视网膜血管异常增生期:停止氧疗后,由于视网膜相对缺氧及全身营养代谢的需要导致了视网膜血管的增生,而新生血管出现了形态和功能上的异常。

2. 早产儿视网膜病的发病机制

(1) 细胞因子学说:视网膜血管的正常发育依赖于血管形成刺激因子和抑制因子的平衡。这些因子包括血管内皮生长因子(VEGF),色素上皮衍生因子(PEDF),转化生长因子 β_2(TGF-β_2)及纤维生长因子(FGF)等。

(2) 氧自由基学说:该学说认为不成熟的视网膜含有低水平的抗氧化剂如一氧化氮系统,高浓度的氧吸入导致了视网膜高氧,高氧产生过氧化物包括前列腺素的产生,导致血管收缩和血管细胞毒性,从而导致视网膜缺血,进一步导致了血管增生。

3. 应告知家长的事项

(1) 对早产儿尤其是极低体重儿用氧时,一定要告知家长早产儿血管不成熟的特点、早产儿用氧的必要性和可能的危害性,让家长对相关知识有所了解,并能理解氧疗对早产儿的影响。

(2) 告知家长,凡是经过氧疗,符合眼科筛查标准的早产儿,应在出生后 4~6 周或矫正胎龄 32~34 周时进行眼底视网膜病变(ROP)筛查,以早期发现,早期治疗。

课堂讨论

氧中毒对机体的急慢性损害有哪些? 高氧致肺损伤的作用机制如何?

(林益平)

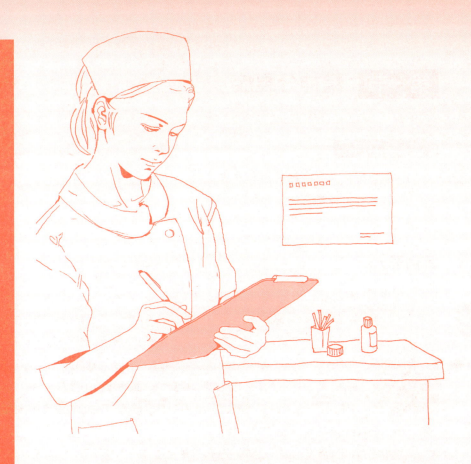

第八章　精神障碍

第一节　精神分裂症

1. 掌握精神分裂症的病因和发病机制。
2. 熟悉抗精神病药物治疗的方法。
3. 了解抗精神病药物的不良反应。

案例导入

患者,男,24岁,因"幻听、妄想、强制性思维8个月"入院。患者因1年前父病故又加失恋,8个月前开始失眠,呆滞,郁郁不乐。说"我活不了多少天了,我有罪,领导认为是我让单位的其他人犯了错误。"拒绝就医。听到火车鸣响就害怕,说"了不得,天下在乱了。"不出门,独处一隅,喃喃自语自笑。曾被当地精神病院诊断为"抑郁症",给予阿咪替林、氯丙嗪等治疗,19天后家属要求出院,返家途中突然凝视前方,旋即返身惊恐而逃,说"前面有一道白光太厉害了"而其两位兄长均未见到。听见鸟鸣犬吠也恐慌,在家休息数月,仍时有言语错乱、幻觉幻听等现象。既往体健,否认精神病家族史。

精神检查:患者意识清晰,定向力良好,接触合作,言谈切题,记忆智能无障碍,唯孤僻离群,独卧于床,不与病友交往,生活被动懒散,时而恐惧紧张,时而激愤,时而自语自笑,有时凝神倾听,若有所闻。

医疗诊断:偏执型精神分裂症。

入院予以精神科护理常规,予以氯丙嗪和氯氮平治疗,入院后第1天患者服用氯丙嗪后出现低血压反应,立即予以去甲肾上腺素针静脉滴注抢救后血压回升正常。入院后40天患者出现手足徐动、静止性震颤等症状,予以盐酸苯海索治疗好转。

【疾病分析】

精神分裂症是由一组症状群所组成的临床综合征,涉及感知觉、思维、情感和行为等多方面的障碍及精神活动的不协调。它是多因素的疾病,目前病因尚不明确。目前公认的发病机制是个体心理的易感素质和外部社会环境的不良因素通过内在生物学因素(如多巴胺、5-羟色胺等神经递质的异常)而导致疾病的发生。精神分裂症的诊断主要依靠病史及临床症状,一般的辅助检查多无异常改变。抗精神病药物治疗是精神分裂症首选的治疗措施,药物治疗应系统而规范,强调早期、足量、足疗程,注意单一用药原则和个体化用药原则。一般推荐第二代(非典型)抗精神病药物如利培酮、奥氮平、奎硫平等作为一线药物选用。第一代及非典型抗精神病药物的氯氮平作为二线药物使用。部分急性期患者或疗效欠佳患者可以合用电抽搐治疗。

【案例问答】

问题1　精神分裂症的病因和发病机制是什么?

1. **遗传因素**　传统的家系调查、双生子和寄养分析研究均提示遗传因素在精神分裂症的发生中起着重要的作用。精神分裂症患者亲属中精神病的患病率比普通人群高 6.2 倍,而且血缘关系越近,患病率越高。单卵双生的同病率比双卵双生的同病率高 3~6 倍。目前已发现第 5、11 号染色体上存在与精神分裂症相关联的基因位点,未发现特异性的基因突变。因此,对精神分裂症的遗传方式仍无定论,目前主要有三种假设,即单基因遗传、多基因遗传及异质性遗传。

精神分裂症
概念

2. **神经生化**　研究发现中枢神经系统的单胺类递质在精神分裂症的发生中起着重要的作用。某些精神药物或抗精神病药物的治疗作用与神经递质或其受体的功能有密切的关系,因此提出了各种假说,主要有多巴胺(DA)活动过度假说、5-羟色胺(5-HT)和去甲肾上腺素神经通路障碍假说、兴奋性氨基酸假说及神经肽假说。其中以多巴胺假说最受关注,近来 5-HT 的异常也越来越受到重视。

3. **脑结构异常**　CT 和 MRI 研究发现,30%~40% 精神分裂症患者有脑室扩大或其他脑结构异常,而且脑结构异常的部位、程度与阴性症状、认知功能障碍有关。新近的 PET 研究还发现了精神分裂症患者脑组织的细胞结构异常,如慢性患者的 D_2 受体增多。

精神分裂症
病因

4. **神经发育异常**　大量研究表明,精神分裂症患者的大脑存在轻微的多灶性或弥漫性的解剖变异,而且这种变异发生在发病以前。此外,患者还存在神经通路的遗传性缺陷及皮质的神经细胞排列异常。这些发现均强烈提示精神分裂症与神经发育异常有关。引起神经发育异常的主要原因包括产科并发症、胚胎期的病毒感染等。

5. **精神生理改变**　精神分裂症患者听觉和视觉事件相关电位(P300)的潜伏期延长,从一定程度上反映了患者的认知功能障碍。精神分裂症患者还存在平稳眼追踪运动(smooth pursuit eye movement,SPEM)的异常,说明存在大脑皮质,尤其是额叶功能的改变。

6. **社会心理因素**　精神分裂症多发生在经济水平低或社会阶层低的人群。寄养子研究也表明,幼年的家庭环境,尤其是长期与精神分裂症家属接触经历,与该病的发生有关。此外,不良的病前个性及生活事件均与精神分裂症有关。

问题2　抗精神病药物的治疗机制是什么?

抗精神病药物的机制可以归纳为“三抗治疗机制”:

1. **抗多巴胺 D_2 受体**　典型和不典型抗精神病药物均阻断中脑-边缘通路多巴胺 D_2(D2)受体,改善阳性症状、唤醒和激越,但多巴胺水平升高这一原因并未去除,故抗精神病药需要维持治疗,首次发病至少维持 1~2 年,二次发病至少维持 5 年乃至终身。

2. **抗 α_1 肾上腺素能受体**　氯丙嗪、氯氮平、奥氮平抗 α_1 受体,抑制中脑-边缘通路多巴胺能传导,抗阳性症状、唤醒和激越。同时,抗 α_1 受体有镇静效应,故此比非镇静性抗精神病药物更好地改善唤醒和激越。

3. 抗 5-HT$_{2A}$ 受体

在中脑 – 皮质通路突触前膜上有 5-HT$_{2A}$ 受体,激动该受体能抑制多巴胺释放。不典型抗精神病药阻断 5-HT$_{2A}$ 受体,引起多巴胺脱羧酶抑制性释放,激动突触后膜上的 D$_1$ 受体,改善阴性、认知和心境症状。但如果中脑 – 皮质通路损害重,能释放多巴胺的神经纤维不足,则改善程度有限,或者前额皮质 D$_1$ 受体破坏过多,多巴胺释放再多也无效,故不典型抗精神病药改善阴性、认知和心境症状效果有限。

问题 3　为什么该患者服用氯丙嗪后会出现低血压? 为什么要用去甲肾上腺素静脉滴注治疗?

氯丙嗪有阻断 α 受体的作用,并有抑制血管运动中枢及直接扩张血管的作用,可引起血管扩张,血压降低,心率反射性增快。降压作用快而强。此时只能用 α 受体激动剂去甲肾上腺素治疗,若用肾上腺素治疗,因机体的 α 受体已经被阻滞,肾上腺素只能发挥 β 效应,表现为大量的骨骼肌血管扩张而致血压更低,出现肾上腺素血压翻转效应,故不能用肾上腺素治疗。

问题 4　该患者服用氯丙嗪等抗精神病药物后为什么会出现运动困难和震颤等症状?

该患者的表现是一种锥体外系症状。氯丙嗪是中枢多巴胺受体阻断剂,长期应用会导致中枢黑质 – 纹状体通路的多巴胺受体被阻断,导致该通路乙酰胆碱功能亢进而出现锥体外系症状,表现为三种症状。

1. **帕金森综合征**　表现为肌张力增高,流涎、面部表情呆板、动作迟缓、静止性震颤等。

2. **静坐不能**　多见于中年人,坐立不安,来回走动不能控制,伴有明显的烦躁与焦虑。

3. **急性肌张力障碍**　表现为局部肌群持续性痉挛,引起各种奇怪的动作、姿势等。

以上三种情况与阻断黑质 – 纹状体通路的多巴胺受体有关。可给予中枢性抗胆碱药如东莨菪碱、盐酸苯海索等治疗。因多巴胺受体已经被阻断,因此,用拟多巴胺类药物治疗是无效的。

问题 5　抗精神病药物最严重的不良反应是什么? 有哪些表现?

抗精神病药物最严重的不良反应是恶性综合征,在临床工作中,常采用下述标准进行诊断:

1. 发病 7 天之内应用了抗精神病药物(应用长效注射抗精神病药物为 4 周之内)。

2. 高热,T ≥ 38℃。

3. 肌肉强直。

4. 具有下述症状之中的三项或三项以上:(1) 意识改变;(2) 心动过速;(3) 血压上升或降低;(4) 呼吸急促或缺氧;(5) 肌酸激酶增高或肌红蛋白尿;(6) 白细胞计数增高;(7) 代谢性酸中毒。

5. 以上症状不是由全身性疾病或者神经科疾病所致。

问题6　什么是非典型抗精神病药？有什么优点？

1. 典型抗精神病药(以氯丙嗪为代表)多为单纯的多巴胺 D_2 受体阻断剂，只对精神分裂症的阳性症状有效，对改善阴性症状和认知功能无效，且锥体外系反应明显。目前抗精神病药物研发的焦点集中于非典型抗精神病药物上。这类药物的药理特性表现在对除多巴胺 D_2 受体以外的其他受体(D_1、D_2、D_3 受体)，以及 5- 羟色胺(5-HT)受体、谷氨酸受体等的拮抗作用，包括氯氮平、利培酮、奥氮平、阿立哌唑等。

2. 与典型抗精神病药物相比，这类药物在临床上具有以下优点。

(1) 没有传统的抗精神病药物所具有的锥体外系反应等不良反应或较之轻微得多。

(2) 对阴性症状有效。

(3) 可改善患者的认知功能缺陷。

课堂讨论

在护理精神分裂症患者时，应该注意哪些方面？

（黄　忙）

第二节　抑郁症

学习目标

1. 掌握抑郁症产生的原因及发病机制。
2. 熟悉抑郁症的药物治疗。
3. 了解抑郁症的判断标准。

案例导入

患者，女，19 岁，大学生。5 年前因父亲遭遇车祸离世后出现情绪不太好，经常不开心，心烦，紧张，有时容易发脾气，但能勉强上学。2 年前出现情绪低，不开心，注意力不集中，很容易紧张，不愿上学，为一点小事就会号啕大哭，有时觉得做人没意思，经常产生自杀念头。当时曾到专科门诊，配服药物，服药后情绪好转，但服药不规则。今年开始病情加重，称自己一点也不开心，整天都想着死，有时大发脾气，哭闹，全身发抖。经常感到心慌、胸闷难受。常整天躺在床上不想做事，称自己在等死。曾服药物自杀，及时发现后给予催吐治疗。

患者今年曾有 2 次突然出现很兴奋的感觉，觉得自己什么事都可以做，很开心，计划很多，但维持 1 周的时间后又回到原点，人又出现不开心。这次住院前一天觉得很伤心，看见母亲就觉得很委屈，就会大哭，反复说自己要死了，自己要杀人，大发脾气，砸东西，自己要求住院治疗。

医疗诊断：双相情感障碍，目前为不伴精神病症状的重度抑郁发作。

【疾病分析】

抑郁症又称抑郁障碍,以显著而持久的心境低落为主要临床特征,是心境障碍的主要类型。抑郁症的病因尚不明确,目前强调遗传与环境或应激因素之间的交互作用及这种交互作用的出现时点在抑郁症发生过程中具有重要的影响。抑郁症的诊断主要应根据病史和临床症状,实验室检查主要是为了排除物质及躯体疾病所致的抑郁症,典型病例诊断一般不困难,目前国际上通用的诊断标准有 ICD-10 和 DSM-IV。国内主要采用 ICD-10,是指首次发作的抑郁症和复发的抑郁症,不包括双相抑郁。药物治疗是中度以上抑郁发作的主要治疗措施。目前临床上一线的抗抑郁药主要包括选择性 5-羟色胺再摄取抑制剂、5-羟色胺和去甲肾上腺素再摄取抑制剂、去甲肾上腺素和特异性 5-羟色胺能抗抑郁药等。

【案例问答】

问题1 什么是双相情感障碍？其病因和发病机制是什么?

1. **概念** 双向情感障碍是心境(情感)障碍的一种类型,指发病以来,既有躁狂或轻躁狂发作,又有抑郁发作的一种心境障碍。躁狂发作需持续 1 周以上,抑郁发作需持续 2 周以上,躁狂和抑郁交替或循环出现,也可以混合方式同时出现。一般呈发作性病程,每次发作后进入精神状态正常的间歇缓解期,大多数患者有反复发作倾向,部分可有残留症状或转为慢性。

2. **发病病因和发病机制**

(1) 生物学因素

1) 研究证实,患者存在中枢神经递质代谢异常和相应受体功能改变,大脑神经突触间隙 5-羟色胺等神经递质含量异常;

2) 5-羟色胺功能活动缺乏可能是双向障碍的基础,是易患双向障碍的素质标志;

3) 去甲肾上腺素功能活动降低可能与抑郁发作有关,去甲肾上腺素功能活动增强可能与躁狂发作有关;

4) 多巴胺功能活动降低可能与抑郁发作有关;

5) γ-氨基丁酸(GABA)是中枢神经系统抑制性神经递质,有研究发现其在双向障碍患者血浆和脑脊液中的水平降低。

(2) 遗传学因素:家系调查发现,双向Ⅰ型障碍先证者的一级亲属中双向障碍的发病率,较正常人的一级亲属中发病率高数倍。血缘关系越近,患病率越高。

(3) 心理社会因素:不良的生活事件和环境应激事件可以诱发情感障碍的发作,如失业、失恋、家庭关系不好、长时期高度紧张的生活状态等。遗传因素在情感障碍发病中可能导致一种易感素质,而具有这种易感素质的人在一定的环境因素促发下发病。

总体来说,双相情感障碍的发病原因尚不十分清楚,目前倾向认为,遗传与环境因素在其发病过程中均起重要作用,遗传因素的影响可能较为突出。

问题 2　抑郁症判断的症状标准有哪些?

抑郁发作以心境低落为主,与其处境不相称,可以从闷闷不乐到悲痛欲绝,甚至发生木僵。严重者可出现幻觉、妄想等精神病性症状。某些病例的焦虑与运动性激越很显著。其症状标准以心境低落为主,并至少有下列四项:

1. 兴趣丧失,无愉快感。
2. 精力减退或疲乏感。
3. 精神运动性迟滞或激越。
4. 自我评价过低、自责,或有内疚感。
5. 联想困难或自觉思考能力下降。
6. 反复出现想死的念头或有自杀、自伤行为。
7. 睡眠障碍,如失眠、早醒,或睡眠过多。
8. 食欲降低或体重明显减轻。
9. 性欲减退。

抑郁症的识别与处理

问题 3　目前抑郁症患者的治疗手段有哪些? 常用药物有哪些?

抑郁症的治疗手段包括药物治疗、心理治疗和电休克治疗,其中药物治疗是最主要的。常用药物有:

1. **杂环类(HCAs)抗抑郁药**　包括三环类(TCAs)和四环类,如咪帕明(imipramine)、阿米替林(amitriptyline)、马普替林(maprotiline)。
2. **选择性 5- 羟色胺再摄取抑制剂(SSRIs)**　如氟西汀等。
3. **选择性 5- 羟色胺及去甲肾上腺素再摄取抑制剂(SNRIs)**　如文拉法辛。
4. **NE 及特异性 5- 羟色胺能抗抑郁药(NaSSA)**　如米氮平。
5. **选择性去甲肾上腺素再摄取抑制剂(NRI)**　如瑞波西汀。
6. **5- 羟色胺平衡抗抑郁剂(SMA)**　如曲唑酮。
7. **去甲肾上腺素及多巴胺再摄取抑制剂(NDRIs)**　如安非他酮。
8. **选择性 5- 羟色胺再摄取激活剂(selective serotonin reuptake activators,SSRA)**　如噻奈普汀。
9. **可逆性单胺氧化酶抑制剂(RMAOI)**　如吗氯贝胺等。

问题 4　患者在接受抗抑郁药治疗时应得到哪些用药宣教?

根据英国国家卫生与临床优化研究所(NICE)提供的医生处方抗抑郁药时的患者教育建议,有如下教育内容:

1. 抗抑郁药的效果是逐渐显现的。
2. 严格按照处方医嘱用药,即使症状缓解也应维持治疗一段时间。
3. 抗抑郁药可能引起不良反应。
4. 抗抑郁药与其他药物可能有相互作用。
5. 抗抑郁药停药时会有撤药症状,应按医生建议处理。
6. 抗抑郁药不会造成成瘾。
7. 必要时提供书面教育材料。

光 照 治 疗

在天气阴沉的日子里,估计有三分之一的人抱怨情绪不好,甚至患有轻中度抑郁症,他们感到疲惫不堪、筋疲力尽,并且经常莫名其妙地悲伤。维也纳大学精神病学专家卡斯珀教授说:"我们把这种痛苦称为季节性抑郁症,每个人都可能患这种抑郁症。"

从10月底至4月初这几个光线不足的月份里,许多人情绪不好是体内褪黑激素生产过多所致。在阴暗时,松果体会大量生产使人安危入睡的褪黑激素。这种激素的生产往往从夜幕降临后1 h开始,至日出时结束。由于冬季体内生产的睡眠激素要比夏季多得多,因此人在冬季容易发困。

在北欧,许多人遭受极夜抑郁症之苦,他们长期感到乏力、无缘无故地悲伤,容易激动,有恐惧感和注意力集中不起来,这是典型的症状。此外,患有极夜抑郁症的人喜欢睡觉、贪食,并且喜食甜食。

卡斯珀教授说:"实践证明,用光治疗抑郁症是有效的,人们可以在医院、诊所、旅馆或家里进行这种治疗。"那么在家里如何进行光疗呢?卡斯珀教授建议:使用光强度不超过1万勒克斯的专门灯泡每天正面照射0.5 h,至少连续照射两个星期。由于用灯光照射可能损伤皮肤和眼,而使用这种专门灯泡,灯光中的紫外线已经被过滤掉了。

课堂讨论

抑郁症的种类有哪些?作为护理人员如何应对产后抑郁?

(黄 忙)

护考真题

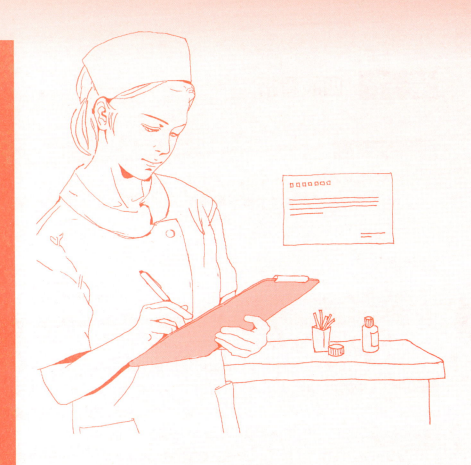

第九章　损伤、中毒

第一节 四肢骨折

学习目标

1. 掌握骨组织的成分和构造,功能复位的标准,影响骨折愈合的因素。

2. 熟悉骨折时容易损伤的血管和神经,骨折时压迫止血的方法,骨折愈合的病理过程。

案例导入

患者,男,68岁,初中毕业,工人。"车祸致右前臂及双下肢疼痛、活动受限3 h"入院。患者3 h前骑三轮车时被汽车撞倒,有短暂昏迷史,自觉右腕部、右大腿疼痛,不能站立行走,右大腿有一创口,出血较多。伤后无呼吸困难,无头晕及恶心、呕吐,无腹痛。

体格检查:T 37.4 ℃,P 102次/分,R 22次/分,BP 100/65 mmHg。神志清楚,双侧瞳孔0.25 cm,等大等圆,对光反应灵敏,胸廓无挤压痛,腹部平软,无压痛、反跳痛及肌紧张。骨科专科检查:右腕部呈"枪刺刀样"畸形,局部肿胀,腕关节活动障碍;右大腿中下段畸形,反常活动存在,右大腿外侧有一长约12 cm不规则创口,可见骨折断端,出血多。

辅助检查:右腕关节正侧位X线示右桡骨远端近似横行骨折线,骨折远端向桡、背侧移位,近端向掌侧移位,略有重叠。右股骨正侧位X线示:右股骨干中下1/3向前移位。

医疗诊断:1. 右桡骨远端伸直型骨折(Colles骨折);2. 右股骨中下1/3骨折。

【疾病分析】

四肢骨折一般分为闭合性骨折和开放性骨折两种类型。骨折处没有皮肤或黏膜破裂,骨折断端与外界不相通称为闭合性骨折(图9-1)。骨折处有皮肤或黏膜破裂,与外界相通称为开放性骨折。主要表现有:疼痛、肿胀、局部畸形、骨摩擦音及功能障碍。为避免骨折断端刺伤皮肤、血管和神经,需固定肢体使伤员安静以减轻疼痛,便于运送,避免在搬运与运送中增加受伤者的痛苦。骨折的整复、固定和功能训练是骨折治疗的三大原则,也是康复治疗的基本原则,骨折的整复(复位)在临床上分为解剖

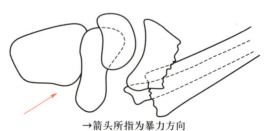

→箭头所指为暴力方向

图9-1 Colles骨折致伤机制

复位和功能复位,其复位方法分为手法复位(闭合复位)和切开复位两种。功能训练是骨折后康复治疗的主要手段,应鼓励患者早期进行功能训练,以促进骨折愈合,防止或减少后遗症、并发症的发生。

【案例问答】

问题1　骨组织是由哪些成分构成的?

骨骼的主要成分有以下三类:

1. **有机类物质**　骨骼中的有机类物质主要起促进骨骼生长、修复骨组织、供给骨营养、连接和支持骨细胞以及参与骨骼新陈代谢等方面的作用,如蛋白质、胶原纤维、酶类、骨基质、硫酸软骨素等。

2. **矿物质**　主要是钙、磷、钠、镁、铁、氟等离子,其中以钙离子含量最多,磷次之。体内的钙常以磷酸钙等形式存在,是骨骼的主要成分。骨骼中的矿物质,特别是钙和磷以结晶的方式排列成行,使骨骼具有一定的强度和韧性,起到支架的作用。

3. **水分**　骨骼中的水分是骨组织生长、发育、代谢的介质。骨质疏松是骨骼的有机类物质和矿物质等比例丢失,使骨量减少所致。

问题2　骨的组织学构造是如何的?

骨由骨膜、骨质和骨髓等三部分构成。骨膜是骨的被覆。骨质即骨组织,由骨系细胞和骨间质组成(图9-2)。骨系细胞主要指骨原细胞、成骨细胞、骨细胞与破骨细胞等,有时也涉及中胚层间充质的多能干细胞。骨间质即骨组织的细胞外间质,通常分为有机间质与无机间质。有机间质由骨胶原纤维和无定形基质组成;无机间质即骨盐,骨盐主要是羟基磷灰石和磷酸钙,它们主要沉积在骨的胶原(原)纤维上。

157

骨组织

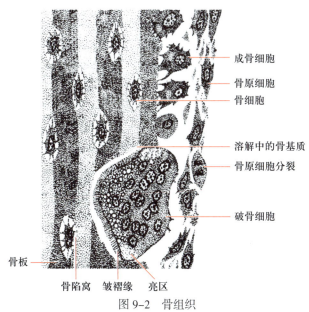

图 9-2　骨组织

成骨细胞
骨原细胞
骨细胞
溶解中的骨基质
骨原细胞分裂
破骨细胞
骨板
骨陷窝　皱褶缘　亮区

问题3　四肢骨折时容易损伤的血管和神经有哪些?

1. 上肢

(1) 肱骨外科颈骨折:合并臂丛神经、腋神经、腋血管(旋肱前、后动脉)损伤,因为起于臂丛的腋神经绕过肱骨外科颈。

(2) 肱骨髁上骨折:合并肱动脉、桡神经、正中神经、尺神经损伤。

(3) 肱骨上段骨折:合并腋神经损伤。

(4) 肱骨中段骨折:合并桡神经、肱动脉损伤。

(5) 肱骨内上踝骨折:合并尺神经损伤。

(6) 桡骨颈骨折:易损伤桡神经深支。

2. 下肢

(1) 股骨下段骨折:合并腘动脉、腘静脉、胫神经、腓总神经损伤。

(2) 腓骨颈骨折:合并腓总神经损伤。

(3) 股骨踝上骨折:腘静脉、腘动脉易受损伤,因为腘动脉与股骨非常靠近,在股骨踝处,股骨踝上骨折时,很容易划伤血管。

(4) 股骨颈骨折:合并旋股内侧动脉、旋股外侧动脉损伤。神经的走向与这个地方相对较远,不易损伤神经。

(5) 胫骨骨折:损伤胫神经、腓总神经。

(6) 腓骨骨折:损伤腓总神经。

问题4　四肢骨折急救时如何进行压迫止血?

指压止血法只适用于头面颈部及四肢的动脉出血急救,注意压迫时间不能过长。不同部位动脉止血方法如下。

1. 指压桡、尺动脉　适用于手部大出血,用两手的拇指和示指分别压迫伤侧手腕两侧的桡动脉和尺动脉,阻断血流。因为桡动脉和尺动脉在手掌部有广泛吻合支,所以必须同时压迫双侧。

2. 指压股动脉　适用于一侧下肢的大出血,以两手的拇指用力压迫伤肢腹股沟中点稍下方的股动脉,阻断股动脉血流。伤员应该处于坐位或卧位。

3. 指压肱动脉　适用于一侧肘关节以下部位的外伤大出血,用一只手的拇指压迫上臂中段内侧,阻断肱动脉血流,另一只手固定伤员手臂。

4. 指压指(趾)动脉　适用于手指(足趾)大出血,用拇指和示指分别压迫手指(足趾)两侧的指(趾)动脉,阻断血流。

5. 指压胫前、后动脉　适用于一侧足的大出血,用两手的拇指和示指分别压迫伤足背中部搏动的胫前动脉及足跟与内踝之间的胫后动脉。

问题5　骨折愈合要经过哪些病理过程?

骨折愈合要经过以下四个病理过程。

1. 肉芽组织修复期　骨折部血肿机化,毛细血管侵入,血肿逐渐演变成肉芽组织,此期需伤后 2~3 周完成。临床上骨折部位仍有肿、痛,骨折端仍存在有一定弹性的成角活动,X 线有少量膜内骨化影。

2. 骨痂形成期　骨外膜的膜内骨化及骨内膜的膜内骨化过程,骨折两端骨化部分逐渐接近并会合,同时骨折部位血肿经肉芽组织过程形成软骨也开始骨化,此期为伤后 6~10 周。临床上骨折局部无水肿,无压痛,无异常活动。X 线膜内骨化部分两端会合,软骨骨化也连成一体,骨痂呈梭形,但骨折线可见,此期已达临床愈合。

3. **骨折愈合期**　骨痂范围与密度逐渐增加。骨痂内新生骨小梁逐渐增加,排列趋于规则。骨痂与骨质界限不清,骨折线消失。但髓腔被骨痂封闭。此期为伤后 8~12 周。临床上此期骨折愈合很牢固,患肢可以开始使用。

4. **塑型期**　骨结构按照力学原则重新改造,多余骨痂被吸收,髓腔可重新开放。骨折痕迹基本消失。一般需伤后 1~2 年。

问题 6　该患者在清创或手术过程中,均需要进行无菌操作,所涉及的医疗物品的消毒、灭菌方法如何选择?

根据医疗器械污染后使用所致感染的危险性大小及在患者之间使用的消毒或灭菌要求,将医疗器械分三类,即高度危险性物品、中度危险性物品和低度危险性物品。

1. **高度危险性物品**　进入人体无菌组织、器官,或接触破损皮肤、破损黏膜的物品,一旦被微生物污染,具有极高感染风险,如手术器械、穿刺针、腹腔镜、活检钳、心脏导管、植入物等。高度危险性物品应采用灭菌方法处理,如压力蒸汽灭菌、环氧乙烷灭菌或灭菌剂浸泡灭菌。

2. **中度危险性物品**　与完整黏膜相接触,而不进入人体无菌组织、器官,也不接触破损皮肤、破损黏膜的物品,如内镜、喉镜、肛表、口表、吸引器管道、呼吸机管道、压舌板等。中度危险性物品应采用中水平消毒以上效果的消毒方法,如湿热消毒或高效消毒剂如含氯消毒剂等以上的消毒剂浸泡消毒。

3. **低度危险性物品**　与完整皮肤接触而不与黏膜接触的器材,如听诊器、血压计袖带等;病床单位及床头柜;墙面、地面、痰盂(杯)和便器等。低度危险性物品宜采用低水平消毒方法如中低效的消毒剂复合季铵盐消毒液、含氯消毒剂擦拭消毒,或做清洁处理;遇有病原微生物污染时,针对所污染病原微生物的种类选择有效的消毒方法。

问题 7　骨折患者功能复位的标准是什么?

1. 骨折部位的旋转移位、分离移位必须完全矫正。

2. 缩短移位在成人下肢骨折不超过 1 cm;儿童若无骨骺损伤,下肢缩短在 2 cm 以内,在生长发育过程中可自行矫正。

3. 成角移位,下肢骨折轻微地向前或向后成角,与关节活动方向一致,日后可在骨痂改造期内自行矫正。向侧方成角移位,与关节活动方向垂直,日后不能矫正,必须完全复位。否则关节内、外侧负重不平衡,易引起创伤性关节炎。上肢骨折要求也不一致,肱骨干稍有畸形,对功能影响不大;前臂双骨折则要求对位、对线均好,否则影响前臂旋转功能。

4. 长骨干横形骨折,骨折端对位至少达 1/3 左右,干骺端骨折至少应对位 3/4 左右。

问题 8　影响骨折愈合的因素有哪些?

1. **年龄**　儿童生长活跃,骨折愈合较成人快。例如同样是股骨干骨折,新生儿一般 3~4 周即坚固愈合,成人则需 3 个月左右。

2. 全身健康情况　患者的一般情况不好,如患营养不良、糖尿病、钙磷代谢紊乱、恶性肿瘤等疾病时,均可使骨折延迟愈合。

3. 局部因素

(1) 引起骨折的原因:电击伤和火器引起骨折愈合较慢。

(2) 骨折的类型:嵌入骨折、斜形骨折、螺旋形骨折因接触面积大,愈合较横形、粉碎形骨折快。闭合性骨折较开放性骨折愈合快。

(3) 骨折部的血运情况:此因素对骨折愈合甚为重要。长骨的两端为松质骨,血液循环好,愈合较骨干快。一些骨折由于解剖上的原因,血液供应不佳,骨折愈合较差,如胫骨下 1/3 骨折,腕舟骨、距骨和股骨颈的囊内骨折愈合均差。

(4) 组织损伤的程度:火器伤时,枪弹、弹片等穿入体内引起的骨折,软组织广泛损伤、坏死、缺损,骨折处缺乏保护均影响骨折的愈合。

(5) 感染:开放性骨折若发生感染,可形成骨髓炎、死骨及软组织坏死,影响骨折愈合。

(6) 神经供应的影响:截瘫、小儿麻痹和神经损伤的患者肢体骨折,愈合较慢。

(7) 软组织的嵌入:两骨折段间若有肌肉、肌腱、骨膜、韧带等软组织嵌入,骨折可以不愈合。

4. 治疗方法不当

(1) 复位不及时或复位不当:没有及时将骨折复位,复位时方法不当,特别是手法复位粗暴及多次复位,均可进一步破坏局部血运,从而影响骨折愈合。

(2) 过度牵引:过度的牵引可以使两骨断端间的距离增大,骨痂不能跨越断端,影响骨折愈合,牵引过度也可使机化的毛细血管发生狭窄,影响血运,进而影响骨折的愈合。

(3) 不合理的固定:固定范围不够、位置不当、过于松动及时间过短,都会在不同的阶段增加骨折端应力的干扰,或者造成骨折端接触不良,这些均可影响骨折的正常愈合。

(4) 手术操作的影响:切开复位内固定时造成骨膜的广泛剥离,不仅影响了骨膜的血运,也可导致感染。在开放性骨折中,过多地去除碎骨片,可以造成骨缺损,影响骨折愈合。

(5) 不正确的功能锻炼:违反功能锻炼指导原则的治疗,可以使骨端间产生剪力、成角或扭转应力,这些均可影响骨折的顺利愈合。

课堂讨论

四肢骨折时可能会有哪些并发症?四肢骨折并发肢体肿胀时中西医护理与处理的措施有哪些?

（丁明星）

第二节 烧伤

学习目标

1. 掌握皮肤及附属器的组成,烧伤患者的补液,烧伤患者的抗生素使用。
2. 熟悉创面处理的原因,烧伤的感染病原体。

案例导入

患者,男,51岁,小学文化,工厂工人,乙醇烧伤5h来院。5h前患者因乙醇火焰烧伤全身多处,伤后即送到当地医院,给予补液3 500 ml等抗休克治疗、留置导尿后转入我院。急诊以"烧伤Ⅱ度~Ⅲ度90%"收入院。

入院时,患者神志清楚,头面部、颈部肿胀,双眼能睁开少许,眉毛、头发烧焦,呼吸尚平稳,两肺呼吸音对称,呼吸音粗,全身除头顶、双足、双手部分皮肤正常外,其余均烧伤,躯干、双下肢后侧基底呈皮革样,其余大部分创面基底以暗红色为主。患者留置导尿通畅,血红蛋白尿明显,尿量少,T 35.8℃,P 123次/分,R 28次/分,BP不能测,SPO₂测不出,四肢末梢凉。入院后予快速补液、输血浆抗休克、泰能抗炎、奥美拉唑预防应激性溃疡等对症支持治疗,创面予清创换药包扎处理。

辅助检查:胸片示两肺未见明显异常。血常规:凝血酶原时间23 s,PTT 46 s,白细胞计数15.8×10⁹/L,中性粒细胞百分比89%,红细胞计数2.46×10¹²/L,血红蛋白18 g/L,血小板计数58×10⁹/L。血气分析PH 7.357,PaO₂ 90.6 mmHg,BE −9.3 mmol/L,K⁺ 4.06 mmol/L,Cr 165 μmol/L,ALS 59 IU/L,GLU 8.20 mmol/L。

医疗诊断:Ⅱ~Ⅲ度烧伤,烧伤面积90%。

入院后经过积极补液抗休克治疗后,患者生命体征转稳定,住院第三天,出现铜绿假单胞菌性脓毒败血症,经抗生素治疗后感染被控制。患者入院后第5天,行四肢切、削痂+异种皮覆盖术,术中输过红细胞悬液4 U,血浆400 ml,全麻清醒后由手术室护士送回病房。后经多次自体植皮术,2个月后全身创面基本愈合后出院。

【疾病分析】

烧伤一般是指热力,包括热液(水、汤、油等)、蒸气、高温气体、火焰、炽热金属液体或固体(如钢水、钢锭)等所引起的组织损害,主要指皮肤和(或)黏膜,严重者也可伤及皮下或(和)黏膜下组织。如肌肉、骨、关节甚至内脏。病理上要经过休克期、感染期和组织修复期。治疗措施包括创面处理、植皮和功能康复,大面积深度烧伤,应积极抗休克,控制败血症,防止并发症和加强全身支持。

本案例属于大面积烧伤,应予以抗休克、抗感染治疗的基础上,加强支持疗法,病情稳定后行削痂后植皮治疗。

【案例问答】

问题1 人体皮肤的组织结构有什么特点？包括哪些皮肤附属器？

皮肤由表皮、真皮、皮下组织构成（图9-3）。皮肤的总质量约占体重的16%。以面积和质量来说，皮肤是人体最大的器官。皮肤的附属器是指毛发、指甲、皮脂腺和汗腺等。

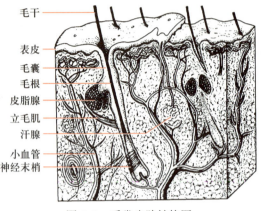

图9-3 手掌皮肤结构图

（图中标注：毛干、表皮、毛囊、毛根、皮脂腺、立毛肌、汗腺、小血管、神经末梢）

1. **表皮** 位于皮肤的最表层，由外向内可分为角质层、透明层、颗粒层、棘层、基底层共五层。表皮没有血管，但营养物质、淋巴液、白细胞可透过基底层进入表皮进行物质交换和参与炎症反应。

（1）角质层：是表皮最外层，由扁平已死亡的角化细胞通过脂肪紧密连接构成，对于酸、有机溶剂等有一定抵抗力，对表皮起保护作用。

（2）透明层：现多认为透明层是角质层的一部分，仅见于手掌和足底没有毛囊的部位，由扁平无核的死细胞构成，呈透明状，光线可以透过。

（3）颗粒层：位于棘层之上，由2~4层扁平细胞组成，细胞中含有颗粒。颗粒层细胞已接近死亡，正要蜕变成角质细胞，是表皮屏障的重要组成部分，能阻止水分和大分子透过皮肤。

（4）棘层：位于基底层上方，由基底层细胞分化而来的数层细胞组成，是表皮层中的最厚一层，细胞间有组织液提供表皮营养，含有丰富的神经末梢和淋巴管。

（5）基底层：位于表皮的最下层，与真皮呈波浪式相接，由一层圆柱状基底细胞构成，其间散在分布一些黑色素细胞。基底细胞不断分裂新的细胞，向表皮逐层移动，形成表皮层各层。如果表皮损伤，经过一段时间，皮肤可以完全恢复，不留痕迹。

2. **真皮** 位于表皮之下，由结缔组织组成。其间含有丰富的血管、淋巴管、神经和附属器。若损伤到达真皮，造成纤维组织大量增生，则会留下瘢痕。若纤维组织含量减少，则皮肤弹性下降，出现皱纹。

3. **皮下组织** 位于真皮层之下与肌膜之间，与肌膜无明显分界。皮下组织由大量的脂肪细胞和疏松结缔组织构成。其间含有丰富的血管、淋巴管、神经和腺体。厚度因性别、年龄、营养状况及身体部位不同而异。具有保温、缓冲压力和供能作用。

4. 皮肤附属器

(1) 毛发：毛发露出于皮肤表面的称毛干，于毛囊中的称毛根，毛根下端一膨大称毛球，毛球下层称毛基质，毛基质是毛发及毛囊的生长区。

(2) 皮脂腺：皮脂腺的分布广泛，除手掌和足底之外，遍布全身，以头面部最多，其次是前胸和背部。

(3) 汗腺：汗腺分为小汗腺和大汗腺两种。

1) 小汗腺：除唇红和指甲等处外，分布于全身，其导管开口于皮肤表面，形成汗孔，排出清澈汗液。小汗腺分泌的汗液主要成分为水、无机盐、少量尿酸、尿素等代谢产物，pH 为 4.5~5.5。

2) 大汗腺：在婴儿期分布全身，会散发特异气味，即乳臭，但会退化掉，直到青春期才定位于特定部位。如脐窝、肛周、外耳道、生殖器、腋窝、乳晕等处，其导管开口于毛囊。在青春期开始发育，分泌物为浓稠的乳状物，含蛋白质、糖类、脂肪，其物质被细菌分解后则发出异味。且男女性有不同的特异体味。大汗腺发达，分泌物较多，被细菌分解后发出浓烈的异味，这就是我们通常所说的"狐臭"。

(4) 甲：覆盖在指趾末端，为半透明的角质板。甲根为隐藏在皮内的部分，其下皮肤为甲母质，是甲的生长区。

问题 2　烧伤患者为什么要及时进行创面清创、换药和包扎处理？

皮肤和黏膜组织构成的物理屏障结构，是机体固有免疫系统的重要组成部分，常称为机体抗感染的第一道防线。正常情况下，皮肤、黏膜及其分泌液中的抗菌物质对病原生物有机械性阻挡、排除、抑菌及杀菌作用。寄居在皮肤和黏膜上的正常菌群通过生物竞争作用或分泌细菌素、过氧化氢、酸性产物等抗御入侵的病原生物。烧伤患者由于该屏障结构被破坏，极易发生感染，所以要及时进行创面的清创、换药和包扎处理。

问题 3　该患者大量补液对心脏有何影响？该如何监测补液量和补液速度？

1. 大量补液将增加心脏的前负荷，前负荷过重可引起心力衰竭。如主动脉瓣或二尖瓣关闭不全、室间隔缺损、动脉导管未闭等都可导致左心室舒张期负荷过重，引起左心衰竭。先天性房间隔缺损可造成右心室舒张期负荷过重，引起右心衰竭。贫血、甲状腺功能亢进症等高心输出量疾病，因造成回心血量增多，加重左、右心室的舒张期负荷，可导致全心衰竭的出现。

2. 补液量和补液速度可以通过测量中心静脉压来监测。中心静脉压正常值为 0.49~1.18 kPa(6~12 cmH$_2$O)，降低与增高均有重要临床意义。如休克者中心静脉压 <0.49 kPa 表示血容量不足，应迅速补充血容量。而中心静脉压 >0.98 kPa，则表示容量血管过度收缩或有心力衰竭的可能，应控制输液速度或采取其他相应措施。中心静脉压 >1.47 kPa 表示有明显心力衰竭，且有发生肺水肿的危险，应暂停输液或严格控制输液速度，并给予速效洋地黄制剂和利尿药或血管扩张剂。

问题 4　该患者创面可能是什么病原体感染？不同病原体感染的创面各有什么特点？

不同的细菌感染可以产生不同的变化，该患者创面脓液呈绿色，可能是铜绿假单

烧伤的病理
生理变化

第二节　烧伤

胞菌感染。不同原病体感染的侧面特点如下：

1. 金黄色葡萄球菌感染为淡黄色黏稠分泌物，常出现痂下脓液或脓肿；溶血性链球菌感染为浅咖啡色稀薄分泌物；铜绿假单胞菌感染为绿色或蓝绿色有甜腥气味的黏稠分泌物；厌氧菌感染可以嗅到粪臭味。

2. 创面出现暗灰或黑色的坏死斑，可能是革兰阴性杆菌感染。

3. 出现于痂皮或焦痂创面上的灰白斑点，表面色泽渐渐明显呈灰白色、淡绿色、淡黄色或褐色，迅速发展融合成片状的绒毛状物多表明有真菌感染。

4. 金黄色葡萄球菌或真菌感染均可以使肉芽组织坏死，而铜绿假单胞菌感染肉芽创面上可以再现坏死斑。

5. 创面周围出现红肿、出血点或坏死斑。溶血性链球菌感染创面边缘多有明显的炎性反应。

6. 烧伤患者创面污染较严重，常有深层组织坏死，容易并发破伤风杆菌感染。

7. 患部由于包扎过紧，肢体明显肿胀，有捻发音，提示发生气性坏疽。

问题 5　铜绿假单胞菌有什么特点？对铜绿假单胞菌敏感的抗菌药有哪些？

铜绿假单胞菌（P.aeruginosa）原称绿脓杆菌。在自然界分布广泛，为土壤中存在的最常见的细菌之一。各种水、空气、正常人的皮肤、呼吸道和肠道等都有本菌存在。本菌存在的重要条件是潮湿的环境。铜绿假单胞菌是一种常见的机会致病菌，属于非发酵革兰阴性杆菌，是医院内感染的主要病原菌之一，经常引起烧伤后感染、术后伤口感染，也可引起褥疮、脓肿、化脓性中耳炎等。本菌引起的感染病灶可导致血行散播，而发生菌血症和败血症。烧伤后感染了铜绿假单胞菌可造成死亡。由于细菌生物膜（biofilm）在铜绿假单胞菌广泛存在，以及主动泵出机制的形成，使得该细菌对青霉素等多种抗生素有天然耐药。

目前对铜绿假单胞菌敏感的抗菌药有：

1. **抗铜绿假单胞菌性半合成青霉素**　羧苄西林、美洛西林、阿洛西林、哌拉西林。

2. **第三、四代头孢菌素**　头孢他啶、马斯平。

3. **大环内酯类**　红霉素、阿奇霉素。

4. **氨基糖苷类**　庆大霉素、妥布霉素。

5. **第四代喹诺酮类**　莫西沙星。

问题 6　烧伤患者是如何分度的？

根据烧伤累及皮肤的深度不同进行如下分度：

Ⅰ度烧伤：为表皮角质层、透明层、颗粒层的损伤，表现为局部红肿，故又称红斑性烧伤。有疼痛和烧灼感，皮温稍增高，3~5 天后局部由红转为淡褐色，表皮皱缩脱落后愈合。可有短时间色素沉着，不留瘢痕。

浅Ⅱ度烧伤：伤及真皮浅层，部分生发层健在。局部红肿，有大小不一水疱，内含黄色或淡红色血浆样液体或蛋白凝固的胶冻物。若无感染等并发症，约 2 周可愈。愈后短期内可有色素沉着，不留瘢痕，皮肤功能良好。

深Ⅱ度烧伤：伤及真皮乳头层以下，但仍残留部分网状层。局部肿胀，间或有较小水疱。由于残存真皮内毛囊、汗腺等皮肤附件,仍可再生上皮,如无感染,一般 3~4 周可自行愈合。愈合后可有瘢痕和瘢痕收缩引起的局部功能障碍。

Ⅲ度烧伤:全层皮肤烧伤,可深达肌甚至骨、内脏器官等。皮肤坏死、脱水后形成焦痂,故又称为焦痂型烧伤。创面蜡白或焦黄,甚至炭化。干燥,无渗液,发凉,针刺和拔毛无痛觉。可见粗大栓塞的树枝状血管网(真皮下血管丛栓塞),以四肢内侧皮肤薄处较为典型。愈合后多形成瘢痕,正常皮肤功能丧失,且常造成畸形。

知识链接

何谓固有免疫?

固有免疫(innate immunity)又称非特异性免疫,是生物进化过程中逐渐形成的生理性自我保护功能。其特点是:① 经遗传获得,与生俱有;② 其作用迅速,是免疫系统的第一道防线;③ 作用无针对性,对不同抗原的反应方式基本相同;④ 没有免疫记忆性。

固有免疫功能由体内固有免疫系统执行,固有免疫系统包括屏障结构、固有免疫分子和参与固有免疫的免疫细胞。

课堂讨论

简述中心静脉压监测在重度烧伤休克期补液中的应用。中心静脉压监测还可以用哪些监测措施替代?

(丁明星)

第三节 有机磷酸酯类中毒

学习目标

1. 掌握食管的形态,阿托品、长托宁及氯解磷定的作用。
2. 熟悉有机磷中毒的原理,胆碱酯酶的作用。

案例导入

患者,男,24 岁,农民。因"腹痛 8 h,呼吸困难、搐搦 2 h"急诊入院。因与家人吵架后喝下有机磷农药 1 605 约 100 ml,同时皮肤有污染,立即出现头晕、恶心、轻度腹痛,随后腹痛加剧,不时呕吐,出汗较多。来院前呼吸急迫,口鼻流出大量分泌物,两眼上翻,四肢抽搐。入院时神志不清,大汗淋漓,呼吸困难,口唇青紫,两侧瞳孔极度缩小,颈胸部肌束颤动,两肺可闻水泡音,大小便失禁。

医疗诊断:急性有机磷中毒。

辅助检查:血胆碱酯酶(AChE)测定:12 U/ml。

入院后嘱脱去污染衣服,肥皂水清洗皮肤、头发和指甲,同时以 2% 碳酸氢钠溶液洗胃等;盐酸戊乙奎醚 2 mg 静注,每 8~12 h 用药 1 次;氯解磷定 0.75 g,静脉缓慢推注,半小时后又减半重复使用 1 次,随后氯解磷定 1 g 溶于等渗盐水 1 000 ml 中静脉滴注。

有机磷中毒的病因及机制

【疾病分析】

急性有机磷农药中毒(AOPP)是指有机磷酸酯类农药短时大量进入人体后造成的以神经系统损害为主的一系列伤害,临床上主要包括急性中毒患者表现的胆碱能兴奋或危象,以后出现的中间综合征(IMS)以及迟发性周围神经病(OPIDPN)。胆碱酯酶活性测定是有机磷农药中毒的特异性标志。抢救主要包括现场急救、洗胃等措施清除体内毒物及联合应用阿托品或长托宁等抗胆碱药物和解磷定等胆碱酯酶复能剂。

【案例问答】

问题 1　胃插管术插入长度的测量方法如何? 食管的生理性狭窄位于何处?

成人胃管插入长度为 45~55 cm,测量方法有以下两种:一是从前额发际至胸骨剑突的距离;二是由鼻尖至耳垂再到胸骨剑突的距离。食管上方起于环状软骨,上接咽,向下经纵隔穿膈肌的食管裂孔入腹腔,接于胃的贲门。成人食管一般长约 25 cm,其全长有三个生理性狭窄:第一个狭窄位于食管的起端,距离中切牙约 15 cm。第二个狭窄位于左主支气管交叉处,距离中切牙约 25 cm。第三个狭窄是食管通过膈的裂孔处,距离中切牙约 40 cm(图 9-4)。

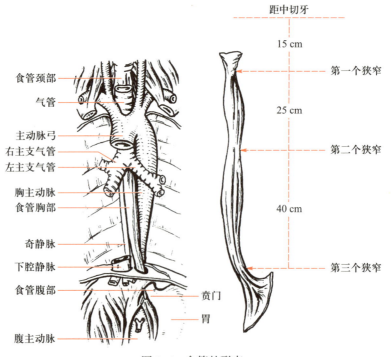

图 9-4　食管的形态

问题 2　有机磷中毒的原理是什么？其主要表现有哪些？

有机磷酸酯类可经呼吸道、消化道、皮肤黏膜等途径吸收，与胆碱酯酶结合成磷酰化胆碱酯酶，使其丧失水解乙酰胆碱的能力，导致乙酰胆碱在突触间隙积蓄，过度激动外周 M、N 受体并作用于中枢神经系统，产生 M、N 样症状及中枢症状。

1. M 样症状　乙酰胆碱过度兴奋 M 受体所致。表现为腹痛、腹泻、大小便失禁、瞳孔缩小、心动过缓、出汗、流涎、呼吸困难、血压变化等。

2. N 样症状　乙酰胆碱过度兴奋 N 受体所致。表现为骨骼肌震颤、抽搐、血压变化等。

3. 中枢症状（先兴奋后抑制）　乙酰胆碱过度作用于中枢胆碱受体所致。表现为躁动不安、谵语、失眠等，甚至由于过度兴奋转入抑制而表现昏迷、呼吸衰竭等。

问题 3　有机磷中毒解救的药物有哪些？分别是什么机制？

有机磷中毒的解救药物有 M 受体阻断药（如阿托品）和胆碱酯酶复活药（如解磷定）。药物解救原理：① 阿托品阻断 M 受体，对抗 M 样症状；也能部分对抗中枢症状。但对 N 样症状无效，也不能使乙酰胆碱酯酶（AChE）复活；必须达到"阿托品化"，有五大表现：一大（瞳孔散大）；二干（口干、皮肤干燥）；三红（面部潮红）；四快（心率加快）；五消失（肺部啰音消失）。② 解磷定可使失活的 AChE 复活；可直接与体内游离的有机磷酸酯类结合，变成无毒的磷酰化解磷定经肾排出，但解除 M 样症状较慢，故临床上常采取阿托品与解磷定合用。若不及时解救，胆碱酯酶可在几分钟或几小时内就老化。此时即使用胆碱酯酶复活药，也难以恢复酶的活性。必须等待新的胆碱酯酶出现，才可以水解乙酰胆碱。

问题 4　为什么现在更多采用长托宁替代阿托品用于有机磷中毒解救？

长托宁系新型选择性抗胆碱药，能与 M、N 胆碱受体结合，抑制节后胆碱能神经支配的平滑肌与腺体生理功能，对抗乙酰胆碱和其他拟胆碱药物的毒蕈碱样及烟碱样作用，能透过血脑屏障，故同时具有较强、较全面的中枢和外周抗胆碱作用。由于长托宁选择性作用于胆碱 M_1、M_3 受体，对心脏 M_2 受体作用弱，对心率变异性影响小，当心率下降至约 60 次 / 分时需用阿托品提升心率至约 80 次 / 分。长托宁与阿托品相比具有许多优越性，表现在副作用少而轻，有效剂量小，抗胆碱作用强而全面，持续时间长。长托宁应用剂量充足的标准以口干、皮肤干燥和气管分泌物消失为主，而与传统的"阿托品化"有所区别。

问题 5　胆碱酯酶的分布与结构如何？

胆碱酯酶（cholinesterase）是一类糖蛋白，以多种同工酶形式存在于体内。一般可分为真性胆碱酯酶和假性胆碱酯酶。真性胆碱酯酶也称乙酰胆碱酯酶，主要存在于胆碱能神经末梢突触间隙，特别是运动神经终板突触后膜的皱褶中聚集较多；也存在于胆碱能神经元内和红细胞中。此酶对于生理浓度的乙酰胆碱作用最强，特异性也较高。一个酶分子可水解 3×10 分子乙酰胆碱，一般常简称为胆碱酯酶。假性胆碱酯酶广泛存在于神经胶质细胞、血浆、肝、肾、肠中。对乙酰胆碱的特异性较低，假性胆碱酯酶可水解其他胆碱酯类，如琥珀胆碱。

有机磷酸酯类中毒与解救

特效解毒剂的应用

课堂讨论

　　依据经验或文献的农药中毒病例监测结果，请分析中毒类型、中毒时间、人群特征和中毒农药等分布特点。

（孟　娟　丁明星）

护考真题

168

第九章　损伤、中毒

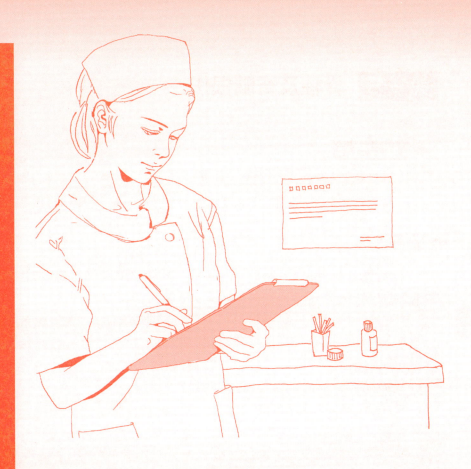

第十章　肌肉骨骼系统和结缔组织疾病

学习目标

1. 掌握脊髓的结构,导尿的解剖学基础。
2. 熟悉脊髓节段与椎骨及皮肤感觉平面的对应关系;脊髓损伤定位与表现。

案例导入

患者,男,47 岁,初中学历,农民,"3 m 高处坠落颈肩部着地致颈部疼痛、肢体活动不能、感觉丧失 1 h"急诊入院。既往体健,无药物过敏史,2 包烟 / 天,不嗜酒。

体格检查:T 37.1℃,P 56 次 / 分,R 17 次 / 分,BP 108/60 mmHg。神志清楚,颈后部肿胀,压痛明显,胸骨角以下和双上肢肘关节以下痛觉、触觉消失,四肢肌力 0 级,腹壁反射、提睾反射、膝腱反射、跟腱反射均消失。

辅助检查:颈部 MRI 示颈 4 椎体骨折伴脱位。

医疗诊断:颈 4 椎体骨折脱位伴颈髓损伤、四肢瘫。

患者经过颈前路减压植骨融合内固定术后送回病房。患者全麻清醒,颈托外固定,颈部留置切口引流管一根,切口敷料干燥,双肺呼吸音清,未闻及明显干湿啰音,咳嗽反射弱,双乳头线以下深、浅感觉减退,左上肢肌力 Ⅱ 级,右上肢肌力 Ⅲ 级,双下肢肌力 Ⅱ 级,留置导尿引流通畅,尿色清。

术后第 8 天,患者出现集尿袋中尿液尿色浑浊,引流不畅,体温 38℃,考虑患者发生了尿路感染。予抗感染治疗,导尿管护理并进行膀胱功能的康复锻炼。

【疾病分析】

脊柱、脊髓损伤常发生于工矿、交通事故,战时和自然灾害时可成批发生。伤情严重复杂,多发伤、复合伤较多,并发症多,合并脊髓伤时预后差,甚至造成终身残疾或危及生命。临床表现有:脊柱骨折、合并脊髓和神经根损伤两种。脊髓损伤后,在损伤平面以下的运动、感觉、反射及括约肌和自主神经功能受到损害。不完全性脊髓损伤,损伤平面远侧脊髓运动或感觉仍有部分保存时称为不完全性脊髓损伤。治疗中尤其应注意急救和搬运操作,凡疑有脊柱骨折者应使患者脊柱保持正常生理曲线。切忌使脊柱做过伸、过屈的搬运动作,应使脊柱在无旋转外力的情况下,三人用手同时平抬平放至木板上,人少时可用滚动法。对颈椎损伤的患者,要有专人扶托下颌和枕骨,沿纵轴略加牵引力,使颈部保持中立位,患者置木板上后用沙袋或折好的衣物放在头颈的两侧,防止头部转动,并保持呼吸道通畅。

【案例问答】

问题 1　脊髓节段与椎骨的对应关系及皮肤感觉平面的关系如何?

脊髓节段是以每一对脊神经根的下界作为判断依据。脊髓节段的长度由颈段开始,自上向下逐渐加长,但至胸 T8 以后又依次缩短,脊髓节段与椎骨的位置关系有一定规律。上颈髓 C1~4 与相应椎体同高;下颈髓 C5~8、上胸髓 T1~4 较同序数椎骨高1个椎体;胸髓 T5~8 较同序数椎骨高 2 个椎体;下胸髓 T9~12 较同序数椎骨高 3 个椎体;腰髓 L1~5 平对第 10、11 胸椎和第 12 胸椎体上半部;骶尾髓 S1~5、Co1 平对第 12 胸椎体下半部和第 1 腰椎。皮肤感觉的阶段性分布:C2—枕部,C3—颈部,C4—项下、肩部,C5—上臂外侧,C6—前臂外侧,C7—手部外侧,C8—手部内侧,T2—胸骨角平面,T4—平乳头,T6—剑突平面,T8—肋弓平面,T10—脐平面,T12—耻骨联合平面,L1—大腿上部,L2—大腿上部前面,L3—大腿下部前面,L4—小腿前内侧,L5—小腿前面和足背内侧半,S1—小腿外侧面和足背外侧半,S2—大腿和小腿后面(表 10-1)。

脊髓损伤的分类

171

表 10-1　脊髓节段与椎骨(体)的关系

脊髓节段	与椎体的关系	举例
脊髓上颈节(C1~4)	平对同序数椎骨(体)	C3 与第 3 颈椎同高
脊髓下颈和上胸节(C5~T7)	较同序数椎骨高一个椎骨(体)	C5 平对第 4 颈椎
脊髓中胸节(T5~8)	较同序数椎骨高二个椎骨(体)	T5 平对第 3 颈椎
脊髓下胸节(T9~12)	较同序数椎骨高三个椎骨(体)	T10 平对第 7 胸椎
脊髓腰节段(L1~5)	约平对第 10、11 胸椎和第 12 胸椎上半部	
脊髓骶、尾节段(S1~5,Co1)		

问题 2　该患者为什么会出现尿失禁?

排尿的基本反射中枢位于脊髓,由两个相联系的反射活动所组成。一是盆神经传入膀胱充胀的感觉冲动,到达脊髓骶 2~4 段侧柱的排尿中枢,经盆神经传出,引起逼尿肌收缩与尿道内括约肌松弛,产生排尿。二是尿液进入后尿道,刺激其中的感受器,经盆神经传入脊髓排尿中枢,抑制骶 2~4 段前角细胞,减少阴部神经的紧张性传出冲动而使尿道外括约肌松弛,于是尿液被迫驱出。

当脊髓受损后首先出现排尿反射消失,尿潴留。常出现在脊休克时,即脊髓突然横断失去与高位中枢的联系,断面以下脊髓暂时丧失反射活动能力进入无反应状态,如排尿、排便反射消失。数周或数月后,排尿反射恢复,但无法自主控制,尿失禁。该患者损伤在颈髓,排尿反射的反射弧保持完整,反射能够进行,但由于失去了高位中枢的控制,所以出现尿失禁。

脊髓损伤的表现

问题 3　脊髓损伤后有哪些表现?

从临床角度来看,脊髓的不同部位病变或损伤,会出现不同症状(图 10-1)。前角的病变主要是伤及前角运动细胞,使这些受损细胞所支配的骨骼肌出现弛缓性瘫痪:表现为肌张力降低,肌萎缩,腱反射消失等,但是无感觉障碍。如脊髓前角灰质炎(或小儿麻痹症)患者,若病变常累及腰骶部的前角,可引起病变侧下肢肌的瘫痪。中央管周围灰质病变常侵犯了白质前连合,阻断脊髓丘脑束在此交叉的纤维,若病变区

第一节　脊柱及脊髓损伤

发生在颈膨大,则主要为两侧上肢出现痛、温觉丧失,而触觉存在(因后索未受损伤)。这种现象称为感觉分离,如脊髓空洞症或脊髓内肿瘤患者。

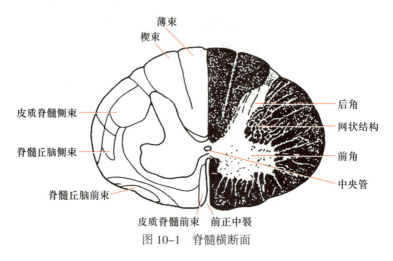

图 10-1　脊髓横断面

若脊髓外伤或脊髓外肿瘤引起脊髓半边横断性损伤,在同侧损伤节段以下出现痉挛性瘫痪(皮质脊髓侧束阻断),运动觉、位置觉、振动觉和精细触觉障碍(后索被阻断)。而在损伤平面 1~2 个节段以下的对侧半躯体痛、温觉减退或丧失(因脊髓丘脑束在脊髓内交叉),但触觉存在,此称之为 Brown-Séquard 综合征。

脊髓的外伤或脊髓受压的晚期可以导致脊髓全部横断性损伤。此时损伤节段以下两侧的感觉和运动全部丧失。若伤在上颈部,患者可表现为四肢截瘫;若伤在颈膨大与腰骶膨大之间,则为双下肢截瘫。脊髓横断伤初期(数日至数周)表现为一种脊髓休克的现象。在此期间损伤平面以下的躯体和内脏反射全部消失。休克期过后,可出现肌张力增高,腱反射亢进,甚至不能随意控制排便反射等症状。

问题 4　导尿时应注意哪些结构问题?

1. **女性患者导尿术的应用形态知识**　临床上给女性患者导尿时应注意女性外生殖器和女性尿道的结构特点。女性外生殖器包括阴阜、大阴唇、小阴唇、阴蒂、阴道前庭、前庭球和前庭大腺等结构。阴道前庭是位于两侧小阴唇之间的裂隙,其前部有尿道外口,后部有阴道口。女性尿道起于膀胱的尿道内口,经阴道前方下行,穿尿生殖膈,以尿道外口开口于阴道前庭。长 3~5 cm,直径 0.6 cm,由于女性尿道的特点为短、宽、直,易引起逆行感染,所以进行导尿时应注意消毒外阴,包括阴阜、大阴唇和小阴唇。

2. **男性患者导尿术的应用形态知识**

(1) 男性尿道及外生殖器的应用结构基础:男性尿道长 16~22 cm,管径平均为 5~7 mm。全程中有三处狭窄、三个扩大和两个弯曲。三处狭窄分别是尿道内口、膜部和尿道外口。三个扩大分别是前列腺部、尿道球部和尿道舟状窝。两个弯曲:一为耻骨下弯,在耻骨联合下方,凹向前上方,此弯恒定无变化;另一个弯曲为耻骨前弯,在耻骨联合前下方,凹向下方。

(2) 男性患者导时应注意的形态学知识:给男性患者导尿首先将阴茎包皮向后

推,暴露尿道外口并注意消毒包皮和冠状沟,将阴茎向上提起,使耻骨前弯消失变直,将导尿管插入 20~22 cm。插入过程中注意尿道内口、尿道膜部和尿道外口的三处狭窄及耻骨下弯的位置,避免损伤尿道。

课堂讨论

脊柱及脊髓损伤后受影响的反射活动有哪些? 请简述理由。

(丁明星)

第二节　关节脱位

学习目标

1. 掌握四肢关节的结构与运动。
2. 熟悉肩关节运动相关的神经和肌肉,关节的活动度与康复锻炼。

案例导入

患者,男,36 岁,初中学历,农民。"摔伤致右肩疼痛、畸形、活动受限 3 h"入院。患者今天上午与邻居争执中被推倒,右手掌扶地,随即出现右肩部疼痛,活动受限,右肘关节以下活动、感觉正常,外伤后无昏迷史,无头痛、头昏,无腹痛、腹胀,由家人送入医院治疗。

体格检查:T 37.1℃,P 86 次 / 分,R 18 次 / 分,BP 128/70 mmHg。右肩方肩畸形(图 10-2),肿胀明显,弹性固定,右肩峰下空虚,Dugas 征阳性(患侧手如搭于健侧肩峰,患侧肘关节内侧不能紧贴胸壁),右侧喙突下可触及一硬物,右肘关节以下血运、活动、感觉正常。

辅助检查:X 线检查正位片可见肱骨头与肩盂和肩胛颈重叠,位于喙突下 0.5~1.0 cm 处。肱骨头呈外旋位,肱骨干轻度外展。

医疗诊断:右肩关节前脱位。

患者入院当日行床边足蹬法复位治疗,手法复位成功,患者右上肢三角巾固定肘关节呈屈曲 90°。

患者术后 5 天出院。术后第 16 天,患者自觉肩关节已痊愈,遂自行解开三角巾,举臂更衣时,突然出现右肩疼痛,活动受限,再次来院。

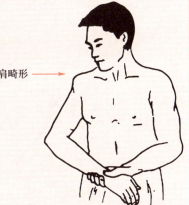

方肩畸形

图 10-2　肩关节脱位及方肩畸形

入院检查:右肩方肩畸形,弹性固定,右肩峰下空虚,Dugas 征阳性,右侧喙突下可触及一硬物,右肘关节以下血运、活动、感觉正常。

入院第 2 天行关节镜下右肩关节清理 + 盂唇修补术,术后返回病房。

【疾病分析】

关节外伤性脱位大都发作于运动局限大、关节囊和四周韧带不强、构造不变的关节。在四肢以肩和肘关节常见，而膝关节少见，外伤只引起其韧带扯破。关节脱位常伴有关节囊的撕裂，有时还有骨折。成年大关节脱位，特别是完全性脱位，征象明确，临床不难诊断，但仍需X线检查以了解脱位的情况和有无并发骨折，这对复位治疗是重要的。成年小关节脱位和骨骺未完全骨化的关节脱位，特别是不完全脱位，X线征象不明确，诊断较难，常需加照健侧进行比较，才能确诊。对脱位的关节，应尽量争取时间及早复位，即用正确的手法使脱出的骨端送回原处。然后加以外固定，包括绷带、小夹板、石膏等。拆除外固定后，关节运动往往不灵活，需要通过积极而耐心的锻炼，以利于关节功能的恢复。

【案例问答】

问题1 肩关节和肘关节的组成和结构特点如何？

肩关节由肱骨头与肩胛骨的关节盂构成，是典型的球窝关节。关节盂小而浅，关节面大小相差较大，边缘附有盂唇；关节囊薄而松弛，囊内有肱二头肌长头腱通过；关节囊外有喙肱韧带、喙肩韧带及肌腱加强其稳固性，唯有囊下部无韧带和肌加强，最为薄弱，故肩关节脱位时，肱骨头常从下部脱出，脱向前下方（图10-2、图10-3）。

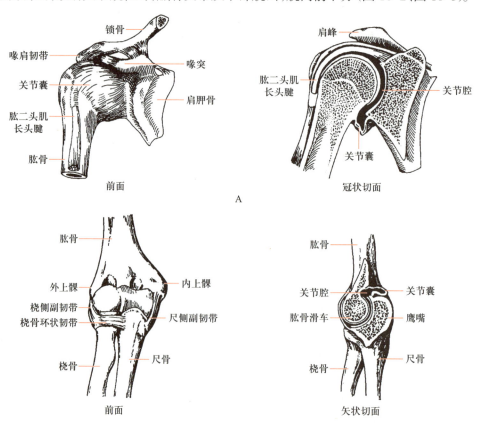

图10-3 肩关节（A）和肘关节（B）的结构

肘关节由肱骨下端和尺骨、桡骨上端构成,包括三个关节,即肱尺关节、肱桡关节和桡尺近侧关节(图10-3)。肱尺关节由肱骨滑车与尺骨滑车切迹构成;肱桡关节由肱骨小头与桡骨头凹构成;桡尺近侧关节由桡骨环状关节面与尺骨的桡切迹构成。三个关节包在一共同关节囊内,彼此又可独立运动,为典型的复关节。关节囊前、后薄壁而松弛,有利于屈伸运动,两侧壁厚而紧张,并有韧带加强。关节囊后壁最薄弱,故常见桡、尺骨两骨向后脱位,移向肱骨的后上方。当肘关节伸直时,肱骨内、外上髁与尺骨鹰嘴尖恰位于一条直线上,屈肘时则形成以鹰嘴尖为顶角的等腰三角形,临床上常以此鉴别肘关节脱位或肱骨髁上骨折。

问题2　用肌肉解剖解释肩关节前脱位的表现。不同方向的肩关节运动分别与哪些肌肉和神经有关?

肩关节前脱位者很多见,常因间接暴力所致,如跌倒时上肢外展外旋,手掌或肘部着地,外力沿肱骨纵轴向上冲击,肱骨头自肩胛下肌和大圆肌之间薄弱部撕脱关节囊,向前下脱出,形成前脱位。

作用于肩关节的肌肉及其神经支配如下(表10-2~表10-7)。

表10-2　前屈运动相关的肌肉与神经

肌肉名称	起点	止点	作用	神经及节段
三角肌前部	锁骨外1/3、肩峰及肩胛冈	肱骨三角肌粗隆	臂外展	C5、C6
胸大肌锁骨部	锁骨内侧半	肱骨大结节嵴	内收、内旋肱骨	C5~T1
喙肱肌	肩胛骨喙突	肱骨中部前内面	臂内收、屈臂向前	C5~C7
肱二头肌	关节盂上方喙突	桡骨粗隆	屈肘、前臂旋后	C5~C7

表10-3　后伸运动相关的肌肉与神经

肌肉名称	起点	止点	作用	神经及节段
三角肌后部	锁骨外1/3、肩峰及肩胛冈	肱骨三角肌粗隆	臂外展	腋神经 C5、C6
背阔肌	T6胸椎、腰椎、髂嵴后部	肱骨小结节嵴	肱骨内收、内旋及后伸	胸背神经 C3~C5
大圆肌	肩胛骨下角背面	肱骨小结节嵴	臂内收、后伸	肩胛下神经 C5~C6

表10-4　内收运动相关的肌肉与神经

肌肉名称	起点	止点	作用	神经及节段
胸大肌	锁骨内半、胸骨及上6~7个肋软骨	肱骨大结节嵴	内收、内旋肱骨	胸前外侧神经 C5~T1
背阔肌	T6胸椎、腰椎、髂嵴后部	肱骨小结节嵴	肱骨内收、内旋及后伸	胸背神经 C3~C5

肌肉名称	起点	止点	作用	神经及节段
肩胛下肌	肩胛骨前面	肱骨小结节	臂内收、内旋	肩胛下神经 C5、C6
喙肱肌	肩胛骨喙突	肱骨中部前内面	臂内收、屈臂向前	肌皮神经 C5~C7
大圆肌	肩胛骨下角背面	肱骨小结节嵴	臂内收、后伸	肩胛下神经 C5~C6
肱二头肌长头	关节盂上方	桡骨粗隆	屈肘、前臂旋后	肌皮神经 C5~C7

表 10-5　外展运动相关的肌肉与神经

肌肉名称	起点	止点	作用	神经及节段
三角肌	锁骨外 1/3、肩峰及肩胛冈	肱骨三角肌粗隆	臂外展	腋神经 C5、C6
冈上肌	冈上窝	肱骨大结节	臂外展	肩胛上神经 C5

表 10-6　内旋运动相关的肌肉与神经

肌肉名称	起点	止点	作用	神经及节段
肩胛下肌	肩胛骨前面	肱骨小结节	臂内收、内旋	肩胛下神经 C5、C6
大圆肌	肩胛骨下角背面	肱骨小结节嵴	臂内收、后伸	肩胛下神经 C5~C6
胸大肌	锁骨内半、胸骨及上 6~7 个肋软骨	肱骨大结节嵴	内收、内旋肱骨	胸前外侧神经 C5~T1
背阔肌	T6 胸椎、腰椎、髂嵴后部	肱骨小结节嵴	肱骨内收、内旋及后伸	胸背神经 C3~C5

表 10-7　外旋运动相关的肌肉与神经

肌肉名称	起点	止点	作用	神经及节段
冈下肌	冈下窝	肱骨大结节	臂内收、外旋	肩胛上神经 C5~C6
小圆肌	冈下窝下部	肱骨大结节	臂内收、外旋	腋神经 C5、C6
三角肌后部	锁骨外 1/3、肩峰及肩胛冈	肱骨三角肌粗隆	臂外展	腋神经 C5、C6

问题 3 正常的每种关节功能位是如何确定的?

正常各关节功能位概况如下。肩关节:外展 45°,前屈 30°,外旋 15°。肘关节:屈曲 90°;体力劳动者,可维持在屈曲 60°~70°,以便使用劳动工具。腕关节:背伸 20°~30°。髋关节:前屈曲 15°~20°,外展 10°~20°,外旋 5°~10°。膝关节:屈曲 5° 左右。踝关节:0°。女性的踝关节功能位,可跖屈 5°~10°,以适应穿有跟鞋,维持其身体稍前倾的姿态。

各关节功能位:

1. 肩关节上臂外展 45°~60°,内旋程度以肘关节屈曲至 90° 时,拇指尖对准患者鼻尖为准。

2. 肘关节屈曲 90°,前臂在旋前与旋后的中立位,左侧略旋后,右侧略旋前。如两侧同时强直,应使一侧半屈曲(约 50°)。

3. 腕关节背伸约 30°,略向尺侧偏斜。

4. 拇指的功能位就是它的对掌位。将示指尖和拇指尖作一圆圈对合,此时拇指的位置就是它的功能位。

5. 其他手指各指的功能位是和拇指成对掌的位置。

6. 髋关节屈曲 25° 左右,外展 5°~10°,外旋 5°~10°。

7. 膝关节屈曲 5°~10°,儿童可用伸直位。

8. 踝关节功能位即它的中立位,不背伸或跖屈,不外翻或内翻,足底平面不向任何方向偏斜。

问题 4 关节的活动度与康复锻炼的关系是怎样的?

关节活动度又称关节活动范围(ROM),是指关节活动时经过的角度。具体而言是指关节的移动骨在靠近或远离固定骨的运动过程中,移动骨所达到的新位置与起始位置之间的夹角。关节活动度评定是指运用一定的工具测量特定体位下关节的最大活动范围,从而对关节的功能作出判断,对于确定关节功能、指导康复治疗具有重要作用。

影响关节活动度的因素:① 生理因素包括构成关节的两个关节面的弧度差;关节囊的厚薄、松紧;关节韧带的强弱、多少;主动肌、拮抗肌的力量。② 病理因素包括关节内异常和关节外异常。关节内异常包括关节内骨折或软骨损伤、关节内游离体、关节积血或积液及类风湿关节炎、骨关节炎、关节先天性畸形等关节本身的疾病或损伤。关节外异常包括关节周围软组织损伤及粘连、瘢痕挛缩、骨折、肌肉痉挛、严重的肢体循环障碍;周围神经损;中枢神经系统损伤。

课堂讨论

人体关节可以按照哪些特征进行分类?请举例说明关节的类型及其运动轴和运动方式的关系。

(丁明星)

关节脱位的治疗

第三节 类风湿关节炎

学习目标

1. 掌握正常关节的基本结构,抗类风湿药物的分类及作用。
2. 熟悉类风湿关节炎的病理改变。

案例导入

患者,女,68 岁,初中文化,农民,因"反复四肢关节肿痛 10 年,加重 1 月"入院。患者 10 年前无明显诱因下出现双手近端指间关节、掌指关节肿痛不适,自行服用中药治疗(具体药名不详),1 周后症状缓解。此后关节肿痛反复发作,并逐渐累及双腕关节、双肩关节、双踝关节及双膝关节,症状发作时关节活动受限,有晨僵,持续时间大于 1 h,当地医院间断使用激素和中药治疗,症状仍反复,并出现关节变形。1 月前患者自觉双手近端指间关节、掌指关节、双腕关节、双肩关节、双踝关节及双膝关节肿痛加重,来我院门诊就诊,医嘱予强的松、来氟米特及白芍总苷治疗后效果欠佳,同时出现胃纳减退。

体格检查:T 37.0℃,P 80 次 / 分,R 18 次 / 分,BP 130/74 mmHg。神志清楚,精神软弱,消瘦,双肺呼吸音清,未闻及明显干湿啰音,心律齐,未闻及病理性杂音,腹软,肝脾肋下未触及,双腕关节、右手 2~4 掌指关节、左手 2~3 掌指关节、双手 1~4 近端指间关节、双踝、双膝关节均有肿胀压痛,双肩关节有压痛,余关节无肿胀压痛,双腕关节、双肘关节强直,双手尺侧偏斜,双手指呈"天鹅颈样畸形",左肘关节伸侧可触及 1.5 cm×1.5 cm 皮下结节。

辅助检查:门诊血常规示白细胞计数 6.3×10⁹/L,红细胞计数 3.14×10¹²/L,血小板计数 358×10⁹/L,血红蛋白 92 g/L;红细胞沉降率 144 mm/h;抗 CCP 抗体 >200.0 U/ml;类风湿因子 668 IU/L;IgG 23.70 g/L,IgA 5.15 g/L,IgM 6.03 g/L;超敏 CRP 17.4 g/ml。双手 X 线检查报告:双腕关节间隙模糊,部分融合,掌指关节半脱位。骨密度示:T-score-3.5 骨质疏松症。

医疗诊断:1. 类风湿关节炎(RA);2. 骨质疏松症。

入院后予以美洛昔康、钙尔奇 D、骨化三醇、鲑鱼降钙素、肿瘤坏死因子拮抗剂、氨甲蝶呤、叶酸等药物治疗及功能锻炼。患者病情得到临床缓解后出院。

【疾病分析】

类风湿关节炎(RA)是一种与自身免疫性相关的慢性、以炎性滑膜炎为主的系统性疾病。其特征是手和足小关节的多关节、对称性、侵袭性关节炎症,经常伴有关节外器官受累及血清类风湿因子阳性,可以导致关节畸形及功能丧失。类风湿关节炎的发病可能与遗传、感染、性激素等有关。类风湿关节炎的病理主要有滑膜衬里细胞增生、间质大量炎性细胞浸润、微血管的新生、血管翳的形成及软骨和骨组织的破坏等。

具备下述 4 项以上者,可诊断为典型类风湿关节炎:① 晨僵至少 1 h(≥ 6 周)。② 3 个或 3 个以上关节肿胀(≥ 6 周)。③ 腕、掌、指或近端指间关节肿胀(≥ 6 周)。④ 对称性关节肿胀(≥ 6 周)。⑤ 手部有典型的类风湿关节炎的放射学改变。⑥ 皮下有类风湿结节。⑦ 类风湿因子阳性(滴定度 >1 : 32)。治疗原则:控制关节及其他组织的炎症,缓解症状;保持关节功能和防止畸形;修复受损关节以减轻疼痛和恢复功能;晚期患者可行关节畸形矫形外科手术。

【案例问答】

问题 1　正常关节的基本结构与辅助结构有哪些?

1. 关节的基本结构　包括关节面、关节腔和关节囊三部分,是关节的主要结构(图 10-4)。

(1) 关节面:即构成关节各骨的邻接面,关节面上覆盖有一层很薄的光滑软骨。通常一骨形成凸面,称为关节头,一骨形成凹面,称为关节窝。

(2) 关节囊:关节囊是由跨过关节附着于邻近骨,独特的纤维组织所构成的膜性囊,密封关节腔。关节囊分为内、外两层,外层为厚而坚韧的纤维层,由致密结缔组织构成。关节囊的内层为滑膜层,薄而柔软,由血管丰富的疏松结缔组织构成。滑膜层产生滑膜液,可提供营养,并起润滑作用。

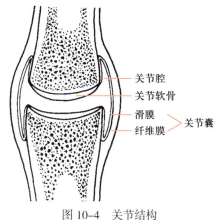

图 10-4　关节结构

(3) 关节腔:关节囊与关节软骨面所围成的潜在性密封腔隙称关节腔。腔内含有少量滑膜液,使关节保持湿润和滑润;腔内平时呈负压状态,以增强关节的稳定性。

2. 辅助结构　关节除具备上述基本结构外,某些关节为适应其特殊功能还形成一些特殊结构,以增加关节的灵活性或稳固性。

(1) 韧带:连于相邻两骨之间的致密纤维结缔组织束称为韧带,可加强关节的稳固性。

(2) 关节内软骨:为存在于关节腔内的纤维软骨,有关节盘、关节唇两种形态。

(3) 滑膜襞和滑膜囊:有些关节的滑膜表面积大于纤维层,以致滑膜重叠卷摺,并突向关节腔而形成滑膜襞,起调节或充填作用。在某些部位,滑膜从纤维膜缺如处或薄弱处作囊状膨出,充填于肌腱与骨面之间,则形成滑膜囊,可减少肌肉活动时与骨面之间的摩擦。

问题 2　类风湿关节炎的病理改变是什么?

类风湿关节炎(rheumatoid arthritis,RA)的病理表现为滑膜增生和炎性细胞浸润,其特点有:① 弥漫或局限性组织中的淋巴或浆细胞浸润,甚至淋巴滤泡形成。② 血管炎,伴随内膜增生,管腔狭小、阻塞,或管壁的纤维蛋白样坏死。③ 类风湿性肉芽肿形成。类风湿关节炎的滑膜改变可分为炎症期、血管翳形成期和纤维化期。血管翳形成是类风湿关节炎滑膜的重要病理特征,在类风湿关节炎软骨和骨破坏过程中发挥重要作用。关节外表现的主要病理基础为血管炎。类风湿结节是其特征性表现,结节中心为类纤维蛋白样坏死组织,周围有"栅状"排列的组织细胞、成纤维细胞及巨噬细胞等。

问题3　什么是类风湿因子?各类风湿因子升高代表何种意义?

类风湿因子(rheumatoid factor,RF)是在类风湿关节炎患者血清中发现的,是一种以变性 IgG 为靶抗原的自身抗体,可与 IgGFc 段结合,也称为抗抗体,主要存在于类风湿关节炎患者的血清和关节液中,主要属于 IgM 型。类风湿关节炎患者和约 50% 的健康人体内都存在有产生 RF 的 B 细胞克隆,在变性 IgG(或与抗原结合的 IgG)或 EB 病毒直接作用下,可大量合成 RF。

RF 主要为 IgM 类自身抗体,但也有 IgG 类、IgA 类、IgD 类和 IgE 类。约 90% 类风湿关节炎患者的 RF 呈阳性。IgA-RF 与骨质破坏有关,早期 IgA-RF 升高常提示病情严重,预后不良;IgE-RF 升高时,已属病情晚期。某些自身免疫病,如冷球蛋白血症、进行性系统性硬化症、干燥综合征、系统性红斑狼疮等患者都有较高的阳性率;一些其他疾病如血管炎、肝病、慢性感染也可出现 RF。

问题4　患者入院后所选用抗风湿药物各有什么用药目的?

类风湿关节炎是一种以慢性侵蚀性关节炎为特征的全身性自身免疫病。类风湿关节炎的病变特点为滑膜炎,表现为滑膜增生和炎性细胞浸润,以及由此造成的关节软骨和骨质破坏,最终导致关节畸形。药物治疗的原则是:

1. **美洛昔康**　属于非甾体抗炎药(NSAIDs),具有解热、镇痛和抗炎抗风湿作用,能缓解症状,是治疗类风湿关节炎的首选药。

2. **益赛普**　生物制剂,属于肿瘤坏死因子拮抗剂,通用名是注射用重组人 Ⅱ 型肿瘤坏死因子受体 - 抗体融合蛋白。肿瘤坏死因子是具有重要生物活性的细胞因子。机体免疫系统各方面的功能紊乱会促使活化的巨噬细胞分泌大量肿瘤坏死因子,肿瘤坏死因子作用于人体不同的器官组织,进而导致一系列自身反应性炎症。目前已经确认,肿瘤坏死因子是类风湿关节炎、银屑病、强直性脊柱炎等自身免疫性疾病的一个主要炎症介质。益赛普的作用机制就是竞争性地与血中肿瘤坏死因子结合,阻断它和细胞表面肿瘤坏死因子受体结合,降低其活性,进而阻断免疫炎症反应。

3. **氨甲蝶呤(MTX)和叶酸**　属于改善病情药物(disease-modifying anti-rheumatic drugs,DMARDs),叶酸代谢拮抗剂。MTX 治疗类风湿关节炎疗效肯定,而且小剂量治疗毒性反应较轻,因此,常作为治疗类风湿关节炎的首选 DMARDs。MTX 常见的不良反应包括恶心、纳差、口炎、脱发、骨髓抑制等,联合叶酸的补充疗法有助于减轻上述不良反应,降低 MTX 的停药率。

知识拓展

类风湿关节炎与性激素

类风湿关节炎与自身性激素有关。动物模型显示雌鼠对类风湿关节炎的敏感性高,雄性发病率低。雄鼠经阉割或用 β- 雌二醇处理后,其发生类风湿关节炎的情况与雌鼠一样,说明性激素在类风湿关节炎的病因中起一定作用。另外,女性类风湿关节炎患者在妊娠期内病情可减轻,分娩后 1~3 个月易复发,提示孕激素水平下降或雌 – 孕激素失调可能与类风湿关节炎的发病有关。

课堂讨论

查阅文献并回答,在类风湿关节炎患者的临床治疗过程中,抗风湿药物的联合使用对于该类患者的临床效果评价如何,目前的常规治疗如何优化,治疗上还有哪些新举措。

(丁明星)

第四节　系统性红斑狼疮

181

学习目标

1. 掌握系统性红斑狼疮的用药依据、用药方法和注意事项。
2. 熟悉系统性红斑狼疮的病因。

案例导入

患者,女,25 岁,高中文化,公司会计。因 "四肢多关节肿痛伴面部蝶形红斑 1 月余,胸闷伴发热 5 天" 入院。患者 1 月前无明显诱因下出现四肢多关节肿痛,疼痛评分 3 分(NRS 评分),伴面部蝶形红斑,自行间断服用 "双氯芬酸钠",关节痛可缓解,症状反复发作,一直未就诊。5 天前患者受凉后出现发热,体温最高为 38.7℃,伴有咳嗽,咳少许白色黏痰,有胸闷,活动后加重,当地医院查 X 线片示 "两中下肺渗出性病变",考虑 "肺部感染",予抗感染治疗症状无改善。患者既往体质欠佳,无重大疾病病史,母亲有红斑狼疮病史。

体格检查:T 39.1 ℃,P 112 次 / 分,R 20 次 / 分,BP 142/90 mmHg。精神萎靡,贫血貌,颜面部可见蝶形红斑,双肺呼吸音粗,未闻及干湿啰音,心律齐,心脏未闻及病理性杂音。腹软,无压痛,肝脾肋下未触及,移动性浊音阴性,左膝、左肘、双手拇指、示指、中指近端指间关节轻度肿胀及压痛,双下肢无水肿,神经系统检查阴性。

辅助检查:血常规示白细胞计数 $3.8×10^9$/L,中性粒细胞百分比 80%,血红蛋白 85 g/L,血小板计数 $83×10^9$/L。尿常规:尿蛋白 2+,红细胞 163/μl,白细胞 22/μl。血生化:白蛋白 29.2 g/L,血肌酐 119 μmol/L,尿素氮 8.19 mmol/L;红细胞沉降率 105 mm/h;类风湿因子 15.1 IU/ml,抗 CCP 抗体 1.1 IU/ml。胸部 CT:左肺上叶舌段及右上叶尖段、中叶内侧段慢性炎症,两侧胸腔积液。

医疗诊断:1. 系统性红斑狼疮(狼疮性肾炎?);2. 肺部感染。

入院医嘱:风湿免疫科护理常规,一级护理,普通膳食,予头孢曲松钠、还原谷胱甘肽、奥美拉唑钠静脉滴注,甲基强的松龙 60 mg/d 静脉滴注治疗,百令胶囊口服治疗。

第四节　系统性红斑狼疮

患者入院第 8 天经激素治疗后关节痛、皮疹、发热症状改善,但胸闷、气闭症状未能缓解,同时出现尿量减少,24 h 尿量为 500~750 ml,颜面、双下肢水肿,并出现腹痛,血红蛋白、血小板进行性下降,血肌酐进行性升高,提示肾损害进行性加重。综上所述,患者系统性红斑狼疮病情仍高度活动,累及多个重要器官如肾、胃肠道、血液系统等,属于危重型狼疮,有大剂量激素冲击治疗指征,医嘱予甲基强的松龙针 0.5 g 静脉滴注 qd×3 d 冲击治疗,同时给予输注白蛋白纠正低蛋白血症,告病危,记录 24 h 出入量等处理。

【疾病分析】

　　系统性红斑狼疮(SLE)是一种以全身性自身免疫性炎症为突出表现的弥漫性结缔组织病。患者可有肾、肺、心脏、血液等多个器官和系统受累,血清中出现以抗核抗体为代表的多种自身抗体和多系统累及是 SLE 的两个主要临床特征。本病可见于任何年龄,但是,育龄期女性多发。本病的发生与遗传、环境、性激素及自身免疫等多种因素有关。一般认为具有遗传素质的个体在环境、性激素及感染等因素的作用下引起免疫功能异常、自身抗体产生、免疫复合物形成及在组织的沉积,导致系统性红斑狼疮的发生和进展。血液学异常、免疫学异常和自身抗体阳性是系统性红斑狼疮的主要诊断标准。一般治疗包括心理、预防并发症、避免日晒或紫外线照射、避免应用诱发狼疮的药物。轻症患者主要以非甾体抗炎药和抗疟药治疗为主;重症患者主要以糖皮质激素、免疫抑制药治疗或血浆置换疗法为主。

【案例问答】

问题 1　该患者为什么会发生多个系统的损伤?

　　系统性红斑狼疮(systemic lupus erythematosus,SLE)是由遗传因素、环境因素、雌激素水平等多种因素相互作用导致 T 和 B 淋巴细胞高度活化和功能异常而引起的,累及多脏器的自身免疫性炎症性结缔组织病多发于青年女性。B 淋巴细胞功能异常产生大量自身抗体并累及多器官为本病的两个特点。自身抗体一是与体内相应的自身抗原结合形成免疫复合物,沉积在皮肤、关节、肾小球等部位的小血管壁,导致组织和器官发生病变,二是直接与组织细胞抗原作用,形成原位免疫复合物,引起细胞破坏,从而导致机体的多系统损害。

问题 2　系统性红斑狼疮患者为什么要避免阳光照射?

　　系统性红斑狼疮患者若在阳光下暴晒或受其他射线或人工光源如白炽灯的照射,面部的红斑会加重,或暴露皮肤出现红色斑疹、丘疹或大疱性皮疹伴有烧灼感、痒痛感,或使全身症状加重,这种现象称为"光过敏"现象。食用感光食物后接受紫外线照射将会使病情加重。阳光中的紫外线对人体皮肤有损害作用,可以使皮肤内的细胞发生损伤,皮肤 DNA 转化为胸腺嘧啶二聚体,抗原性增强,使患者产生抗 DNA 抗体。对于正常人来说,这些受损的细胞很快被自身的巨噬细胞根除,然后自身再生长出新的细胞进行替代,因此正常人在经过强烈的阳光照射之后会出现脱皮的现象,但是不会出现红斑、皮疹等过敏症状。可是对于红斑狼疮患者来说,由于红斑狼疮是一种可以累及身体多系统多器官的自身免疫性疾病,患者体内负责清理受损细胞的巨噬细胞出现了功能障碍,当皮肤内细胞被紫外线杀伤之后,巨噬细胞不能够及时清理根除,这些受损细胞就会发生坏死,进而释放一些对皮肤有害的物质,可以使皮肤血管发炎,出现皮疹等现象。同时,坏死细胞会使患者体内的免疫系统活性大大增强,会产生一系列的反应,最后会摧毁体内的健康细胞,使患者的全身症状加重。

系统性红斑
狼疮的皮肤
黏膜护理

知识拓展

感 光 食 物

感光食物(photographic food)富含铜等金属元素,可直接或间接地增加与黑色素生成有关的物质的数量与活性,这类食物摄入多了,会令肌肤更容易受到紫外线侵害而变黑或长斑。常见的感光食物有:柠檬、胡萝卜、木瓜、芹菜、莴苣、土豆、香菜、苋菜、油菜、橘子、紫菜、田螺、菠菜、无花果、九层塔、韭菜、红豆。含补骨脂素的芹菜、无花果;含联胺基团的蘑菇、烟熏食品;含L-刀豆素的苜蓿类种子,豆荚可诱发狼疮及皮疹、光过敏,系统性红斑狼疮患者应避免食用。

问题3 系统性红斑狼疮的主要病理改变是什么?

系统性红斑狼疮的病理改变以免疫复合物沉积为主,引起结缔组织的黏液水肿、纤维蛋白变性和坏死性血管炎。其主要病理改变是全身各个器官有炎症反应和血管坏死、血栓形成,以皮肤、黏膜损害最为多见。比如,全身皮肤可以出现红斑,特别是颜面部有蝴蝶样红斑,有人形容就像被狼咬了一样,所以叫红斑狼疮。此外,心、肺、肾、脑、关节、心包、胸膜、腹膜等部位都可出现上面说的病理变化。因此,红斑狼疮是一个以皮肤黏膜损害为主要表现的全身性疾病,由于全身都有病理改变,所以,患者可出现发热、贫血、无力,皮肤有各种各样的皮疹,太阳一晒就产生皮肤过敏,还可有脱发、关节炎、血管炎、心包炎、胸膜炎、肾炎、精神不正常、躁狂、瘫痪甚至昏迷,表现复杂多变,分别叫作狼疮肺炎、狼疮肾炎、狼疮腹膜炎、狼疮脑病等。

知识链接

狼 疮 细 胞

狼疮细胞需要四个因素:① 狼疮细胞因子,是一种抗核蛋白抗体,存在于外周血、骨髓、心包、胸腔积液腹水、疱液和脑脊液中,其相应抗原为脱氧核糖核酸-组蛋白复合物,此抗原存在于细胞核内。② 受损伤或死亡的细胞核,无种属和器官特异性,即人或动物的各种器官的细胞核均可与狼疮细胞因子起作用。③ 活跃的吞噬细胞,一般为中性粒细胞。④ 补体,在吞噬时需要补体的参与。狼疮细胞形成的过程首先为狼疮细胞因子与受损伤或死亡的细胞核起作用,使细胞核胀大,失去其染色质结构,核膜溶解,变成均匀无结构的物质,所谓"匀圆体"细胞膜破裂。匀圆体堕入血液,许多吞噬细胞聚合来吞噬此变性的核,形成花瓣形细胞簇,随后此变性核被一个吞噬细胞所吞噬,就形成所谓狼疮细胞,补体参与起促进吞噬作用。

第四节 系统性红斑狼疮

70%~90% 活动性系统性红斑狼疮患者的狼疮细胞检查为阳性。其他疾病如硬皮病、类风湿关节炎等中约 10% 病例可查见该细胞,此外,慢性活动性肝炎、普鲁卡因胺及肼屈嗪等引起的药疹也可阳性。

问题 4　该患者采用甲强龙治疗的依据是什么? 为什么糖皮质激素要隔日晨起用药?

系统性红斑狼疮是自身免疫介导的,以免疫性炎症为突出表现的弥漫性结缔组织病。糖皮质激素具有广泛的抗炎、抗免疫作用,不但减轻患者急性期炎症反应,还能减轻炎症引起的粘连和瘢痕形成,不但抑制细胞免疫,而且也能抑制体液免疫,减少各种抗体产生。因此,糖皮质激素能抑制系统性红斑狼疮患者产生的各种自身抗体,抑制自身免疫,减轻全身炎症反应,改善因炎症引起的各系统损伤,尤其对减轻肾损害、减轻各种浆膜性炎症具有重要意义。

由于糖皮质激素的分泌是受下丘脑 – 垂体 – 肾上腺轴的调节,属于一种负反馈调节。下丘脑 – 垂体 – 肾上腺轴是指下丘脑室旁核合成并分泌抗利尿激素和促肾上腺皮质激素释放激素(corticotropin–releasing hormone,CRH),作用于腺垂体可以促进促肾上腺皮质激素(adrenocorticotropic hormone,ACTH)的释放。肾上腺皮质在 ACTH 的作用下可以合成糖皮质激素。糖皮质激素可以反馈作用于下丘脑和垂体,分别抑制 CRH 和 ACTH 的合成与分泌,形成反馈调节环路。

肾上腺皮质激素的分泌具有昼夜节律性,每日上午 8 时为分泌高峰,随后逐渐下降,至午夜时最低,这是 ACTH 的昼夜节律所引起。在长程疗法中对某些慢性病可将 2 天的总量在隔天早晨一次给予,此时恰逢皮质激素正常分泌高峰,对肾上腺皮质反馈性抑制最小,可减少停药反应。

问题 5　当患者被诊断为危重型狼疮时为什么要改为甲强龙冲击疗法? 冲击疗法应注意什么问题?

皮质激素的冲击疗法是指短期内大剂量应用激素迅速控制病情恶化的一种静脉给药方法。冲击疗法多应用甲基强的松龙 1 g,加入 5% 葡萄糖溶液或生理盐水 250 ml 中,静脉滴注,每天 1 次,连续 3 天,然后 100 mg/d 强的松口服 3~4 周内递减至维持量,必要时可 2 周后重复一疗程。故主要用于危重患者的抢救,以及用皮质激素类药物一般的给药方法效果不佳的患者。

狼疮危象是指急性的危及生命的重症系统性红斑狼疮。如急进性狼疮性肾炎、严重的中枢神经系统损害、严重的溶血性贫血、血小板减少性紫癜、粒细胞缺乏症、严重心脏损害、严重狼疮性肺炎或肺出血、严重狼疮性肝炎、严重的血管炎等。为了使患者度过危险期,常用糖皮质激素冲击治疗以迅速控制病情。

冲击疗法时应注意保护胃黏膜,避免激素诱发应激性溃疡;注意避免神经系统过度兴奋,防治发生意外;注意隔离,防治交叉感染。

课堂讨论 ————————————————————

　　系统性红斑狼疮可并发哪些疾病或器官损害？影响患者预后及生存质量的因素有哪些？

（庞　毅　丁明星）

护考真题

185

第四节　系统性红斑狼疮

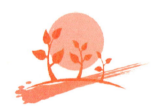

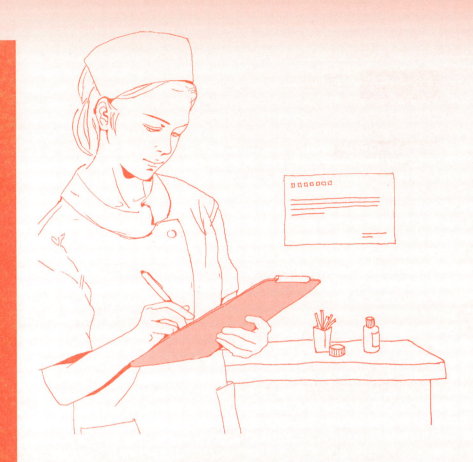

第十一章　肿瘤

第一节 肺癌

学习目标

1. 掌握肺癌的分型、化疗药物的分类和不良反应。
2. 熟悉肺癌术前检查方法、全肺切除术后的输液注意事项。

案例导入

患者,男,64 岁,农民,小学文化,因 "咳嗽伴痰中带血 20 天" 入院。患者 20 天前无明显诱因出现咳嗽,为阵发性连声咳痰,咳嗽与体位及活动无关,无明显加剧及缓解因素,伴痰中带血,晨起时明显,无胸闷及呼吸困难,无活动后气促,无胸痛,无发热,无夜间盗汗,无头痛头晕,无声音嘶哑,无黄疸,无腹痛腹胀。胸部 CT 示:左肺门占位,肿瘤首先考虑。今为进一步治疗来我院就诊,门诊拟 "左肺癌" 收住入院。患者有 40 余年吸烟史,每天 1 包。

体格检查:T 36.5℃,P 76 次 / 分,R 20 次 / 分,BP 136/74 mmHg,SpO_2 97%。神志清楚,颈静脉无怒张,气管居中,两侧呼吸运动对称,两肺呼吸音清,HR 76 次 / 分,律齐。腹平软,无压痛及反跳痛,肝肋下未触及,移动性浊音阴性,双下肢无水肿。

辅助检查:血常规示白细胞计数 $6.8×10^9$/L,中性粒细胞百分比 67.7%,红细胞计数 $4.67×10^{12}$/L,血红蛋白 124 g/L,血小板计数 $238×10^9$/L。纤支镜检查示:左上叶支气管开口处可见一新生物,表面见白色坏死物质覆盖,管腔狭窄,气管镜不能进入。颅脑磁共振未见异常。全身骨显像未见明显转移征象。肺功能示:轻度阻塞性为主的混合性通气功能障碍。病理学检查:中低分化鳞癌。

医疗诊断:左肺癌。

入院后行全肺切除手术,并以顺铂、吉西他滨、培美曲塞化疗,以昂丹司琼镇吐。

术后 10 天,胸膜腔闭式引流管已拔除,切口愈合好,已拆线,评估患者:T 36.8℃,R 20 次 / 分、P 84 次 / 分、BP 128/70 mmHg。神志清楚,精神状态良好,同意出院,3~4 周后回院化疗(或放疗)。

【疾病分析】

肺癌是最常见的肺原发性恶性肿瘤,绝大多数肺癌起源于支气管黏膜上皮,故亦称支气管肺癌。肺癌的病因至今尚不完全明确,大量资料表明,肺癌的危险因子包含吸烟(包括二手烟)、石棉、氡、砷、电离辐射、卤素烯类、多环性芳香化合物、镍等。肺部影像学检查和活检是主要的诊断手段。病理上可以分为小细胞肺癌和非小细胞肺癌两大类,前者由于患者早期即发生血行转移且对放化疗敏感,故小细胞肺癌的治疗应以全身化疗为主,联合放疗和手术为主要治疗手段。外科治疗主要适用于非小细胞肺癌患者。

【案例问答】

　　问题 1　肺癌按解剖部位分类可分为中央型肺癌和周围型肺癌,一般右肺多于左肺,上叶多于下叶,请说明肺的形态和分叶。

　　肺的形态随空气充盈程度和胸廓的形状而变化,一般为圆锥形。每侧肺都分为上部的肺尖,下部的肺底(膈面),外侧的肋面和内侧的纵隔面及三个面交界处的前、后、下三个缘。肺底与膈穹相适应,略向上凹。肋面膨隆,与胸壁的肋和肋间隙相接触。纵隔面对向纵隔,位于纵隔面中部的凹陷处为肺门,为支气管,肺动、静脉,支气管动、静脉,神经及淋巴管进出肺的门户。这些结构借结缔组织相连并被胸膜包绕形成肺根。肺的前缘锐利,在肋面与纵隔面之间。右肺前缘近乎垂直,右肺前缘的下半有心切迹,下方有一突起叫左肺小舌。下缘也较锐利,伸向膈与胸壁所夹的间隙内。后缘圆钝。左、右肺由斜裂分为上、下两叶。右肺又为水平裂分为上、中、下三个叶(图 11–1)。

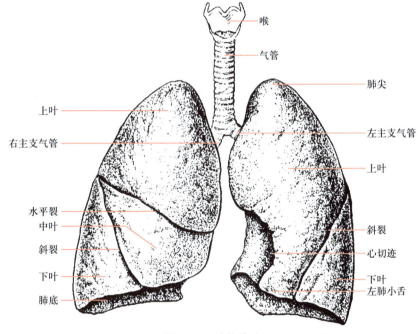

图 11–1　肺的分叶

　　问题 2　纤维支气管镜检查对肺部肿块的诊断有何优势?

　　纤维支气管镜检查主要用于气管和支气管肺部病变的诊断,亦用于某些疾病的治疗。

　　X 线片、CT、磁共振等检查,可对肺部肿物的大小、部位作出明确诊断,但难以对病变的性质作出明确诊断。纤维支气管镜检查可以直接观察气管、支气管有无病变,管腔内有无肿物和其在管内的位置,并可通过刷检和活检对病变的性质作出病理学诊断。

　　问题 3　肺癌是如何进行分类的? 三种组织学分型的肺癌有什么特点?

　　肺癌可以按以下三种标准分类:

　　1. 病理学分类:小细胞肺癌和非小细胞肺癌(鳞状细胞癌、腺癌、大细胞癌)

肺癌的概念
和病因

第一节　肺癌

（表 11-1）。

2. 解剖学分类：中央型肺癌和周围型肺癌。

3. 按照肿瘤的起源分类：原发性肺癌和继发性肺癌。

恶性肿瘤的
转移途径

表 11-1 组织学分型三种肺癌的比较

	鳞癌	小细胞癌	腺癌
特点	是最常见的类型	恶性程度最高的一种	瘢痕癌
好发于	多见于老年男性	多在 40~50 岁	女性多见
吸烟	与吸烟关系非常密切	多有吸烟史	与吸烟关系不大
部位	中央型肺癌多见	中央型肺癌多见	周围型肺癌

问题 4　全肺切除后胸腔闭式引流有特殊性，引流时为什么要检查纵隔位置？如何检查？

全肺切除的患者术侧遗留较大的残腔，为了保证纵隔的位置及患侧胸腔压力，患侧胸腔要保留一定的液体，术后所置胸引管呈钳闭状态，根据气管纵隔的位置决定是否开放胸引管排液或排气，全肺术后纵隔处于正中或略偏向患侧，如发现纵隔移向健侧应通知值班医师，并协助开放胸引管，放出适量液体或气体。

气管位置的判断方法：将示指、环指分别放在两侧胸锁关节处，中指探及气管，通过相邻两指间的距离判断气管的位置。判断时患者头要端正，稍向前倾。每 1~2 h 检查 1 次，通过气管是否偏移以判断纵隔位置，从而调整胸引管的开闭。

问题 5　肺癌术后为什么要控制液体入量？

肺癌的常规治疗方式是肺叶切除术。肺叶切除术后由于肺动脉的主要分支破坏，分流血量的大量减少，患者除呼吸功能受损外，心脏尤其是右心的后阻力负荷显著增加，如处理不当，很易合并右心功能不全，甚至心力衰竭。此时，临床如再增多液体输入量，会使心脏的容量负荷进一步加重，致使心脏失代偿，可能引起严重后果。因此，临床上肺叶切除术后应控制液体入量，在保持术后血流动力学平稳的前提下，最大限度减少液体的输入量，增加排出量，使机体在新的容量平衡点上，维持有效的循环血量，达到减轻心肺负荷，改善心功能，提高手术安全性和手术疗效的目的。

问题 6　抗恶性肿瘤药是如何进行分类的？

1. 按药物对细胞增殖周期的作用分类

（1）周期特异性药　仅对细胞增殖中某一期有较强的抑制作用，如氨甲蝶呤、氟尿嘧啶、巯嘌呤、阿糖胞苷作用于 S 期，抑制肿瘤细胞 DNA 合成；长春碱和长春新碱作用于 M 期，抑制肿瘤细胞的有丝分裂。

（2）周期非特异性药　对增殖细胞群中的各期细胞均有杀灭作用，如环磷酰胺、塞替哌等烷化剂及多柔比星等抗肿瘤抗生素，均可作用于 G_1 期、S 期、G_2 及 M 期。

2. 按药物的化学性质、来源分类

（1）烷化剂　如环磷酰胺、塞替哌、白消安等。

（2）抗代谢药　如氨甲蝶呤、氟尿嘧啶、巯嘌呤、阿糖胞苷、培美曲塞、吉西他滨等。

（3）抗肿瘤抗生素　如多柔比星、丝裂霉素、柔红霉素等。

（4）抗肿瘤植物药　如长春碱、长春新碱等。

（5）激素类药　如肾上腺皮质激素、雌激素、雄激素等。

（6）其他药　如顺铂、卡铂等。

3. 按药物的作用机制分类

（1）影响核酸（RNA、DNA）合成的药　如氨甲蝶呤、氟尿嘧啶、巯嘌呤、阿糖胞苷等。

（2）破坏 DNA 结构和功能的药　如烷化剂、多柔比星、丝裂霉素；顺铂等。

（3）抑制蛋白质合成的药　如长春碱、长春新碱、紫杉醇等。

（4）干扰转录过程阻止 RNA 合成的药　如多柔比星、柔红霉素。

（5）调节机体激素平衡的药　如肾上腺皮质激素、雌激素、雄激素等。

问题 7　化疗药物可能有哪些不良反应？

抗恶性肿瘤药的选择性较差，在杀死肿瘤细胞的同时对正常细胞也产生毒性，可引起多种不良反应，尤其对快速增殖的骨髓、胃肠黏膜上皮、毛囊等正常组织容易产生不同程度的损害。常见的不良反应有以下几个方面：

1. 骨髓抑制　骨髓抑制是抗恶性肿瘤药最严重的不良反应，常表现为白细胞、血小板、红细胞减少及全血细胞下降，甚至产生再生障碍性贫血。

2. 消化道反应　几乎所有的抗恶性肿瘤药在治疗的早期均有不同程度的食欲减退、恶心、呕吐、腹痛、腹泻、便血等消化道反应，用药过程中要注意观察呕吐物的性质及大便情况。

3. 脱发　大多数抗恶性肿瘤药都损伤毛囊上皮细胞，脱发常出现于给药后 1~2 周，1~2 个月后脱发最明显，停药后毛发可再生。

4. 免疫抑制　多数抗恶性肿瘤药如环磷酰胺、巯嘌呤、肾上腺皮质激素等具有免疫抑制作用，这是使用抗恶性肿瘤药患者易于感染的重要原因之一。

5. 肾毒性及肝毒性　顺铂及大剂量氨甲蝶呤可直接损伤肾小管上皮细胞，表现为急、慢性血尿素氮升高，血清肌酐及肌酐酸升高。

6. 其他　环磷酰胺可引起急性出血性膀胱炎；博来霉素、氨甲蝶呤等可引起肺纤维化；多柔比星、丝裂霉素、顺铂及环磷酰胺有心肌毒性；长春新碱、紫杉醇及顺铂有周围神经毒性；顺铂有耳毒性，可致耳聋。抗恶性肿瘤药还可致突变、致畸及致癌。

知识链接

肺 结 节

肺部微小结节性病变有 73% 的恶性率，主要为肺腺癌，其次为细支气管肺泡癌；而良性率为 27%，主要为血管瘤、脓肿、肉芽肿和结核球。常见病例如下。

（1）肺腺癌：年龄 >40 岁好发，两上肺稍多；边缘短毛刺且趋向远肺门侧分布，边缘分叶，极少有钙化；有支气管阻塞及胸膜凹陷，少数有肺门及纵隔淋巴结节肿大。

（2）结核性结节：多发生于上肺尖后段或下叶背段，但也发生在其他肺野；结核球轮廓清楚,边缘光滑,有包膜时呈双边淡薄影,球形干酪结核则边缘模糊、毛糙不规则,少数分叶,但也为浅分叶;密度均匀或不均匀,部分有斑点钙化及环弧形钙化;有支气管引流及扩张,近病灶胸膜外粘连,邻近肺野有卫星病灶,结核结节肺门方向可有细小纤维条索影;随访一般半年左右不会有变化,抗结核治疗后可吸收变小、钙化,或长年无改变。

（3）炎性假瘤:多位于肺的表浅部位,形态不一,可呈圆形、椭圆形或类圆形,也可呈驼峰状或不规则形。多为中等均匀密度,少数内见小钙化或小空洞;边缘多清楚而光滑,少数毛糙;增强扫描多数有较显著均匀强化,少数周边强化或不强化。

（4）硬化性血管瘤:多数表现为孤立性肺结节或肿块,极少数表现为多发。下叶多于上叶,右肺多于左肺(1.5∶1.0)。胸部 CT 平扫表现为边界清楚,光滑锐利,密度均匀,内部可见散在钙化点,部分病灶内可有大片不规则的钙化,难与错构瘤相鉴别。

课堂讨论 ——————————————

　　肺癌的靶向治疗有哪些药物? 涉及的相关基因有哪些?

（丁明星）

第二节　胃癌

学习目标

1. 掌握胃的位置形态及分部,胃肠减压的意义。
2. 熟悉胃癌的原因,良恶性溃疡的区别,两种胃大部切除术的优缺点。

案例导入

　　患者,男,56 岁。反复上腹部不适 5 年,再发加重 2 天。患者 5 年前无明显诱因下出现上腹部疼痛不适,查胃镜提示"胃溃疡",予"制酸"等对症治疗。2 天前,患者感上述症状加重,遂查胃镜示"胃窦部溃疡",病理示低分化腺癌。为进一步治疗拟"胃癌"收入院。

　　体格检查:T 36.1℃,P 63 次 / 分,R 18 次 / 分,BP 127/79 mmHg。神志清,皮肤巩膜无黄染,浅表淋巴结未触及明显肿大,双肺听诊无殊,腹软,上腹轻压痛,无反跳痛,Murphy 征阴性,肝脾肋下未触及,包块未触及,移动性浊音阴性,肠鸣音 4 次 / 分,双下肢无水肿。

　　辅助检查:血常规示红细胞计数 $4.5×10^{12}$/L,血红蛋白 106.6 g/L,白细胞计数 $7.4×10^9$/L,中性粒细胞百分比 60%,血小板计数 $241×10^9$/L。肿瘤五项示:CA19-9 93.4U/ml。胃镜示:胃窦部溃疡,病理示低分化腺癌。

医疗诊断：胃癌。

患者入院后给予 FAM 方案(5-氟尿嘧啶、多柔比星、丝裂霉素)化疗。经充分术前准备后，在全麻下行胃癌根治术(远端胃大部切除术 + 胃肠毕Ⅱ式吻合)。

【疾病分析】

胃癌(gastric cancer)是起源于胃壁内表层的黏膜上皮细胞的恶性肿瘤，可发生于胃的各个部位(胃窦幽门区最多，胃底贲门区次之，胃体部略少)，可侵犯胃壁的不同深度和广度。病理类型以普通型为主，包括乳头状腺癌、管状腺癌、低分化腺癌、黏液腺癌、印戒细胞癌。世界上胃癌发病率约 17.6/10 万，据统计，胃癌占我国消化道恶性肿瘤的首位，在全身癌肿中占第三位。其发病原因可能与饮食习惯、生活环境、幽门螺杆菌(Hp)感染等因素有关。根治性手术是目前唯一可以治愈胃癌的手段，胃癌诊断一旦确立，应力争尽早行根治性手术。术前、术中、术后辅助化疗，放疗及生物免疫治疗等。常用化疗药物：5-氟尿嘧啶、丝裂霉素、阿霉素、顺铂、依托泊苷、伊立替康、多西他赛，以及口服化疗药物卡培他滨、替吉奥等。

【案例问答】

问题 1　请说出胃的位置、形态和分部。

胃是消化管最膨大的部分，上连食管，下续十二指肠。其大小和形态因胃充盈程度、体位及体型等状况而不同。胃分上下口，大小 2 弯和前后 2 壁，并可分为 4 部。胃的上口称贲门，接食管。下口称幽门通十二指肠。胃小弯，相当于胃的右上缘，自贲门延伸到幽门。胃大弯始于贲门切迹，此切迹为食管左缘与胃大弯起始处所构成的锐角。胃的 4 部即：贲门部、胃底、胃体与幽门部。贲门部指胃贲门周围的部分，与胃的其他部分无肉眼可见的界限(图 11-2)。胃底指贲门切迹平面以上的部分。胃体上方与胃底相续，下界在胃小弯为角切迹。幽门部居胃体下界与幽门之间。幽门的左侧份较为扩大，称幽门窦；右侧份呈长管状，管腔变窄，称幽门管。幽门窦通常居胃的最低部，幽门管长为 2~3 cm。胃溃疡和胃癌多发生于胃的幽门窦近胃小弯处，临床上所称的"胃窦"即幽门部。

胃的形态位置

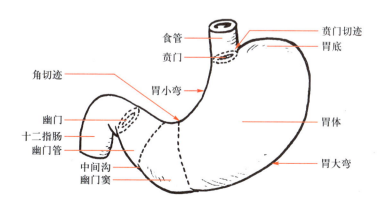

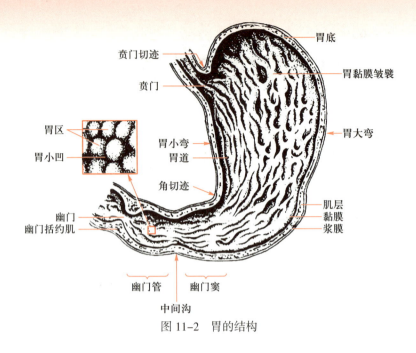

图 11-2　胃的结构

发现胃癌

问题2　引起胃癌的原因有哪些?

据调查,辽东半岛、胶东半岛、江浙沿海地区及西北某些地区发病率最高。胃癌多见于40岁以上的男性,70%的患者年龄在40~60岁间。

胃癌的病因尚不完全清楚,它的世界性地理分布有明显的差异。在同一国家的不同地区和不同人群之间,胃癌的分布也有很大不同。普遍认为和以下因素有关。

1. 环境和饮食因素　第一代到美国的日本移民胃癌发病率下降约25%,第二代下降约50%,至第三代发生胃癌的危险性与当地美国居民相当。故环境因素在胃癌发生中起重要作用。某些环境因素,如火山岩地带、高泥炭土壤、水土含硝酸盐过多、食物被亚硝酸盐污染、微量元素比例失调或化学污染可直接或间接经饮食途径参与胃癌的发生。流行病学研究提示,多食新鲜水果和蔬菜、使用冰箱及正确储藏食物,可降低胃癌的发生。

2. 遗传因素　通过流行病学调查,发现A型血的人胃癌的发病率较高。胃癌者的亲属中,胃癌的发病率比对照组高4倍。美国黑人比白人胃癌的发病率高。因此推测胃癌的发生可能与遗传有关。

3. 免疫因素　近年来发现,免疫功能低下的人胃癌发病率较高。从而表明机体的免疫功能障碍,对癌肿的免疫监督作用降低,是发生癌肿的因素之一。

4. 幽门螺杆菌　1994年世界卫生组织国际癌症研究中心将幽门螺杆菌列为一类致癌因子。Hp感染者胃癌发病率比非感染者高4~8倍。

5. 吸烟　与胃癌呈正相关。烟草及烟雾中含有多种致癌和促癌物质,如苯并芘、二甲基亚硝胺、酚类化合物等。

6. 精神心理因素　亦是胃癌的一项重要危险因素,精神过度刺激和好生闷气者较易发生胃癌,可能与其降低自身免疫功能有关。

7. 胃部其他疾病　萎缩性胃炎及肠上皮化生被认为可能是最主要的癌前病变,腺瘤样息肉虽并不认为是主要的癌前疾病,但患此症者胃癌发病率较高。良性胃溃疡与胃癌的关系,是一个经常有争议的问题,虽然可观察到良性溃疡的边缘有癌发生,但也有不少人认为两者之间无病因上的联系。也有报道胃溃疡的癌变率为1%~5%。

问题3　比较胃的良性溃疡与恶性溃疡肉眼表现。

表现	良性溃疡(胃溃疡)	恶性溃疡(溃疡型胃癌)
外形	圆形或椭圆形	不整形,皿状或火山口状
大小	溃疡直径一般 <2 cm	溃疡直径常 >2 cm
深度	较深	较浅
边缘	整齐,不隆起	不整齐,隆起
底部	较平坦	凹凸不平,有坏死,出血明显
周围黏膜	黏膜皱襞向溃疡集中	黏膜皱襞中断,呈结节状肥厚

问题4　胃癌的检查手段有哪些? 早期发现并确诊胃癌的最佳方法是什么检查?

胃癌的检查手段包括:① 胃镜检查 + 病理活检;② 超声内镜检查;③ X 线钡餐检查;④ B 超或 CT 检查;⑤ 肿瘤标志检测(CEA、CA19-9、CA72-4、CA12-5、胃蛋白酶原等)。

胃镜检查是早期发现并确诊胃癌的最佳方法,它不仅可以直接观察胃部的病变情况,还可通过活检对病变的性质作出病理学诊断。

问题5　肿瘤五项指的是哪些指标? 为什么要检查这些指标?

肿瘤五项是指五项肿瘤标志物,通过血液化验来检查。一般作为常规体检时肿瘤的筛查项目。肿瘤五项一般包括:CEA(癌胚抗原),AFP(甲胎蛋白),SF(血清铁蛋白),β_2 - MG(β_2 微球蛋白)和 CA50(癌抗原 50)。

如果这些指标的检测值高出正常范围,提示体内存在肿瘤可能,但这五项指标的敏感性和特异性均在 60%~80%,故仅一项指标增高,并不能肯定体内一定有肿瘤存在,需进一步检查确诊。反之,即使五项指标都正常,也并不表示体内一定没有肿瘤,只是肿瘤存在的可能性非常小。这些指标只是作为诊断参考而已。

问题6　胃大部切除后行胃肠毕 I 式吻合与胃肠毕 II 式吻合各有什么优缺点?

胃肠毕 I 式吻合:胃大部切除后,将残留胃直接和十二指肠吻合。优点是手术操作较简单,吻合后的胃肠道接近于正常解剖生理状态,所以,术后由于胃肠道功能紊乱而引起的并发症较少。缺点是当十二指肠溃疡伴有炎症、瘢痕或粘连时,采用这种方式技术上常有困难;有时为了避免胃、十二指肠吻合口的张力过大,切除胃的范围不够,就容易引起溃疡复发。此术式对胃酸分泌高的十二指肠溃疡患者不太适合。所以,毕 I 式胃大部切除术多用于治疗胃溃疡。

胃肠毕Ⅱ式吻合：胃大部切除后将残留胃和上端空肠吻合，封闭十二指肠残端。

优点是能切除足够的胃而不致吻合口张力过大，术后溃疡复发率较低；同时，由于术后胃液和食物不再通过十二指肠，而是直接进入空肠，即使十二指肠溃疡不加切除也能愈合（旷置式胃大部切除术）。因此，临床上应用较广，适用于各种情况的胃、十二指肠溃疡，特别适用于十二指肠溃疡。缺点是手术操作比较复杂、胃－空肠吻合改变了正常解剖生理关系，术后发生胃肠道功能紊乱的可能性较毕Ⅰ式为多（图11-3）。

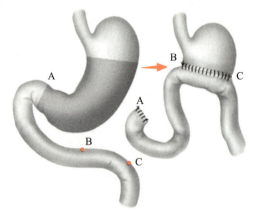

图 11-3　胃大部切除和胃肠毕Ⅱ式吻合

问题 7　接受胃肠手术的患者术前和术后为什么要胃肠减压？

胃肠减压就是术前留置较粗的鼻胃管，每天以温生理盐水洗胃，连续 3 天，直到洗出液澄清，以减轻胃肠内压力。有效的胃肠减压对单纯性肠梗阻和麻痹性肠梗阻可达到解除梗阻的目的，通过胃肠减压吸出胃肠道内的气体和液体，从而减轻腹胀，降低肠腔压力，减少肠腔内的细菌和毒素，改善肠壁血运；也用于胃十二指肠溃疡穿孔的非手术治疗；胃十二指肠溃疡大出血时经胃肠减压管灌注去甲肾上腺素的冰生理盐水，使血管收缩达到止血的目的；禁食和胃肠减压是治疗急性胰腺炎的重要措施，一般为 2~3 周，通过胃肠减压可减少胰泌素和胆囊收缩素－促胰酶素的分泌，减少胰腺外分泌，并减轻胃潴留和腹胀；胃肠减压也是治疗急腹症的重要手段之一，可减少胃肠液积聚，减少消化液自穿孔部位漏出，减轻腹胀，改善胃肠道供血，有利于胃肠蠕动的恢复，亦有利于麻醉和手术的安全；胃肠减压还可用于急性胃扩张、胃出血、急性弥漫性腹膜炎及腹部大中型手术，尤其是做消化道吻合术者，可减轻胃肠道的张力，防止胃过度膨胀，减轻吻合口张力，促进吻合口的愈合。

问题 8　结合解剖知识说说插胃管的注意事项。

1. 插胃管的形态结构基础　患者可采取坐位、半坐卧位或右侧卧位插胃管，依次通过鼻、咽、食管进入胃内，成人插入的长度为前额发际至胸骨剑突处，或由鼻尖经耳垂至胸骨剑突处的距离，为 45~55 cm。胃管进入口腔，沿舌背插入约 15 cm 至咽部，嘱患者做吞咽动作，即可通过环咽肌进入食管。食管有三处狭窄：第一处狭窄位于食管起始处，距中切牙约 15 cm；第二处狭窄位于食管与左主支气管交叉处，相当于胸骨角平面，距中切牙约 25 cm；第三处狭窄为食管穿经膈的食管裂孔处，距中切牙约 40 cm，插管时要注意避免损伤其黏膜（图9-4）。

2. 插胃管应注意的形态知识　插入不畅时要检查口腔，确定胃管是否插入口腔，因为鼻腔、口腔和咽相互通连。由于气管位于食管前，而咽又是呼吸道和消化道的共同通道，所以在插管过程中，患者出现呛咳、呼吸困难等现象，提示可能误入气管，应立即拔出。

置胃管术

癌抗原CA19-9

癌抗原CA19-9指一种与胰腺癌、胆囊癌、结肠癌和胃癌等相关的肿瘤标志物，又称胃肠道相关抗原。癌抗原CA19-9对胰腺癌有较高的灵敏度和较好的特异性，其阳性率在85%~95%之间，且随手术后与病情好转而降低。

胚胎期胎儿的胰腺、胆囊、肝、肠等组织存在这种抗原，正常人体组织含量很低；在消化道恶性肿瘤，尤其是胆囊癌、胰腺癌患者血清中，癌抗原19-9含量明显增高，但早期诊断价值不大，主要作为病情监测和预示复发的指标。此外，对消化道疾病鉴别诊断(如胰腺癌与胰腺炎、胃癌与胃溃疡)亦有一定价值。

知识拓展

抗 原 物 质

医学上重要的抗原物质包括：

1. 病原生物及其代谢产物　病原生物如细菌、病毒、立克次体、螺旋体和寄生虫等对人来说均属于异种物质，都具有很强的免疫原性。微生物虽然结构简单，但其抗原组成复杂，如细菌细胞壁成分为菌体抗原，特殊结构成分有荚膜抗原、鞭毛抗原、菌毛抗原等。有些细菌代谢产物也是良好的抗原，如外毒素为蛋白质，具有很强的免疫原性与毒性。外毒素用甲醛处理后，失去毒性保留其免疫原性，称为类毒素。类毒素和外毒素均能刺激机体产生相应的抗外毒素的抗体，称抗毒素。

2. 动物免疫血清　临床上用来防治细菌外毒素所致疾病(如破伤风、白喉)的抗毒素，一般都是用类毒素免疫马，再取其含有抗毒素的血清精制而成。

3. 异嗜性抗原　是指一类与种属特异性无关，存在于人、动物、植物和微生物之间的共同抗原。现已发现多种具有重要意义的异嗜性抗原，如溶血性链球菌与人肾小球基膜及心肌组织有共同抗原，链球菌感染可能导致急性肾小球肾炎或风湿性心脏病发生。

4. 同种异型抗原

(1) 血型抗原：主要为ABO血型抗原和Rh血型抗原。

(2) 人类主要组织相容性抗原：人类主要组织相容性抗原又称人类白细胞抗原，存在于人有核细胞膜表面，其种类、组成极其复杂，不同个体之间(除同卵双生外)均存在差异。

5. 自身抗原

(1) 隐蔽性自身抗原：体内有些组织成分如眼晶状体蛋白、葡萄膜色素蛋白、甲状腺蛋白和精子等，在正常情况下与免疫系统相对隔绝。然而一旦由于外伤、感染或手术不慎等原因使这些物质进入血液，则可引起自身免疫应答，导致自身免疫病的发生。

(2) 修饰性自身抗原：自身组织受到物理因素(如电离辐射、烧伤等)、化学因素

（如药物）或生物因素（如微生物感染）的影响，分子结构发生改变，形成新的决定簇或使自身物质分子内部的决定簇暴露出来，从而具有免疫原性。目前已知，安替比林、匹拉米酮、非那西丁等药物引起的白细胞减少和溶血性贫血等均为上述机制所致。

6. 肿瘤抗原　包括肿瘤特异性抗原和肿瘤相关抗原。

（1）肿瘤特异性抗原（tumor specific antigen, TSA）：指只存在于某种肿瘤细胞的表面，而不存在于相应正常细胞或其他种类肿瘤细胞表面的新抗原。如黑色素瘤细胞表达 MAGE Ⅰ 基因，但正常成熟组织（除睾丸外）均不表达 MAGE Ⅰ。

（2）肿瘤相关抗原（tumor associated antigen, TAA）：指非肿瘤细胞所特有，正常细胞上也存在的抗原，只有在细胞癌变时其含量明显增加。如① 胚胎性抗原，如甲胎蛋白（α-fetoprotein, AFP）在原发性肝癌的早期诊断；② 与肿瘤有关的病毒抗原，如鼻咽癌组织中有 EB 病毒基因及抗原。

7. 超抗原　超抗原（super antigen, SAg）指一类只需要极低浓度（1~10 ng/ml）即可激活 2%~20% 某些亚型的 T 淋巴细胞克隆，产生极强的免疫应答的抗原，如金黄色葡萄球菌肠毒素 A~E 血清型。

课堂讨论

1. 简述胃癌与幽门螺杆菌感染的关系。
2. 目前认为外周血哪些肿瘤标志物检测在胃癌诊断中有价值？

（丁明星）

第三节　宫颈癌

学习目标

1. 掌握子宫颈的上皮结构，宫颈癌的早期发现。
2. 熟悉宫颈癌的病因，乳头状瘤病毒与宫颈癌的关系。

案例导入

患者，女，44 岁，已婚，大学文化，因"同房后阴道少量流血 4 个月"步行入院。患者 4 个月前出现同房后阴道流血，量少，色红，自行停止，近期消瘦明显。13 岁月经初潮，月经周期 28 天，经期 5~6 天，经量较多，无痛经，无不规则阴道流血史。

体格检查：T 36.8℃，P 82 次/分，R 20 次/分，BP 112/72 mmHg，患者发育正常，心肺听诊正常，肝脾肋下未触及，未触及锁骨上淋巴结及腹股沟淋巴结，双肾区无叩击痛，肠鸣音正常。妇科检查：外阴为已婚经产式，发育正常，阴道有中等量稀薄水样分泌物，无异味，阴道黏膜无充血，后穹隆无触及明显结节；宫颈呈桶状，前唇见一 3.0 cm×2.5 cm×2.0 cm 大小的菜花样赘生物，质脆，触之易出血;宫体前位,质中,无压痛,表面光滑,活动度尚可,宫旁未触及明显增厚与结节,双附件区未见明显异常。三合诊:直肠、子宫后壁、主韧带及骶韧带弹性均可,未触及增厚与结节。

辅助检查:血红蛋白 90 g/L,红细胞计数 3.55×10^{12}/L,白细胞计数 4.7×10^9/L,中性粒细胞比值 0.70,淋巴细胞比值 0.28,单核细胞比值 0.02,血小板计数 180×10^9/L,血型 O 型,凝血酶原时间、活化部分凝血酶原时间、肝肾功能结果均正常。心电图、X 线、胸腹平片、肝胆脾肾 B 超无殊。盆腔 B 超提示"宫颈占位性病变,考虑宫颈占位"。盆腔 CT 提示"宫颈癌,盆腔淋巴结无肿大"。病理检查提示"宫颈腺癌",组织分级"Ⅱ级宫颈癌"。

医疗诊断:宫颈癌(Ⅱ级)。

入院后行子宫全切术加盆腔淋巴结清扫术。

【案例问答】

问题 1　请描述子宫颈的上皮结构特点。

子宫颈壁由黏膜、肌层和外膜组成。

1. 宫颈管黏膜即子宫颈内膜,有分泌黏液的单层柱状上皮覆盖,上皮在固有层下陷成腺样隐窝,习惯称为子宫颈腺,能分泌黏液,成为白带的主要组成部分。

2. 在宫颈管内膜表面和腺体柱状上皮下方、基底膜上方有储备细胞,具有增生和可以分化为柱状上皮细胞和化生为扁平上皮的双向分化潜能。

3. 宫颈外口到阴道穹隆均为复层扁平上皮覆盖。

4. 子宫颈管柱状上皮和宫颈阴道部的扁平上皮相交界区称宫颈上皮移形带或转化区,两种细胞的交界区位置并非一成不变,随女性体内雌激素水平的高低、年龄、内分泌、阴道 pH 和病理状态不同而可有位置移动。当雌激素水平增高时,子宫颈管的柱状上皮向宫颈外面生长,取代部分子宫颈阴道部的扁平上皮,此时部分子宫颈阴道部看似没有上皮被覆,称"宫颈糜烂"。其实,镜下可见其表面有来自子宫颈的柱状上皮被覆,故实为假性糜烂,为正常生理现象,并非疾病。

问题 2　宫颈癌的病因有哪些? 应该如何预防?

近年来,工业化国家宫颈癌的发病率和死亡率明显下降,全球每年死于宫颈癌的23.1 万人中,80% 以上发生在发展中国家,大多数宫颈癌患者处于未加控制状态。宫颈癌已成为发展中国家最沉重的疾病负担之一。

宫颈癌的主要发病原因包括了以下几个方面:① 与性生活、婚姻的关系:性生活过早的妇女,其宫颈癌的发病率较 18 岁以后开始性生活的要高 4 倍。② 与配偶的关系:有人认为,丈夫包皮过长或包茎者,其妻发生宫颈癌的相对危险度较大。③ 病毒或真菌感染:单纯疱疹病毒Ⅱ型、人乳头状瘤病毒、人巨细胞病毒及真菌感染可能与宫颈癌的发生有关。但究竟以哪一种病毒为主诱发或在哪几种病毒协同下易发生宫颈癌等问题都尚未解决。④ 性传播性疾病:滴虫性阴道炎常与宫颈癌前病变或宫颈癌并存。Parfen 等发现宫颈不典型增生合并滴虫性阴道炎者,其转化为浸润癌的概率增加,并已成功地用滴虫感染动物,诱发出宫颈癌。⑤ 外源因素:犹太人宫颈癌发

宫颈癌病因

病率低,其原因可能与犹太人男婴出生后需切除包皮的风俗有关。⑥ 病毒感染:引起女性下生殖道感染的病毒种类很多,研究病毒感染与宫颈癌发生的关系已有数十年的历史,至今认为有三种病毒可能与宫颈癌的发生有关:单纯疱疹病毒Ⅱ型(HSV-2);人乳头状瘤病毒(HPV);人类细胞病毒(HCMV)。

为预防宫颈癌,符合以下条件的人群应每隔 2~3 年做一次妇科防癌检查:① 18 岁以前性交、结婚者;② 性生活紊乱、性交频繁及性病患者;③ 早婚多次生育者、有宫颈炎症和糜烂者;④ 性交后阴道出血,绝经以后阴道有分泌物,尤其是血性分泌物者;⑤ 45 岁以上,没有任何症状者,也应定期做常规检查。

问题 3　早期发现宫颈癌有哪些措施?

1. 子宫颈脱落细胞学检查　凡婚后或有性生活史的妇女,30 岁以上应每年定期做一次宫颈刮片检查,宫颈刮片是筛查早期宫颈癌的重要方法。报告形式为巴氏 5 级及描述性诊断 TBS 分类法两种。

2. 宫颈碘试验　正常宫颈阴道部扁平上皮含有丰富的糖原,可被碘液染为棕色或深褐色,而宫颈管柱状上皮、宫颈糜烂及异常扁平上皮区均无糖原存在,故不着色,可在此区处取活检送病理检查。

3. 阴道镜检查　巴氏Ⅲ级及以上、TBS 分类鳞状上皮内病变,应在阴道镜下选择可疑癌变区进行宫颈活检。早期宫颈癌的诊断准确率可达到 98% 左右。

4. 宫颈和宫颈管活体组织检查　是确诊宫颈癌及宫颈癌前病变最可靠的依据。选择宫颈鳞 – 柱交界部的 3、6、9 和 12 点处取四点活检,或在碘试验不着色区及阴道镜指导下取可疑癌变部位,取多处组织,并进行切片检查。若为阴性,应用小刮匙搔刮宫颈管,将刮出物送病理检查。

5. 宫颈锥形切除术　当宫颈刮片检查多次为阳性,而多点活检阴性,或已证明为原位癌,不能排除浸润癌者,可进行宫颈锥切术并送病理。如作为治疗手术可以全子宫切除术取代。

6. 宫颈摄影　将所获图像投射在宽 3.3 m 屏幕上,1 m 远处观察;鳞柱交界处全部显示,无异常为阴性,发现异常为可疑,未见鳞柱交界为不满意。据观察其诊断准确率为 93.1%。

7. 荧光检查法　利用癌组织与正常组织吸收荧光素多少不同而显示不同颜色的机制诊断有无癌变。癌组织吸收荧光素多,产生的荧光比正常组织强而呈深黄色,正常组织为紫蓝色。

8. 肿瘤生化诊断　通过学者临床研究发现,在宫颈癌患者体内,乳酸脱氢酶、己糖激酶明显增高,尤其有浸润者更明显,有助于临床诊断。

问题 4　什么是宫颈上皮内瘤变(CIN)? 包括哪些病理改变?

宫颈上皮内瘤变(CIN)是一组与宫颈浸润癌密切相关的癌前病变的统称,反映了宫颈癌发生中病变连续发展的过程,即由宫颈不典型增生(轻→中→重)→原位癌→早期浸润癌→浸润癌的一系列病理变化。CIN 包括宫颈不典型增生和宫颈原位癌两种。

1. 宫颈不典型增生:镜下见底层细胞增生,从 1~2 层增至多层,甚至占据上皮大部分,且有细胞排列紊乱,核增大深染,染色质分布不均等核异质改变。轻度时细胞异型性较轻,细胞排列稍紊乱;中度时异型性明显,细胞排列紊乱;重度时细胞显著异型,极性几乎均消失,不易与原位癌区别。

2. 宫颈原位癌:又称上皮内癌。上皮全层极性消失,细胞显著异型,核大、深染、染色质分布不均,有核分裂象。但病变限于上皮层内,基膜未穿透,间质无浸润。异型细胞可沿宫颈腺腔开口进入移行带区的宫颈腺体,致使腺体原有的柱状细胞为多层异型鳞状细胞替代,但腺体基膜保持完整,称宫颈原位癌累及腺体。

问题5 人乳头状瘤病毒与宫颈癌的关系如何?

人乳头状瘤病毒属双链闭环的小DNA病毒,目前认为其E6、E7编码的蛋白分别与机体的抑癌基因p53和Rb结合,引起细胞增殖失控,导致癌前病变及癌症的发生。人乳头状瘤病毒16型和18型约引起70%的宫颈癌和宫颈癌癌前病变。人乳头状瘤病毒感染性很强,最常由性接触传播。另外,密切接触、皮肤擦伤、婴儿通过感染的产道、自身接种(通过抓搔传染到身体的其他部位)和污染物传播也是比较常见的传播途径。

目前已成功研制了针对人乳头状瘤病毒(HPV)的疫苗,用来预防由HPV 16和18型等引起的宫颈癌和生殖器官癌前病变的癌症疫苗,是人类首次真正尝试通过疫苗将一种癌症彻底消除。

201

知识链接

宫颈癌疫苗——加卫苗

加卫苗(英文名:Gardasil)亦称加德西(Gardisil 或 Silgard)。由美国默克制药公司研制生产,用于预防某些类型的人乳头状瘤病毒(HPV6、11、16、18 型)引起的子宫颈癌等疾病,有效果预防 HPV 16 和 18 型引起的约 70% 的子宫颈癌症及由 HPV 6 和 11 型引起的 90% 生殖器疣病。并对大多数 HPV 引起的肛门、外阴、阴道和阴茎癌有良好的预防作用。

课堂讨论

查阅文献并回答,宫颈癌患者出现心理障碍的概率与类型如何,护理及人文关怀中应如何处理。

(丁明星)

第四节 急性白血病

学习目标

1. 掌握白细胞分类,交叉配血。
2. 熟悉骨髓细胞分化,化疗药物的使用。

患者,男,60岁,油漆工人,初中文化程度。因"牙龈出血5天"入院。患者5天前无明显诱因下出现牙龈出血,伴有头痛,数字评分法(INR)3分,自觉发热,体温未测,感乏力,休息后可缓解,无皮肤、黏膜出血,无恶心、呕吐,无咳嗽、咳痰及胸闷气闭情况,无畏寒,未重视。近日自觉上述症状加重,遂来我院就诊,门诊查血常规示:白细胞计数 109.8×10^9/L,血红蛋白 70 g/L,血小板计数 18×10^9/ L,急诊骨髓象检查示:急性白血病(AML-M_2a)。

体格检查:T 38.0℃,P 96 次/分,R 20 次/分,BP 120/68 mmHg。神志清楚,精神软弱,贫血貌,浅表淋巴结未触及肿大,两肺呼吸音粗,未闻及干湿啰音,心率 96 次/分,律齐,无病理性杂音,胸骨压痛明显,NRS 评分 4 分,腹平软,肝肋下未触及,脾肋下 2 cm 可触及,移动性浊音阴性,双下肢无水肿,皮肤黏膜可见散在瘀点瘀斑,病理征阴性。

辅助检查:血常规示白细胞计数 109.8×10^9/L,血红蛋白 70 g/L,血小板计数 18×10^9/L。腹部彩超示:脾肿大,肝、胆、胰未见明显异常。头颅 CT:未见异常。急诊骨髓象示:急性白血病(AML-M_2a)。

医疗诊断:急性白血病(AML-M_2a)。

入院医嘱:血液内科护理常规,一级护理,病危,软食,予羟基脲、碳酸氢钠、别嘌醇口服,伊达比星、阿糖胞苷静脉化疗、头孢哌酮舒巴坦钠静脉滴注抗感染治疗,查输血前血清学检查、交叉配血,预约血小板、血浆,抽血培养。

【疾病分析】

急性白血病(acute leukemia,AL)是造血干细胞的恶性克隆性疾病,常与电离辐射、化学因素、病毒感染及遗传因素有关。发病时骨髓中异常的原始细胞及幼稚细胞(白血病细胞)大量增殖,蓄积于骨髓和其他造血组织并抑制正常造血,广泛浸润肝、脾、淋巴结等脏器,表现为贫血、出血、感染和浸润等征象。外周血象、骨髓检查及细胞免疫表型检查是诊断白血病的主要措施。根据受累的细胞类型,急性白血病又分为急性淋巴细胞白血病(acute lymphoblastic leukemia,ALL)和急性髓细胞白血病(acute myeloid leukemia,AML)两大类。本病的治疗原则是尽可能多地消灭白血病细胞群体和控制白血病细胞的大量增生,解除因白血病细胞浸润而引起的各种临床表现,以期获得完全缓解,主要措施是化学治疗和骨髓移植。本病例属于急性髓细胞白血病,采用伊达比星针、阿糖胞苷针联合化疗方案,同时预防感染及其他并发症。

【案例问答】

问题1 白细胞是如何分类的?

根据白细胞的细胞质内有无特殊颗粒,可将其分为有粒白细胞和无粒白细胞。前者常简称为粒细胞,根据其特殊颗粒的染色特性,又分为中性粒细胞、嗜碱性粒细胞和嗜酸性粒细胞,后者分为单核细胞和淋巴细胞(图 11-4)。正常成人血液中

急性白血病分类

的白细胞数目为$(4.0\sim10)\times10^9$/L。这五类白细胞中中性粒细胞占50%~70%，嗜酸性粒细胞占3%~5%，嗜碱性粒细胞不超过1%，淋巴细胞占20%~30%，单核细胞占3%~8%。

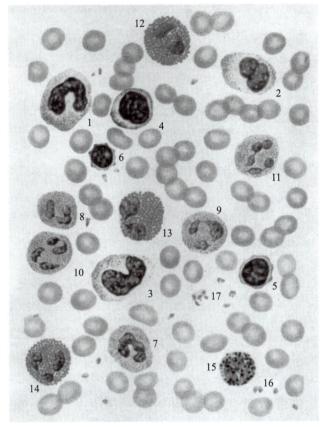

图11-4　外周血象

1,3 单核细胞；2-4 红细胞；5.6 淋巴细胞；7-11 中性粒细胞；

12,13 嗜酸性粒细胞；14,15 嗜碱性粒细胞；16,17 血小板

问题2　交叉配血的免疫学依据是什么？

交叉配血属于凝集反应，是指颗粒性抗原与相应抗体结合后，在一定的条件下出现肉眼可见的凝集物。

人类血型可分为 A、B、O 和 AB 四种。A 型和 B 型血红细胞膜上分别有 A 抗原和 B 抗原，AB 型有 A 和 B 两种抗原，O 型血既无 A 抗原又无 B 抗原。每个人的血清中不含有与其本人血型抗原相对应的天然抗体（属 IgM），A 型人血清中含有抗 B 抗体，B 型人含有抗 A 抗体，AB 型者既无抗 A 又无抗 B 抗体，而 O 型人具有抗 A 和抗 B 两种抗体。血型抗原与相应抗体结合后，可出现肉眼可见的凝集现象。

问题3　血细胞成熟过程是怎样的？

各种血细胞发育成熟的过程大致要经过原始细胞→幼稚细胞→成熟细胞三个不同的发育阶段。幼稚细胞阶段又分为早幼、中幼、晚幼三个时期（表11-2）。原始细

交叉配血

第四节　急性白血病

胞、幼稚细胞和成熟细胞在显微镜下观察其形态存有差异。如原始细胞的核内都有核仁,发育为成熟细胞后核内的核仁消失。根据各个时期血细胞的特征来判断不同阶段的细胞。正常人各种细胞的数量都有一定的范围,即血细胞的成熟过程是按一定比例分布的。

表 11-2 各种血细胞的成熟过程

细胞类型	细胞成熟过程
中性粒细胞	造血干细胞→原始粒细胞→早幼粒细胞→中性中幼粒细胞→中性晚幼粒细胞→中性杆状核细胞→成熟中性粒细胞
嗜酸性粒细胞	嗜酸性中幼粒细胞→嗜酸性晚幼粒细胞→嗜酸性杆状核细胞→成熟嗜酸性粒细胞
嗜碱性细胞	嗜碱性中幼粒细胞→嗜碱性晚幼粒细胞→嗜碱性杆状核细胞→成熟嗜碱性细胞
红细胞	原始红细胞→早幼红细胞→中幼红细胞→晚幼红细胞→网织红细胞→红细胞
淋巴细胞	原始淋巴细胞→幼稚淋巴细胞→淋巴细胞
单核细胞	原始单核细胞→幼稚单核细胞→单核细胞
血小板	原始巨核细胞→幼稚巨核细胞→巨核细胞→血小板

问题 4　急性白血病 AML-M$_2$a 为急性粒细胞部分成熟型,简述粒细胞的发生过程。

粒细胞发生历经原粒细胞(myeloblast)、早幼粒细胞(又称前髓细胞,promyelocyte)、中幼粒细胞(又称髓细胞,myelocyte)、晚幼粒细胞(又称后髓细胞,metamyelocyte)进而分化为成熟的杆状核和分叶核粒细胞。从原粒细胞增殖分化为晚幼粒细胞需 4~6 天。骨髓内的杆核粒细胞和分叶核粒细胞的贮存量很大,在骨髓停留 4~5 天后释放入血。若骨髓加速释放,外周血中的粒细胞可骤然增多。各阶段细胞的一般形态特点见表 11-3。

白血病发病过程

表 11-3 粒细胞发生过程中的形态变化特点

细胞名称	胞体		胞核			胞质		
	大小(μm)	形态	形态	染色质	核仁	染色	特殊颗粒	分裂能力
原粒细胞	10~15	圆球形	圆球形	细网状	2~3 个	嗜碱性	无	有
早幼粒细胞	15	圆球形	圆球形	粗网状	偶见	弱嗜碱性	少量	有
中幼粒细胞	13~15	圆球形	半圆形	网块状	不明显	多染性	增多	有
晚幼粒细胞	12~15	圆球形	肾形	网块状	无	嗜酸性	大量	无
杆状核粒细胞	12~15	圆球形	带状弯曲	粗块状	无	嗜酸性	大量	无
分叶核粒细胞	12~15	圆球形	分叶	粗块状	无	嗜酸性	大量	无

问题 5 别嘌醇是抗痛风药物,白血病患者化疗期间为什么要用别嘌醇和碳酸氢钠片?

白血病患者由于白血病细胞大量增生,在细胞坏死尤其化疗药物的作用下细胞大量死亡而释放尿酸,易致高尿酸血症导致痛风。因此,化疗期间要多饮水或多静脉补液增加尿酸排泄,同时也用抑制尿酸生成的药物别嘌醇等。别嘌醇及其代谢产物氧嘌呤醇通过抑制黄嘌呤氧化酶的活性(后者能使次黄嘌呤转为黄嘌呤,再使黄嘌呤转变成尿酸),使尿酸生成减少,血中及尿中的尿酸含量降低到溶解度以下的水平,从而防止尿酸结石的沉积,有助于痛风结节及尿酸结晶的重新溶解。根据"酸酸碱碱促吸收、酸碱碱酸促排泄"的原则,碳酸氢钠片用于碱化血液和尿液,增加尿酸的解离度,促使尿酸的排泄。

问题 6 骨髓移植前为什么要进行 HLA 抗原配型?

骨髓移植实质是骨髓造血干细胞同种异体移植,由于在人群中很难找到 HLA 完全一致的供受者,因此,除同卵双生同胞间的器官移植外,其他同种异体组织或器官移植都会发生排斥反应。为提高移植成功率,减轻或延缓移植排斥反应,主要措施是移植前供、受者间的严格组织配型,筛选出与受者组织相容性配合的供体。

在 HLA 配型方面,主要进行 HLA–A、HLA–B 和 HLA–DR 三对位点的配型,只有两个个体的 HLA 配型完全相同才能进行造血干细胞移植,由于 HLA–AB 的多样性最明显,一般对志愿者先做 HLA–AB 的分型,待检索供、受者 HLA–AB 相配后,再对供者做 HLA–DR 分型检测。

问题 7 羟基脲、伊达比星、阿糖胞苷分别属于哪类化疗药物? 各自的化疗原理是什么?

羟基脲是一种核苷二磷酸还原酶抑制剂,通过抑制胞苷二磷酸和胞苷三磷酸抑制 DNA 的合成,为 S 周期特异性药物,起效快,但维持时间短,可以快速降低白细胞数量,主要用于慢性粒细胞性白血病。

伊达比星为新型蒽环类抗生素,具有更高的脂溶性,有抗有丝分裂和细胞毒作用。其作用机制为作用于拓扑异构酶Ⅱ,抑制核酸合成,主要用于成人急性非淋巴细胞性白血病。

阿糖胞苷通过与脱氧胞苷三磷酸竞争,而抑制 DNA 多聚酶的活性,影响 DNA 合成;也能干扰 DNA 的复制和 RNA 的功能,主要作用于 S 期细胞,主要用于成人急性粒细胞白血病及恶性淋巴瘤。

知识链接

抗恶性肿瘤药的分类

1. 按药物对细胞增殖周期的作用分类

(1) 周期特异性药仅对细脑增殖群中某一期有较强的抑制作用,如氨甲蝶呤、氟尿嘧啶、巯嘌呤、阿糖胞苷作用于 S 期,抑制肿瘤细胞 DNA 合成;长春碱和长春新碱作用于 M 期,抑制肿瘤细胞的有丝分裂。

(2) 周期非特异性药对增殖细胞群中的各期细胞均有杀灭作用,如环磷酰胺、塞替派等烷化剂及多柔比星等抗肿瘤抗生素，均可作用于 G₁ 期、S 期、G₂ 及 M 期。

2. 按药物的作用机制分类

（1）影响核酸（RNA、DNA）合成的药如氨甲蝶呤、氟尿嘧啶、巯嘌呤、阿糖胞苷等。

（2）破坏 DNA 结构和功能的药如烷化剂、多柔比星、丝裂霉素、顺铂等。

（3）抑制蛋白质合成的药如长春碱、长春新碱、紫杉醇等。

（4）干扰转录过程阻止 RNA 合成的药如多柔比星、柔红霉素。

（5）调节机体激素平衡的药如肾上腺皮质激素、雌激素、雄激素等。

课堂讨论 ————————————————————————————

查阅文献，简述造血干细胞移植治疗白血病的概况及护理，干细胞按照来源包括哪些，各有何特点。

（丁明星）

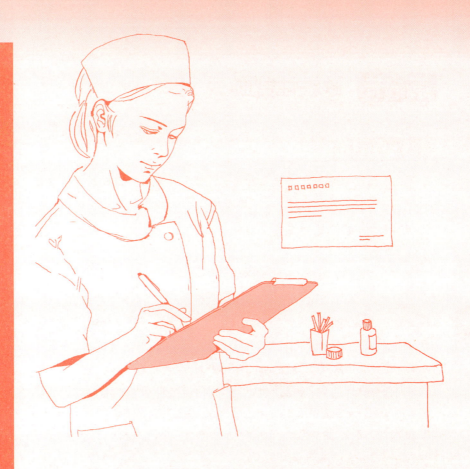

第十二章 血液、造血器官及免疫疾病

第一节 缺铁性贫血

学习目标

1. 掌握红细胞的形态及正常值；掌握血红蛋白的组成及生理作用。
2. 熟悉缺铁性贫血的原因；熟悉成分输血和输全血的优缺点。
3. 了解铁剂的正确使用方法。

案例导入

　　患者，女，42 岁，农民，文盲。因"头昏、乏力 10 天"入院。患者 10 天前无明显诱因下出现头昏、乏力，活动后感胸闷气闭，休息后症状有所缓解，无发热头痛，无浓茶样尿，无黑便，胃纳差，每餐进食约一两米饭，当地血常规提示"贫血"，未予用药，建议到上级医院进一步检查。今来我院就诊，门诊复查血常规示：血红蛋白 49 g/L。

　　体格检查：T 36℃，P 80 次 / 分，R 18 次 / 分，BP 100/70 mmHg，神志清楚，精神软弱，重度贫血貌，消瘦，皮肤、巩膜无黄染，浅表淋巴结未触及明显肿大，两肺呼吸音清，未闻触及明显啰音，心率 80 次 / 分，律齐，腹部软，无压痛及反跳痛，肝脾肋下未触及，移动性浊音阴性，双下肢无水肿，指甲脆裂呈匙状，病理征阴性。

　　辅助检查：血常规示白细胞计数 4.8×10^9/L，红细胞计数 3.04×10^{12}/L，血红蛋白 51 g/L，血细胞比容 20.9%，平均红细胞体积 68.8fL，平均红细胞血红蛋白量 16.8pg，平均红细胞浓度 244 g/L，血小板计数 182×10^9/L，铁蛋白 6.0 ng/ml，叶酸 7.3 ng/ml，维生素 B$_{12}$ 201pmol/L；粪便隐血 +，粪便集卵阴性。腹部彩超示：肝回声稍增粗。胸部 CT 示：左上肺舌段纤维灶，心影增大。

　　医疗诊断：缺铁性贫血。

　　入院医嘱：血液内科护理常规，一级护理，软食，吸氧，骨髓检查、输血前血清学检查、交叉配血，预约红细胞 3U。予生血宁片、左旋咪唑、奥美拉唑、硫酸亚铁加维生素 C 口服治疗。

【疾病分析】

　　缺铁性贫血是一种最常见的营养性贫血。人体铁的摄入量不足，或体内铁丢失，或机体对铁的需求增加便会影响到血红蛋白的合成，从而使红细胞中血红蛋白的含量显著减少，随之红细胞数目就减少。其结果会使人体内的各器官、组织供氧不足，将导致缺铁性贫血症。患者常出现皮肤、眼睑内黏膜、口唇、指甲和耳垂等部位苍白，身体出现各种不适，包括呼吸急促、心搏加速、乏力、易疲劳、食欲减退以及嗜睡，甚至影响正常思维，使思考能力变差、健忘，经常出现头晕、视物模糊、耳鸣等。血常规检查可以明确诊断并区分病情程度。治疗时除适当补充铁剂外，食物疗法也有较好的疗效。本案例属于重度营养性贫血，应予以铁剂和输血治疗为主。

【案例问答】

问题 1　红细胞的正常值和正常形态如何？其中的血红蛋白是如何合成的？

1. 红细胞正常值，男性为 $(4.5\sim5.8)\times10^{12}/L$；成年女性: $(3.5\sim4.5)\times10^{12}/L$。红细胞体积很小，直径只有 $7\sim8\ \mu m$，形如圆盘，中间下凹，边缘较厚，呈圆饼状。正常成熟的红细胞没有细胞核，也没有高尔基体和线粒体等细胞器，但它仍具有代谢功能。红细胞内充满着丰富的血红蛋白，血红蛋白约占细胞质量的 32%，水占 64%，其余 4% 为脂肪、糖类和各种电解质。

2. 正常血红蛋白由血红素和珠蛋白组成，而血红素由卟啉和铁合成。铁是人体必需的微量元素，存在于所有细胞内。铁除主要参与血红蛋白的合成和氧的输送外，还参与体内的一些生物化学过程，包括线粒体的电子传递、儿茶酚胺代谢及 DNA 的合成。铁经肠黏膜上皮的吸收属于细胞内主动运转。非血红素铁以二价的铁离子 (Fe^{2+}) 形式或与铁螯合物结合而被吸收。进入血浆中的铁与转铁蛋白结合后被带到骨髓及其他组织中去合成血红素或含铁酶。

问题 2　患者为什么会出现头昏、乏力、面色苍白等缺氧症状？

缺铁性贫血由于患者红细胞及血红蛋白减少，与氧结合的血红蛋白不足，血液携带氧的能力降低，发生血液性缺氧。此型缺氧的血氧容量及血氧含量降低，使得神经、肌肉等系统细胞供氧不足，代谢降低，能量减少，出现头昏、乏力等表现。面色苍白与皮肤血管内血液氧合血红蛋白减少有关。

问题 3　处方中为什么铁剂要加维生素 C 同服？饮食上要注意哪些问题？

1. 缺铁性贫血最重要的是补铁治疗。一般来说，凡容易在胃肠道中转变为离子状态的铁易于吸收，二价铁比三价铁易于吸收。常用如硫酸亚铁、琥珀酸亚铁等药物都是含有大量二价铁的药物。可是自然存在的二价铁化学性质很不稳定，容易被氧化成人体不易吸收的三价铁。因此，保证药物不氧化失效，对于补铁治疗非常重要。维生素 C 不仅是一种维持人体正常功能所必需的物质，而且具有强还原性。补铁的同时服用维生素 C 可以保护药物中的二价铁不被氧化为三价铁，提高了药物的吸收和利用，具有非常好的增效作用。

2. 饮食上宜与富含维生素 C 的果汁、稀盐酸、果糖、半胱氨酸等还原性物质可使 Fe^{3+} 还原为 Fe^{2+}，故能促进铁吸收；不宜与抗酸药、高钙、高磷酸盐食物、含鞣酸的茶和植物，以及四环素类药物等同服，否则会妨碍铁吸收。

问题 4　铁剂是人体重要的营养素，补铁过量会中毒吗？中毒后如何处理？

补铁过量会中毒的。急性中毒常见于过量误服铁剂，尤其常见于儿童。慢性铁中毒或称铁负荷过多，可发生于消化道吸收的铁过多和肠外输入过多的铁。长期过量服用铁剂，长期大量摄入含铁量异常高的特殊食品，慢性酒精中毒和肝硬化，均可使消化道吸收的铁增加；原发性血色病，因遗传缺陷而使小肠吸收过多的铁。在正常情况下，即使膳食铁含量很丰富，亦不致达到慢性中毒的水平。肠外输入过多的铁，通常由多次大量输血引起。

急性铁中毒是因误服大量铁剂所致，即刻表现呕吐、腹泻、腹痛、血压降低、苍白、

缺铁性贫血的病因及临床表现

缺铁性贫血的实验室检查

昏睡等。严重者表现为多器官功能衰竭(胃肠道、中枢神经系统、心血管系统、肝、肾),代谢性凝血病及低血糖,暴发性肝衰竭常直接致死。

慢性铁中毒可有各脏器受损的表现。皮肤色素沉着,呈古铜或青铜色;肝大,肝硬化蜘蛛痣,糖尿病;垂体功能低下,甲状旁腺及肾上腺功能减退;心脏疾病,如心律不齐、心力衰竭;骨骼关节改变,颅脑畸形,肝大,肾上腺皮质功能低下,合称 Zellveger 综合征。

对误服大量铁剂的患者给予大量生蛋清、牛奶等,促使形成铁蛋白复合物并催吐,继以 2%~5% 碳酸氢钠溶液洗胃,洗毕留置部分于胃中,使铁盐转变成不溶解的碳酸亚铁,并可口服盐类泻药导泻。去铁胺可络合铁离子,成为无毒的络合物经尿排出。喷替酸钙钠、依地酸二钠钙能增加铁的排泄,可以酌情使用。

问题 5　为什么间隙补铁要优于每天补铁?

补充铁剂是治疗缺铁性贫血(DIA)的有效方法。每天连续经口补充铁剂会导致胃肠道铁吸收率迅速降低及铁制剂胃肠道不良反应。食物中的铁主要由十二指肠和空肠上部肠黏膜吸收,小肠黏膜上皮细胞的更新周期在 5~6 天。每日连续服用铁剂,能够迅速降低胃肠道黏膜对铁的吸收率,从而发生"黏膜阻滞"现象,且存在于肠黏膜中的铁蛋白不能迅速将铁转移到血循环中,而当小肠黏膜上皮细胞更新时,铁的吸收率增高。肠黏膜生存期为 5~6 天,可暂时保存铁,若体内铁过多,铁进入人体后就以铁蛋白的形式大量贮存在肠黏膜细胞中,随着肠黏膜细胞的脱落而排泄,少量进入血浆中。当铁蛋白含量高时,肠黏膜将停止对铁的吸收,而在铁摄入后 7 h 内十二指肠黏膜中铁蛋白才能达到最高浓度,2~5 天后才能恢复正常,因而对高剂量铁吸收的阻滞作用可持续 2~5 天。因此,间隙补铁(每周 3 次)既可以避免连续补铁产生的肠道阻滞效应,又可减少铁剂对肠道的刺激。

问题 6　为什么妇女易发生缺铁性贫血?

1. 女性进食量普遍比男性少,但铁的需要量却比男性多,故易缺铁。

2. 城市女性劳动强度低,对体重增加比较敏感,故能量摄入更低(仅有 7 531 kJ(1 800 kcal)或更少),但对铁的需要量并不低。

3. 女性食谱中肉类普遍比男性少,故易缺铁。肉类,特别是红肉(瘦肉、牛羊肉、动物肝和血液)是铁的最好来源,其铁含量多,吸收率高,又不易被干扰,是铁营养的最好保证。然而,实际生活中,与男性相比,女性常常摄入较少的红肉。

4. 女性月经失血造成铁流失,故易缺铁。与男性相比,女性每月月经出血会损失一部分铁。男性身体每天丢失的铁不超过 1 mg,而女性每天比男性多损失铁 0.56 mg(也有报告说是 0.5 mg)。实际上,这也是女性比男性需要摄入更多铁的原因。

5. 女性激素没有促进血红蛋白合成的作用。男性激素(雄激素,如睾酮)有促进血红蛋白合成的作用,而女性激素(雌激素,如雌三醇)则没有这种作用。故而女性血液中的血红蛋白浓度普遍低于男性,更易发生贫血。

6. 女性会因妊娠、哺乳等生理过程把自身内的铁储备奉献给孩子,如果没有及时得以补充,则易发生缺铁性贫血。

问题 7　该患者为什么要采用成分输血? 输全血有哪些缺点?

成分输血是将血液的各种成分加以分离提纯通过静脉输入体内的治疗方法,成分输血是目前临床常用的输血类型。

1. 成分输血有以下优点：

（1）提高疗效，患者需要什么成分，就补充什么，特别是将血液成分提纯、浓缩而得到的制品；

（2）减少反应，血液成分复杂，有多种抗原系统，再加上血浆中的各种特异抗体，输血更容易引起各种不良反应；

（3）合理使用，将全血分离制成不同的细胞（红细胞、白细胞、血小板）及血浆蛋白（白蛋白、免疫球蛋白、凝血因子等）成分，供不同的目的应用；

（4）经济，既可节省宝贵的血液资源，又可减少经济负担。

2. 全血有以下缺点：

（1）大量输全血可使循环超负荷。因为全血中的血浆可扩充血容量，所以血容量正常的患者输血量过大或速度过快可发生急性肺水肿。

（2）全血输入越多，代谢负担越重。由于全血中细胞碎片多，全血的血浆内乳酸、钠、钾、氨等成分含量高，故全血输入越多，患者的代谢负担越重。

（3）输全血比任何血液成分更容易产生同种免疫，不良反应多。因为人的血型十分复杂，同种异体输血，尤其是输全血，将有大量的抗原进入受血者体内产生相应抗体，导致输血不良反应或输血无效。

课堂讨论

贫血的分类、病因及治疗方法有哪些？

（黄　忙）

第二节　过敏性休克

学习目标

1. 掌握过敏性休克的发病机制；肌内注射部位。
2. 熟悉过敏性休克的用药依据和方法。
3. 了解青霉素过敏的发病机制。

案例导入

患者，男，10岁，体重 25 kg，因"发热，咽喉肿痛 2 天"就诊。诊断为：化脓性扁桃体炎。医嘱于生理盐水 50 ml+ 青霉素 50 万 U 静脉滴注，每天 2 次。青霉素皮试阴性。在输注青霉素溶液 20 ml 后，患儿主诉皮肤瘙痒，并可见红斑。随即出现声音嘶哑、胸闷、呼吸困难等不适。立即予以停止青霉素输注，改用 0.9% 氧化钠注射液 100 ml 静脉滴注，并更换输液器。予平卧，吸氧，心电监护。查体：患者神志清楚，烦躁不安，面色苍白，四肢凉。全身可见散在红斑。呼吸急促，33 次 / 分，声音嘶哑，可闻及喘鸣音。脉搏细速 130 次 / 分，血压 70/50 mmhg。

医疗诊断：过敏性休克。

立即停药，予以吸氧、肾上腺素肌内注射、甲基泼尼松龙加沙丁胺醇雾化吸入、异丙嗪肌内注射等抢救措施后好转，留院观察。

【疾病分析】

过敏性休克是外界某些抗原性物质进入已致敏的机体后，通过免疫机制在短时间内触发的一种严重的全身性过敏性反应，多突然发生且严重程度剧烈，若不及时处理，常可危及生命。青霉素类药物及昆虫刺伤是最常引发过敏性休克的原因，某些食物（如花生、贝类、蛋和牛奶）也会引起严重过敏性反应。绝大多数过敏性休克属 I 型超敏反应。临床主要表现为出汗、面色苍白、脉速而弱，四肢湿冷、发绀，烦躁不安、意识不清或完全丧失，血压迅速下降乃至测不出，脉搏消失，最终导致心搏停止。治疗的关键是保持呼吸道通畅和维护有效的呼吸与循环功能，以及肾上腺素、糖皮质激素等药物治疗。

【案例问答】

问题 1　什么是过敏性休克？主要有哪些表现？

过敏性休克（anaphylactic shock）是外界某些抗原性物质进入已致敏的机体后，与相应的抗体相互作用后引起的一种强烈的全身性过敏反应，使组织胺、缓激肽、5- 羟色胺、血小板激活因子等大量释放，导致全身毛细血管扩张，通透性增加，血浆渗出，循环血量急剧减少而出现休克。过敏性休克的表现与程度因机体反应性、抗原进入量及途径等而有很大差别。通常突然发生而且剧烈，若不及时处理，常可危及生命。

本病起病、表现和过程不一，与致敏原的强度、患儿的健康状况和遗传因素有关。一般症状开始很快，可发生在暴露于致敏原后即刻或迟发。大多数患儿以皮肤症状开始，皮肤潮红并常伴出汗、红斑，瘙痒特别多见于手、足和腹股沟。荨麻疹或血管性水肿是暂时的，一般不超过 24 h，严重时可出现发绀。上呼吸道症状有口腔、舌、咽或喉水肿，其中喉水肿从声音嘶哑、失语到窒息轻重不等，后者是致死的主要原因；下呼吸道症状有胸部约束感、刺激性咳嗽、哮鸣、呼吸停止等。心血管系统症状有低血容量性低血压（严重时对升压剂无反应）、心律不齐、心肌缺血、心脏停搏。胃肠道症状少见，常伴有恶心、呕吐、腹绞痛、腹泻，其中腹痛常是本病的早期表现。神经系统症状有焦虑、抽搐、意识丧失等，患儿多疲乏无力。此外，患儿还会因暂时脑缺氧出现一些精神症状。

上述症状和体征既可单独存在也可联合出现。大多数严重反应涉及呼吸和心血管反应。开始就意识丧失者可在几分钟内死亡，也可发生在几天或几周后，但一般过敏反应的症状开始越晚，反应的程度越轻。有些患儿呈双向性表现形式，即发作—缓解—再发作；尽管采取适宜的治疗，仍可再次发作，约 30% 病例有再次发作；较迟的

L 型超敏反应的检测

第十二章　血液、造血器官及免疫疾病

再发作可出现在首次发作后 8~12 h。

由于死亡可发生于几分钟内，因此迅速处理十分重要。开始治疗的关键是维持呼吸道通畅和保持有效血液循环。

问题 2　青霉素过敏是青霉素自身引起的过敏吗? 为什么使用青霉素时要强调"现配现用"?

青霉素本身无免疫原性，但其降解产物青霉噻唑和青霉烯酸可与人体内的蛋白质结合获得免疫原性，进而刺激机体产生 IgE，使之致敏。当机体再次接触青霉噻唑或青霉烯酸后，可诱发过敏反应，严重者导致过敏性休克，甚至死亡。青霉素在酸性或碱性溶液中均容易降解，时间越久，分解越显著，因而使用时应新鲜配制。值得注意的是，有些人初次注射青霉素也可能发生过敏性休克，这可能是曾吸入过青霉菌孢子或使用过被青霉素污染的注射器等医疗器械，或皮肤黏膜接触过青霉素或其降解产物等原因所致。机体已处于致敏状态之故。

问题 3　肌内注射常选用的肌肉有哪些? 如何定位?

肌内注射最常用的注射部分为臀大肌，其次为臀中肌、臀小肌、股外侧肌及三角肌。肌内注射很重要的是对注射部分的精确定位。

臀大肌注射定位：常采用十字法或连线法定位。十字法：从臀裂顶点向左或右划一水平线，从髂嵴最高点向下做一垂直平分线，将臀部分为四个象限，其中外上象限避开内角为注射区。连线法：从髂前上棘到尾骨连线的外三分之一为注射部位（图 12-1）。

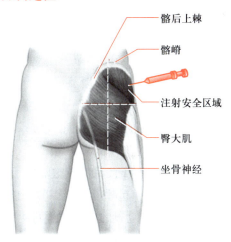

图 12-1　臀大肌注射区域

（图中标注：髂后上棘、髂嵴、注射安全区域、臀大肌、坐骨神经）

臀中肌、臀小肌注射定位：该处血管、神经分布较少，且脂肪组织较薄，目前使用日趋广泛，定位方法有两种：① 以示指尖和中指尖分别置于髂前上棘和髂嵴下缘处，在髂嵴、示指、中指之间构成一个三角形区域。注射部位在示指和中指构成的角内。② 髂前上棘外侧三横指处。病儿应以其手指的宽度为标准。

股外侧肌注射定位：位置为大腿中段外侧，一般成人可取髋关节下 10 cm 至膝上 10 cm 的一段范围，该处大血管、神经干很少通过，且部位较广，可供多次注射。

三角肌注射定位：上臂外侧，肩峰下 2~3 横指处。此处肌肉较臀部肌肉薄，只能做小剂量注射。

问题 4　为什么首选肾上腺素抢救过敏性休克?

肾上腺素主要激动 α 和 β 受体。其抗过敏性休克的机制：通过激动 α 受体，收缩小动脉和毛细血管前括约肌，降低毛细血管通透性，升高血压，并因激动支气管黏膜血管 α_1 受体，减轻支气管黏膜水肿，有利于改善通气；通过激动 β_1，改善心功能，增加心输出量；激动 β_2 受体解除支气管痉挛，抑制过敏物质释放；扩张冠状动脉，改善心肌供血，可迅速缓解过敏性休克的临床症状，是治疗过敏性休克的首选药物。一般采用股前外侧肌肌内注射,必要时可以静脉注射。剂量:0.01~0.03 mg/kg,最大量0.5 mg。使用时可将 1:1 000 肾上腺素 1 mg 稀释成 1:10 000,利于用药时准确地抽取相应的剂量。

副作用有头痛、烦躁、失眠、面色苍白、无力、血压升高、震颤等。大剂量可致腹痛、心律失常。注意:高血压、心脏病、糖尿病、甲状腺功能亢进症、洋地黄中毒、心源性哮喘、外伤性或出血性休克忌用。

问题 5 为什么甲基泼尼松龙可以用于抢救过敏性休克?

甲基泼尼松龙属于糖皮质激素类药物,抢救过敏性休克常用氢化可的松、甲基强的松龙或地塞米松等。抗过敏性休克主要利用其抗炎、抗免疫、抗过敏的综合作用,包括以下作用:

1. 抗炎作用 糖皮质激素有快速、强大而非特异性的抗炎作用,对各种炎症均有效。在炎症初期,糖皮质激素抑制毛细血管扩张,减轻渗出和水肿,又抑制白细胞的浸润和吞噬,从而减轻炎症症状。

2. 抗免疫作用 小剂量时主要抑制细胞免疫;大剂量时抑制浆细胞和抗体生成而抑制体液免疫功能。

3. 抗过敏作用 在免疫过程中,抗原 – 抗体反应导致肥大细胞脱颗粒而释放组胺、5– 羟色胺、过敏性慢反应物质、缓激肽等,从而产生一系列过敏性反应症状。糖皮质激素类药物可减少上述过敏物质的产生,抑制过敏反应所发生的病理变化,因而能缓解或减轻过敏性反应症状。

问题 6 过敏性休克患者为什么要用沙丁胺醇?

过敏性休克时,免疫细胞释放了大量过敏介质诱发内脏平滑肌痉挛,包括支气管平滑肌痉挛,引起呼吸困难。沙丁胺醇属于支气管平滑肌扩张剂,为选择性的 β_2 肾上腺素受体激动剂,通过对 β_2 肾上腺素受体的作用刺激细胞内的腺苷酸环化酶,提高环磷腺苷水平,使支气管平滑肌松弛,并抑制速发型超敏反应细胞(特别是肥大细胞)的介质释放,常以氧气驱动雾化吸入,有利于缓解过敏性休克的呼吸困难。

雾化吸入本品可产生下列不良反应:肌肉震颤,头晕,头痛,不安,失眠,心动过速,低钾血症,口、咽刺激感。罕见下列不良反应:肌肉痉挛,过敏反应(血管性水肿、皮疹、支气管痉挛、低血压)。

知识链接

微 循 环

微循环是指微动脉和微静脉之间的血液循环。血液循环的最根本功能是在微循环处实现血液与组织之间的物质交换。

1. 微循环的组成和血流通路 各器官、组织的结构和功能不同,其微循环的结构也不同。典型的微循环由微动脉、后微动脉、毛细血管前括约肌、通血毛细血管、真毛细血管网、动–静脉吻合支和微静脉七部分组成(图 12-2)。血液由微动脉流到微静脉有三条通路,各自的功能也不相同。

(1)直捷通路:血流经微动脉、后微动脉和通血毛细血管,回到微静脉,这条通路称为直捷通路。该通路经常处于开放状态,因路程短直,血流速度快,很少与组织液进行物质交换。其主要功能是使一部分血液能迅速通过微循环经静脉回心,以保证静脉回心血量。在骨骼肌中这类通路较多。

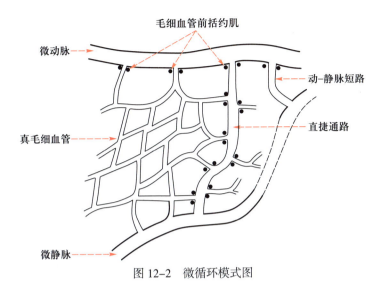

图 12-2　微循环模式图

（2）动-静脉短路：血液由微动脉直接经动-静脉吻合支流入微静脉,这条通路称为动-静脉短路。该通路血管壁厚,完全不能进行物质交换,故又称非营养通路。在人的皮肤,特别是手掌、足底、耳郭等处,此类微循环通路较多,其功能是在体温调节中发挥作用。当环境温度升高时,此通路开放,皮肤血流量增加,皮肤温度升高,有利于散热;当环境温度低时,该通路关闭,皮肤血流量减少,有利于保存体热。动-静脉短路开放,会相应减少组织对血液中氧的摄取。在某些病理状态下,如感染、中毒性休克等,动-静脉短路大量开放,可加重组织的缺氧状况。

（3）迂回通路：血液经微动脉、后微动脉、毛细血管前括约肌,进入真毛细血管网,然后汇集到微静脉,这条通路称为迂回通路。由于真毛细血管壁薄,通透性大,血管迂回曲折,相互交错,穿行于细胞间隙之间,血流缓慢等因素,所以,迂回通路是血液与组织液之间进行物质交换的主要场所,故又称为营养通路。

2. 微循环血流量的调节　微循环中的微动脉、后微动脉、毛细血管前括约肌和微静脉均具有平滑肌。通过平滑肌的收缩和舒张,可以改变血管阻力,进而影响血流量。微动脉的舒张和收缩,控制着与其相连的整个微循环的血液流量,故有微循环"总闸门"之称;后微动脉和毛细血管前括约肌的收缩和舒张,可改变真毛细血管网的血流量,故在微循环中起着"分闸门"的作用。它们的舒缩状态决定着毛细血管的前阻力和血流量;微静脉位于微循环的末端,其舒缩状态决定着毛细血管的后阻力,影响血液从微循环流出,起着"后闸门"的作用。

微动脉、微静脉受交感缩血管神经的支配。当交感神经兴奋时,微动脉、微静脉收缩,使微循环血流量减少。同时,这些血管也受全身性缩血管活性物质（如血管紧张素、去甲肾上腺素等）及 CO_2 等局部舒血管活性物质的调节。

后微动脉和毛细血管前括约肌则主要受体液因素调节。一般情况下，毛细血管前括约肌在全身性缩血管物质如去甲肾上腺素等影响下，产生一定程度的紧张性收缩，使真毛细血管关闭。此时，随着新陈代谢进行，局部代谢产物如乳酸、CO_2 等物质积聚，当其浓度增加到一定程度时，即可引起该处毛细血管前括约肌舒张，相应的毛细血管网开放。随着局部代谢产物被血流带走，毛细血管前括约肌在全身性缩血管物质的作用下收缩，使毛细血管网关闭。如此反复，使不同部位的毛细血管网交替开放与关闭。骨骼肌在静息状态下，同一时间内只有 20% 左右的真毛细血管处于开放状态，每分钟交替开放 5~10 次。当组织代谢增强时，开放的真毛细血管可增多。因此，微循环的血流量与组织的代谢水平是相适应的。

课堂讨论 ————————————————————————

遇到过敏性休克的病人，应采取怎样的急救措施呢？

（黄　忙）

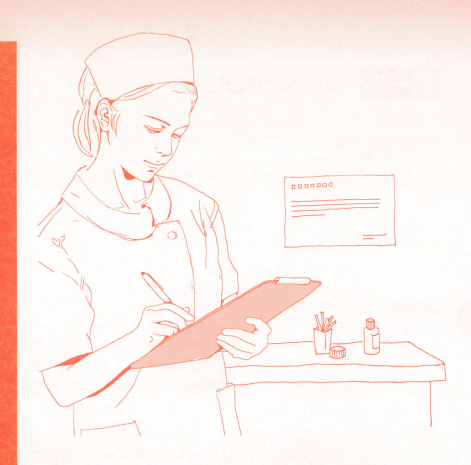

第十三章　内分泌系统疾病

第一节 甲状腺功能亢进症

学习目标

1. 掌握甲状腺的位置和形态；甲状腺激素的生理功能及甲状腺功能亢进症的临床表现。
2. 理解甲状腺激素的合成及抗甲状腺药物的作用机制。
3. 了解甲状腺功能亢进症的分类及发生原因。
4. 说出甲状腺功能检查的临床应用。

案例导入

患者,女,31岁,教师。因"消瘦、甲状腺肿大3年,伴突眼2个月,高热、呕吐、神志不清1天"急诊入院。患者3年前无明显诱因下出现心慌、消瘦、多食,伴胸闷,出汗,脾气变急,未引起重视。1月前患者无意中发现双眼突出,右眼更甚,右眼伴有异物感,无视物模糊,无视野缺损,双眼无畏光、流泪。昨与丈夫争执,大哭大闹,异常激动。随后即发热,恶心呕吐,神志不清,梦语不停,遂送来就诊。

体格检查:T 39.6℃,P 122次/分,R 350次/分,BP 146/90 mmHg。身高157 cm,体重44 kg,BMI 16.8 kg/m²。神志不清,眼睑水肿,右眼突出I°,眼球活动度良,体型偏瘦,巩膜无黄染,双肺呼吸音清,未闻及干湿啰音。心率122次/分,律齐,未闻及病理性杂音。甲状腺Ⅱ度肿大伴杂音和震颤,腹平软,肝脾肋下未触及,无压痛及反跳痛。双下肢胫前无浮肿,双足背动脉搏动正常,肌力肌张力正常,病理征未引出。

辅助检查:甲状腺彩超示甲状腺双侧叶肿大,回声增粗不均匀。MRI眼眶增强示:两侧眼球轻度突出。肝胆彩超未见明显异常。心电图示窦性心动过速,胸片未见明显实质性病变。甲状腺功能:总 T_4 163.33 pmol/L,游离 T_3 7.66 pmol/L,游离 T_4 27.39 pmol/L。促甲状腺受体抗体0.001 IU/L,甲状腺球蛋白抗体353.07 IU/ml,甲状腺过氧化物酶抗体209.17 IU/ml。

医疗诊断:1. 甲状腺功能亢进症(Graves病);2. 甲状腺危象;3. 甲状腺功能亢进性突眼。

入院医嘱:内分泌科护理常规,重症监护,予双氯芬酸钠退热,普萘洛尔、大剂量丙硫氧嘧啶(MMP)口服,大剂量碘和甲强龙静脉滴注治疗,病情稳定后继续以丙硫氧嘧啶和普萘洛尔治疗。

【案例问答】

问题1 请描述正常甲状腺的解剖和结构特点。甲状腺肿大是如何分度的?

甲状腺位于颈前部,形如"H",棕红色,由左、右两个侧叶和连接两侧叶的甲状腺峡组成。部分人从甲状腺峡部向上伸出锥状叶,长短不一,长者可达舌骨平面(图13-1)。甲状腺侧叶贴于喉和气管的两侧,上端达甲状软骨中部,下端至第6气管软骨环,甲状腺峡紧贴第 2~4 气管软骨环,临床急救进行气管切开时,要尽量避开甲状腺峡。甲状腺借筋膜固定于喉软骨上,故吞咽时甲状腺可随喉上、下移动。甲状腺的外面包有两层被膜,外层为甲状腺鞘或假被膜。内层为薄层结缔组织被膜,包裹甲状腺的表面,并随血管和神经深入腺实质,将腺分为大小不等的小叶。每个小叶内有 20~40 个甲状腺滤泡(thyroid follicle)(图 13-2),滤泡间有少量的结缔组织、丰富的毛细血管和滤泡旁细胞。

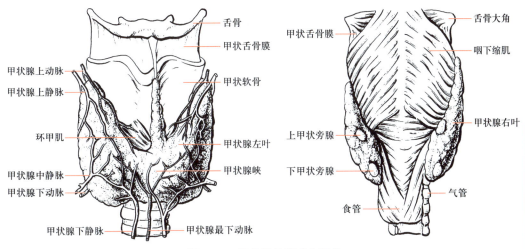

图 13-1　甲状腺的形态和结构

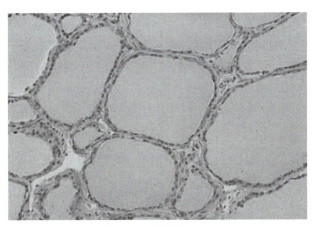

甲状腺

图 13-2　甲状腺滤泡

1. **甲状腺滤泡**　甲状腺滤泡呈圆形、椭圆形或不规则形,大小不等。由单层的滤泡上皮细胞围成,滤泡腔内充满均质状胶质,是滤泡上皮细胞分泌物,即碘化的甲状腺球蛋白。滤泡上皮细胞形态会随功能状态不同发生变化。功能活跃时,滤泡上皮细胞增高呈矮柱状,腔内胶质减少;反之,细胞变矮呈扁平状,腔内胶质增多。滤泡上皮细胞能合成和分泌甲状腺激素,广泛作用于机体多种细胞。

2. **滤泡旁细胞**　滤泡旁细胞位于滤泡之间和滤泡上皮细胞之间,胞体较滤泡上皮细胞大,胞质着色稍淡。滤泡旁细胞分泌降钙素,能促进成骨细胞活动,使骨盐沉着,并抑制胃肠道和肾小管吸收钙离子,从而使血钙降低。

甲状腺肿大可分三度:不能看出肿大但能触及者为Ⅰ度;能看到肿大又能触及,但在胸锁乳突肌以内者为Ⅱ度;超过胸锁乳突肌外缘者为Ⅲ度。

问题 2　甲状腺激素的生理功能有哪些?

甲状腺功能亢进症(hyperthyroidism)简称甲亢,是由多种原因引起甲状腺机能增高、分泌激素增多或因甲状腺激素在血循环中水平增高所致的一组临床综合征,可由多种病因引起,其中以弥漫性甲状腺肿伴功能亢进症(Graves 病)最多见。甲状腺激素作用广泛,其主要作用是促进人体新陈代谢和生长发育的过程。

1. **对能量代谢的调节**　甲状腺激素能显著提高能量代谢水平。

2. **对物质代谢的调节**　大量甲状腺激素对三大营养物质分解代谢的促进作用更为明显。① 对糖代谢:能加速小肠黏膜对葡萄糖的吸收,增强糖原的分解和肝糖原异生,并能增强肾上腺素、胰高血糖素等的生糖作用,还能对抗胰岛素,使血糖升高;但同时又能加强外周组织对糖的利用,使血糖降低。② 对蛋白质代谢:生理的浓度可加强蛋白质的合成,有利于机体的生长发育。分泌过多时,则加强蛋白质的分解。③ 对脂类代谢:促进脂肪的合成与分解,加速脂肪的代谢速率,总的效应是分解大于合成;能降低血清胆固醇水平。

3. **促进机体的生长发育**　是胎儿和新生儿发育的关键激素。在胚胎期,可促进神经元增殖、分化、突起和突触形成等。

4. **对各器官系统的影响**　① 对神经系统:能促进胚胎期脑的发育,还能增加儿茶酚胺对神经系统的效应,提高中枢神经系统的兴奋性。② 对心血管系统:可直接作用于心肌细胞,使心搏加快加强,心输出量增加,收缩压增高,脉压增大。③ 对生殖功能:甲状腺激素对维持正常性欲、性功能有重要作用。

问题 3　试用生理功能来解释一下甲亢患者的临床表现?

甲亢患者临床上呈高代谢综合征,神经、心血管系统等功能失常,及甲状腺肿大、突眼的表现。

1. **高代谢综合征及系统功能失常**　患者常表现为食欲亢进;胃肠活动增强,出现便次增多;进食增多,氧化反应增强,机体能量消耗增多,患者表现体重减少、消瘦和骨质疏松;产热增多表现畏热出汗,个别患者出现低热;甲状腺激素增多刺激交感神经兴奋,临床表现心悸、心动过速,失眠,对周围事物敏感。可出现交感神经活性增强的症状,如神经过敏、情绪波动、焦虑、急躁、心率加快、多汗、震颤、失眠、心输出量增加等现象。

2. **甲状腺肿大**　甲状腺呈弥漫性、对称性肿大,质地不等,表面光滑,在腺体上下极可触及震颤并闻及血管杂音。

3. **眼征**　一类为单纯性突眼,也称良性突眼,系交感神经兴奋性增高所致,眼征包括:① 突眼度轻,不超过 18 mm;② 上睑挛缩,眼裂增大;③ 瞬目减少,双眼炯炯有神;④ 向上看时前额皮肤不能皱起;⑤ 双眼下视时,上睑不随眼球下垂;⑥ 两眼看近物时眼球向内侧聚合不良。另一类为浸润性(恶性)突眼,由眶后组织的自身免疫炎症所致,突眼度超过 18 mm,患者畏光、流泪、胀痛、复视、视力减退、眼内异物感;

眼球肌麻痹而视野缩小斜视,眼球活动度减小,甚而固定;眼睑闭合不全,可发生角膜溃疡甚至失明。

问题 4　甲状腺素是如何合成的? 抗甲状腺药物是如何起效的?

甲状腺激素主要有两种形式,即甲状腺素(T_4)和三碘甲腺原氨酸(T_3)。甲状腺激素是酪氨酸的碘化物,合成的原料为碘和酪氨酸,碘主要来源于食物。不论碘缺乏还是过剩均可导致甲状腺疾患。

甲状腺激素的合成包括三个步骤:① 滤泡聚碘,滤泡上皮细胞能通过主动转运机摄取和聚集碘,使甲状腺内碘浓度为血清的 30 倍左右。② 碘的活化和酪氨酸碘化,在过氧化酶催化下滤泡细胞内碘成为活化碘。活化碘在酶的进一步催化下,与甲状腺球蛋白(TG)中的酪氨酸残基结合,生成一碘酪氨酸(MIT)和二碘酪氨酸(DIT),完成酪氨酸的碘化过程。③ 碘化酪氨酸缩合,在甲状腺球蛋白分子上生成的 MIT 和 DIT 经缩合后形成 T_3 和 T_4。在 1 个甲状腺球蛋白分子上,T_4 与 T_3 之比为 20:1,此比例受机体碘量的影响。

常用抗甲状腺药物为硫脲类中的甲硫氧嘧啶和丙硫氧嘧啶,咪唑类中的甲巯咪唑、卡比马唑,最常用的是丙硫氧嘧啶。其药理作用在于阻抑甲状腺内的过氧化物酶系统,抑制碘离子转化为新生态碘或活性碘,从而妨碍碘与酪氨酸的结合,阻抑甲状腺激素(T_3、T_4)的合成(图 13-3)。对已合成的甲状腺激素无影响,待已合成的激素(贮量可用 2~3 个月)耗竭后才显效,故起效缓慢,一般口服用药 2~3 周后甲亢症状才开始减轻,1~3 个月基础代谢率逐渐恢复正常。药物的不良反应主要是粒细胞减少。

甲状腺激素的合成与代谢

221

抗甲状腺药

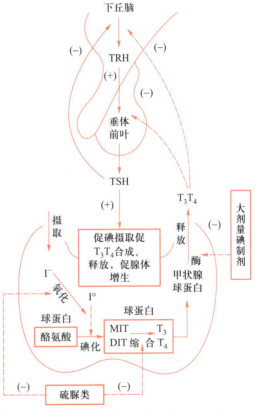

图 13-3　甲状腺激素合成和释放的调节及抗甲状腺药物作用环节示意图

(+): 促进;(−): 抑制;TRH: 促甲状腺激素释放激素;TSH: 促甲状腺素

问题 5　简述甲亢的分类及其发生原因。

甲亢根据发生的原因不同,可分为甲状腺性甲亢、垂体性甲亢、异源性 TSH 综合征或 HCG 相关性甲亢、卵巢甲状腺肿伴甲亢、暂时性甲亢、药源性甲亢等。

弥漫性甲状腺肿伴功能亢进症(Graves 病)为甲亢中最常见的一类。本病病因尚未完全明确,目前公认和自身免疫有关,有显著的遗传倾向。由于机体自身免疫监视系统发生紊乱,抑制性 T 淋巴细胞(Ts 细胞)功能缺陷,辅助性 T 淋巴细胞(Th)由于缺乏抑制作用而功能相对增强,刺激 B 淋巴细胞产生了与 TSH 受体

第一节　甲状腺功能亢进症

结合的抗体,即 TRAb,具有类似 TSH 的作用,如甲状腺刺激免疫球蛋白(TSI)和甲状腺生长刺激免疫球蛋白(TGl),TSI 通过激活腺苷环化酶和磷脂酰肌醇通路而引起甲状腺素分泌过多,TGI 则刺激甲状腺滤泡上皮增生,是引发 Graves 病的主要原因。

问题 6　甲亢时的生化检查项目有哪些异常?还可以选择哪些检查?

1. 血清总甲状腺素(TT_4)、血清总三碘甲腺原氨酸(TT_3)均升高。

2. 血清游离甲状腺素(FT_4)、血清游离三碘甲状腺原氨酸(FT_3)均升高　因其与甲状腺激素的生物学效应密切相关,临床已逐渐替代 TT_4 和 TT_3,成为诊断甲亢的首选指标。

3. 血清促甲状腺激素(TSH)　水平降低。根据下丘脑 – 垂体 – 甲状腺轴的反馈调节机制,TSH 是反映甲状腺功能的最敏感指标。

4. 免疫检查　促甲状腺素(TSH)受体抗体:TRAb 阳性。

5. 其他影像学检查　甲状腺超声、甲状腺扫描、眼部 CT 和 MRI 等可根据临床需要选用。

问题 7　甲状腺危象有哪些表现?应该如何用药抢救治疗?

甲状腺危象(thyroid crisis)系本病严重表现,可危及生命,主要诱因为精神刺激、感染、手术前准备不充分等。患者原有的症状加剧,伴高热,体重锐减,恶心,呕吐,心动过速,心率常在 160 次 / 分以上,大汗、腹痛、腹泻,甚而谵妄、昏迷。死亡原因多为高热虚脱,心力衰竭,肺水肿,水、电解质代谢紊乱。不能单纯认为危象是由于甲状腺激素产生显著过多所致,也可能是由于全身疾病中蛋白结合激素过多转化为游离激素的缘故,另外还和交感神经兴奋或反应性增高可能有关。

甲状腺危象的治疗可用大剂量丙硫氧嘧啶减少甲状腺素的合成,碘可抑制 T_3、T_4 的释放;还需糖皮质激素抑制免疫反应,提高机体应激能力,阻止 T_4 转化为 T_3;β 受体阻断药拮抗交感神经的活性。

课堂讨论

简要概括甲亢的中西医治疗手段新进展。

(彭　兰)

第二节　糖尿病

学习目标

1. 掌握胰岛的形态和结构;胰岛素的生理功能及糖尿病的临床表现。

2. 理解糖尿病的分型及发生机制,实验室检查。

3. 了解糖尿病的并发症。

4. 说出糖尿病的药物原则及药理作用机制。

案例导入

患者，男，33 岁，初中文化，农民。因"发现血糖升高 8 年，发热 5 天、腹痛 3 天"入院。8 年前无明显诱因下出现多尿、口干、多饮，每天饮水量 2~3 热水瓶量，每餐主食量 5 两，近 1 月体重下降 4 kg，在当地医院就诊，查空腹血糖 12 mmol/L，餐后 2 h 血糖 17.8 mmol/L，诊断为"2 型糖尿病"，予"格列齐特缓释片"降糖治疗，平时血糖不检测，饮食控制差。5 年前因血糖控制差，在内分泌代谢科住院，改用甘精胰岛素睡前皮下注射，三餐前门冬胰岛素皮下注射控制血糖，给糖尿病相关知识技能教育，生活方式干预，血糖控制良好出院。1 年前出现双眼视物模糊，双下肢麻木刺痛来院住院治疗好转出院。5 天前受凉感冒，发热，体温 38.5℃，自服泰诺后体温下降，因胃纳差，自行停胰岛素注射。3 天前口干，多饮明显，乏力，头晕，无明显诱因下出现恶心、呕吐，10 余次，呕出胃内容物，无呕血，感阵发性腹痛，中上腹为主，能忍受，无放射性，无腹泻，轻度头晕、头痛，无胸闷、胸痛，当时测血糖 20 mmol/L，胰岛素原剂量应用，症状无明显好转。

体检检查：T 37℃，P 120 次 / 分，R 22 次 / 分，BP 90/65 mmHg，身高 170 cm，体重 65 kg（3 天前体重 70 kg），BMI 22.5 kg/m^2。神志清楚，精神软弱，烦躁，皮肤、黏膜干燥，皮肤弹性差，床边测毛细血管血糖显示升高，8 :00~14 :00 尿量 120 ml，腹部平软，无明显压痛。

辅助检查：尿常规示尿糖 4+，酮体 3+；血常规：白细胞计数 $9.5×10^9/L$，中性粒细胞百分比 72.7%。血生化：血糖 33.5 mmol/L，钾 3.5 mmol/L，钠 146 mmol/L，氯 99 mmol/L，血酮 5.1 mmol/L。血气分析：PH 7.2，实际碳酸氢根 13 mmol/L，剩余碱 –15 mmol/L，氧分压 95 mmHg，二氧化碳分压 25 mmHg。

医疗诊断：2 型糖尿病，糖尿病酮症酸中毒。

入院医嘱：糖尿病护理常规，一级护理，糖尿病饮食，吸氧，心电监护，补液纠正水、电解质紊乱（低钾血症）及酸碱失衡，胰岛素降血糖，糖尿病并发症筛查。

【疾病分析】

糖尿病是一组以高血糖为特征的代谢性疾病。高血糖则是由于胰岛素分泌缺陷或其生物作用受损，或两者兼有引起。糖尿病时长期存在的高血糖，导致各种组织，特别是眼、肾、心、血管、神经的慢性损害、功能障碍。1 型或 2 型糖尿病均存在遗传异质性，有家族发病倾向，肥胖是 2 型糖尿病最主要的环境因素，而某些病毒感染后导致自身免疫反应，破坏胰岛素 β 细胞可能是 1 型糖尿病主要的环境因素。血糖检测是诊断糖尿病的唯一标准，空腹血糖 ≥ 7.0 mmol/L，或餐后 2 h 血糖 ≥ 11.1 mmol/L 即可确诊。目前尚无根治糖尿病的方法，但通过多种治疗手段可以控制好糖尿病。治疗主要包括五个方面：糖尿病患者的教育，自我监测血糖，饮食治疗，运动治疗和药物治疗。

【案例问答】

问题 1　什么是糖尿病？糖尿病和胰岛有什么关系？胰岛的形态、结构有何特点？

糖尿病（diabetes mellitus，DM）是一组以慢性血糖增高为特征的内分泌性代谢疾病。由于胰岛素的绝对或相对不足或伴靶细胞对胰岛素的敏感性降低,引起血糖过高,碳水化合物、蛋白质、脂肪代谢异常。

胰岛是胰腺的内分泌部分,是许多大小不等和形状不定的细胞团,散布在胰的各处(图13-4)。胰岛素是由胰岛β细胞分泌的一种蛋白质激素。胰岛细胞主要分为α细胞、β细胞、γ细胞及PP细胞。α细胞约占胰岛细胞的20%,分泌胰高血糖素;β细胞占胰岛细胞的60%~70%,分泌胰岛素;γ细胞占胰岛细胞的10%,分泌"生长抑素";PP细胞数量很少,分泌胰多肽。

胰岛素分泌的调节

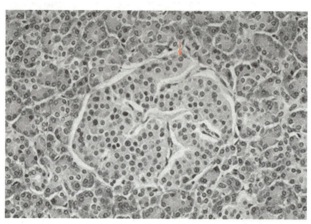

图13-4 胰腺的组织结构(箭头所示处为胰岛)

问题2 说出胰岛素的生理学作用。解释糖尿病患者的"三多一少"临床表现的原因。

1. 由胰岛β细胞分泌的胰岛素是体内唯一的降血糖激素,其生理学作用如下:

(1)对血糖代谢的调节:胰岛素促进细胞摄取葡萄糖,尤其加速肝细胞和肌细胞摄取葡萄糖,促进它们对葡萄糖的贮存和利用。胰岛素还抑制糖原异生,从而使血糖浓度降低。

(2)对脂肪代谢的调节:对脂肪合成和贮存起着非常重要的作用。胰岛素使肝加速葡萄糖转化为脂肪酸,然后贮存到脂肪细胞中。能促进葡萄糖进入脂肪细胞,使其转化成a-磷酸甘油,并与脂肪酸形成甘油三酯贮存于脂肪细胞中。还抑制对激素敏感的脂解酶的活性,进而抑制脂肪分解(图13-5)。

(3)对蛋白质代谢的调节:能促进氨基酸进入细胞,然后直接作用于核糖体,促进蛋白质的合成。它还能抑制蛋白质分解。

胰岛素的生物作用

糖尿病代谢紊乱症候群

2. 糖尿病患者的临床表现为:"三多一少",即多尿、多饮、多食和体重减轻,其原因如下:

(1)多尿:由于血糖升高,形成渗透性利尿而引起多尿。

(2)多饮:多尿致水分丢失过多,细胞内脱水,刺激口渴中枢而多饮。

(3)多食:机体丢失大量葡萄糖,为维持机体活动,常通过多食补偿。

(4)消瘦:外周组织利用葡萄糖障碍,脂肪分解增多,蛋白质代谢呈负平衡,机体逐渐消瘦、乏力、体重减轻。儿童可表现生长发育受阻。

第十三章 内分泌系统疾病

问题3 叙述糖尿病的临床分型、常见的病因及发病机制。

知识拓展

酮体的生成

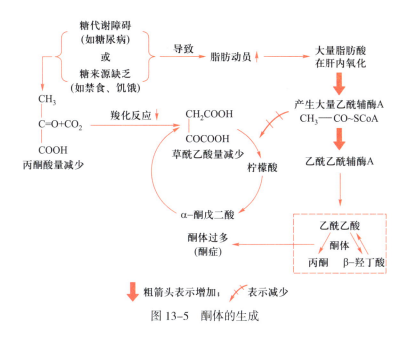

图 13-5 酮体的生成

目前我国将糖尿病分为 1 型糖尿病、2 型糖尿病、其他特殊类型和妊娠期糖尿病四大类型。常见的为前两科。

1. **1 型糖尿病（T1DM）** 主要是由于胰岛 β 细胞破坏，导致胰岛素的绝对缺乏。起病急缓不一，青少年起病者发病急，症状明显；成人则发病较缓，症状隐匿。该型最终需用胰岛素治疗以控制代谢紊乱和维持生命。

2. **2 型糖尿病（T2DM）** 占糖尿病群体的 95% 以上，主要病理生理改变为：从以胰岛素抵抗为主伴胰岛素分泌不足到以胰岛素分泌不足为主伴胰岛素抵抗。任何年龄均可发病，但多见于成人，尤其 40 岁以后。多发病缓慢，症状较轻，多数患者无需依赖胰岛素治疗维持生命。

病因：① 遗传素质；② 环境因素，肥胖、高热量饮食、体力活动减少；③ 应激因素，如创伤、感染、膳食结构迅速改变、精神高度紧张等。

发病机制：胰岛素抵抗（IR）是由于组织的胰岛素受体减少或受体对胰岛素的敏感性降低，对血糖的利用减少而使血糖升高；机体为了将血糖恢复到正常水平，胰岛的 β 细胞往往要分泌更多的胰岛素，这样就加大了胰岛 β 细胞的负担。一旦造成胰岛 β 细胞受损，代偿性分泌胰岛素的能力下降，就会出现糖耐量减低，进而形成 2 型糖尿病。

问题4 糖尿病患者还可能会有哪些并发症？

长期血糖增高会导致大血管、微血管受损并危及心、脑、肾、周围神经、眼、足等。据统计，糖尿病并发症高达 100 多种，是目前已知并发症最多的一种疾病。

225

糖尿病急性
并发症（酸
中毒）

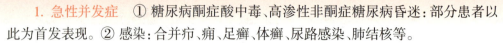
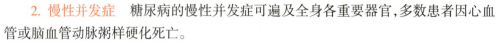
1. 急性并发症　① 糖尿病酮症酸中毒、高渗性非酮症糖尿病昏迷：部分患者以此为首发表现。② 感染：合并疖、痈、足癣、体癣、尿路感染、肺结核等。

2. 慢性并发症　糖尿病的慢性并发症可遍及全身各重要器官，多数患者因心血管或脑血管动脉粥样硬化死亡。

（1）大血管病变：大、中动脉粥样硬化发生、发展加速，主要累及主动脉、冠状动脉、脑动脉、肾动脉和肢体外周动脉等，引起冠心病、缺血或出血性脑血管病、肾动脉硬化和肢体动脉硬化等。下肢动脉严重供血不足可导致肢体坏疽。

（2）微血管病变：主要累及肾、视网膜、心肌、神经组织，尤以糖尿病肾病和视网膜病变为重要。糖尿病肾病常见于病史 10 年以上的患者，表现为蛋白尿、水肿、高血压、肾衰竭等，是 1 型糖尿病的常见死因。糖尿病视网膜病变可表现为患者失明。

（3）神经病变：最常见的是周围神经病变，肢端感觉异常如麻木、刺痛、灼热等呈对称性手套袜套样分布。运动神经受累后可见肌力减弱、肌肉萎缩甚至瘫痪。自主神经受累也较常见，脑神经尤其动眼神经也可发生损害。

（4）眼的其他病变：除视网膜病变外，还可见白内障、青光眼、黄斑病、屈光改变及虹膜睫状体病变等。

（5）糖尿病足：患者足部感染、溃疡、深层组织破坏，严重者需截肢。

问题 5　糖尿病的诊断标准是什么？有哪些检测方法？

1. 尿糖测定　尿糖阳性是发现糖尿病的重要线索。

2. 血糖测定　血糖升高是诊断糖尿病的主要依据。空腹静脉血糖正常浓度为 3.9~6.0 mmol/L。

3. 口服葡萄糖耐量试验　血糖高于正常范围而又达不到诊断标准者，须进行口服葡萄糖耐量试验（OGTT）。清晨一次口服无水葡萄糖 75 g，2 h 后再测血糖。

4. 糖化蛋白测定　包括糖化血红蛋白及糖化白蛋白等，是病情控制情况的监测指标。前者反映患者近 8~12 周内血糖总水平，后者反映患者近 2~3 周内血糖总水平。

5. 其他　关于代谢紊乱方面还应进行血脂、血浆尿素氮、肌酐、尿酸、乳酸、β_2 尿微球蛋白、血液流变学等测定。

我国现采用 1997 年美国糖尿病协会提出的诊断标准（表 13-1）。

表 13-1　糖尿病的诊断标准

1. 糖尿病症状 + 任意时间血浆葡萄糖水平 ≥ 11.1 mmol/L（200 mg/dl）或
2. 空腹血浆葡萄糖水平 ≥ 7.0 mmol/L（126 mg/dl）或
3. OGTT 中，2 h 血浆葡萄糖水平 ≥ 11.1 mmol/L（200 mg/dl）

问题 6　糖尿病的治疗原则及常见药物的药理作用机制是什么？

糖尿病治疗的五个要点为：糖尿病教育、饮食控制、运动疗法、血糖监测、药物治疗。具体措施以饮食控制和运动疗法为基础，根据病情选择药物治疗。常用的口服降糖药物有：

1. 促胰岛素分泌剂

(1) 磺脲类(SUs)：是临床上应用较广泛的口服降血糖药。作用机制：SUs能促进内源性胰岛素分泌，在机体存留相当数量有功能的胰岛β细胞(≥30%)时发挥作用，并可能改善2型糖尿病患者的胰岛素抵抗。常用制剂：甲苯磺丁脲、格列本脲等。

(2) 非磺脲类(格列奈类)：降血糖作用快而短，主要用于降低餐后高血糖。有两种制剂：瑞格列奈、那格列奈。

2. 双胍类(biguanides)

其作用机制是促进外周组织(肌肉、脂肪等)对葡萄糖的摄取利用；抑制糖原异生和糖原分解；延缓葡萄糖在胃肠道的吸收；与磺脲类和胰岛素有协同作用。双胍类对血糖正常者无降糖作用。常用制剂：二甲双胍、苯乙双胍。

3. α-葡糖苷酶抑制剂(AGI)

AGI竞争性抑制小肠黏膜刷状缘的α-葡糖苷酶，使碳水化合物在肠道吸收延缓，从而降低餐后高血糖。适用于空腹血糖基本正常而餐后血糖较高的患者。常用制剂为阿卡波糖。

4. 胰岛素增敏剂

系噻唑烷二酮(TZD)类，与过氧化物酶体增殖物激活受体(PPARγ)结合，从细胞转录水平增强胰岛的作用，提高外周组织对胰岛素的敏感性，调节糖脂代谢，可减轻胰岛素抵抗。目前有两种制剂：罗格列酮、吡格列酮。

胰岛素注射治疗适应证：① 1型糖尿病；② 2型糖尿病患者经饮食疗法及口服降糖药物未获良好控制者；③ 糖尿病酮症酸中毒、高渗性昏迷、乳酸性酸中毒伴高血糖者；④ 糖尿病并发心、脑、肾、视网膜等脏器严重损害者；⑤ 伴重症感染、围手术期、创伤、分娩等；⑥ 全胰腺切除的继发性糖尿病。

知识拓展

胰岛素的分类和制剂特点

胰岛素制剂可根据胰岛素来源、制备工艺、作用时间长短等来进行分类：

1. 根据胰岛素来源　胰岛素制剂可分为人胰岛素、猪胰岛素、牛胰岛素。

2. 根据制备工艺　① 经动物胰腺提取或纯化的猪、牛胰岛素；② 半合成人胰岛素；③ 生物合成人胰岛素；④ 胰岛素类似物。

3. 按照作用时间　① 超短效(速效)胰岛素：15 min起效，高峰30~60 min，作用持续时间为2~4 h。② 短效胰岛素：30 min起效，高峰2~4 h，作用持续时间为6~8 h。③ 中效胰岛素：1~3 h起效，高峰6~12 h，作用持续时间为18~26 h。④ 长效胰岛素：3~8 h起效，高峰14~24 h，作用持续时间为28~36 h。

课堂讨论

1. 请问该病例中哪些指标支持诊断糖尿病酮症酸中毒？护理中应特别注意哪些问题？

2. 结合糖尿病的实验室检查，解释该病例糖耐量降低的诊断依据。

(彭　兰)

第三节 痛风

学习目标

1. 掌握痛风的临床表现；红细胞沉降率的意义。
2. 理解嘌呤的代谢过程，痛风的病因及发病机制。
3. 说出痛风的主要治疗药物及药理作用机制。

案例导入

患者，男，44岁，高中文化，个体。因"反复发作关节红肿疼痛5年，再发2天"入院。患者5年前开始出现左足第一跖趾关节红肿疼痛，难以忍受，自服镇痛药不能缓解，曾拟"痛风"住院治疗。平时应酬饮酒后疼痛反复发作，并逐渐累及左右足踝关节，曾中药治疗，2天前进食海鲜、饮啤酒后再次出现左右踝关节、左足第一跖趾红、肿、热、痛，自行使用"双氯芬酸钠栓"后疼痛稍缓解，否认有糖尿病、高血压、心血管方面疾病。

体格检查：T 37.0℃，P 72次/分，R 18次/分，BP 128/80 mmHg，身高170 cm，体重78 kg，BMI 27 kg/m²。痛苦貌，颜面无水肿，浅表淋巴结未触及肿大，双肺呼吸音清，未闻及明显干湿啰音，心律齐，未闻及病理性杂音，双肾区无叩痛，左足第一跖趾可见2 cm×3 cm肿块，局部红肿压痛明显，无波动感，左足背、外踝、右外踝、足背红肿，皮温高，压痛明显，疼痛数字评分法（NRS）评分6分。

辅助检查：血常规示白细胞计数9.2×10⁹/L，中性粒细胞百分比78%。血生化：血尿酸581 umol/L，总胆固醇（TC）6.7 mmol/L，低密度脂蛋白5.5 mmol/L，甘油三酯3.9 mmol/L，肌酐66 μmol/L，尿素氮5.78 mmol/L，空腹血糖6.5 mmol/L，餐后2 h血糖9.6 mmol/L，红细胞沉降率104 mm/h。

医疗诊断：1. 痛风；2. 高脂血症；3. 糖耐量异常。

入院医嘱：痛风护理常规，一级护理，低嘌呤饮食，给塞来昔布、秋水仙碱、碳酸氢钠和辛伐他汀口服，静脉生理盐水应用，各项必要检查，了解肝肾功能、各关节功能情况，并发症筛查。

【疾病分析】

痛风是由单钠尿酸盐沉积所致的晶体相关性关节病，包括原发性痛风和继发性痛风。原发性痛风为先天性的嘌呤代谢紊乱所致的高尿酸血症，继发性痛风为其他疾病（如肾疾病）或药物导致的高尿酸血症。中老年男性肥胖者，突然反复发作的单个跖趾、蹠趾、踝等关节红肿剧痛，可自行缓解及间歇期无症状者，应首先考虑到痛风性关节炎；同时合并高尿酸血症及对秋水仙碱治疗有效者可诊断为痛风；滑液或滑膜活检发现尿酸盐结晶者即可确诊。痛风的治疗关键是纠正高尿酸血症,预防尿酸盐沉积(痛风石)造成的关节破坏及肾损害,必要时可以手术切除痛风石。

【案例问答】

问题 1　什么是痛风? 嘌呤的代谢过程如何?

痛风是由单钠尿酸盐沉积所致的晶体相关性关节病,与嘌呤代谢紊乱和(或)尿酸排泄减少所致的高尿酸血症直接相关,特指急性特征性关节炎和慢性痛风石疾病,主要包括急性发作性关节炎、痛风石形成、痛风石性慢性关节炎、尿酸盐肾病和尿酸性尿路结石,重者可出现关节残疾和肾功能不全。

尿酸为嘌呤代谢的最终产物(图 13-6)。体内嘌呤可由外来食物分解或体内自行合成,嘌呤经过氧化代谢产生的尿酸主要是由肾和肠道排出,每天的尿酸生产量和排泄量维持一定的平衡,如果生产过剩或排泄不良,就会使尿酸堆积在体内,造成血中尿酸过高。

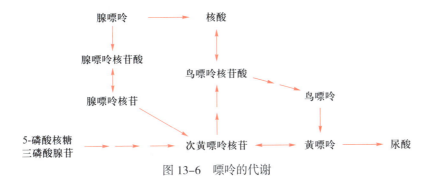

图 13-6　嘌呤的代谢

痛风的发生机制

问题 2　痛风的临床表现及并发症有哪些?

本病可发生于任何年龄,但以 40 岁左右男性好发(约占 95%),女性多在绝经期后发病,部分可有痛风家族史,发病前常有漫长的高尿酸血症史。

1. **急性关节炎**　常是痛风的首发症状。常有以下特点:① 多在午夜或清晨突然起病,多呈剧痛,数小时内出现受累关节的红、肿、热、痛和功能障碍,第 1 跖趾关节最常见,其余依次为踝、膝、腕、指、肘;② 可伴发热、白细胞增多等全身症状;③ 初次发作常呈自限性,数日内自行缓解,此时受累关节局部皮肤出现脱屑和瘙痒,为本病特有的表现;④ 关节腔滑囊液偏振光显微镜检查可见双折光的针形尿酸盐结晶是确诊本病的依据;⑤ 受寒、劳累、饮酒、高蛋白高嘌呤饮食,以及外伤、手术、感染等均为常见的发病诱因。

2. **痛风石及慢性关节炎**　痛风石是痛风的特征性损害,除中枢神经系统外,可累及任何部位,最常见于关节内及附近与耳轮,呈黄白色大小不一的隆起,小如芝麻,大如鸡蛋,初起质软,随着纤维增生坚硬如石。关节附近因易磨损,加之结节隆起使表皮菲薄,易破溃成瘘管,有白色糊状物排出,瘘管周围组织呈慢性肉芽肿,虽不易愈合但很少继发感染。关节部位反复发作导致关节僵硬、破溃、畸形等。

3. **肾并发症**　① 痛风性肾病:大部分患者都有肾损害,呈慢性间质性炎症。早

痛风石期

期仅有间歇性蛋白尿,随着病情的发展而呈持续性,伴有肾浓缩功能受损时夜尿增多,晚期可发生肾功能不全,表现为水肿、高血压、血尿素氮和肌酐升高。少数患者表现为急性肾衰竭。② 尿酸性肾石病:10%~25% 的痛风患者肾有尿酸结石,呈泥沙样,常无症状,结石较大者可发生肾绞痛、血尿。当结石引起梗阻时导致肾积水、肾盂肾炎、肾积脓或肾周围炎,感染可加速结石的增长和肾实质的损害。尽管痛风患者17%~25% 死于尿毒症,但很少是痛风单独引起,常与高龄、高血压、动脉硬化、肾结石或感染等综合因素有关。

问题3 痛风的实验室检查有哪些? 红细胞沉降率的意义。

1. 尿酸测定

(1)血尿酸测定:一般男性 >420 μmol/L(7.0 mg/dl),女性 >350 μmol/L(6.0 mg/dl)可确定高尿酸血症。少数患者在关节炎急性发作期的血尿酸可在正常范围内,需要反复监测。

(2)尿尿酸测定:测定限制嘌呤饮食 5 天后,每天尿酸排出量仍超过 3.57 mmol(600 mg),可认为尿酸生成增多;该方法有助于痛风性肾病和慢性肾小球肾炎所致的肾衰竭相鉴别。

2. 红细胞沉降率测定

(1)方法:将抗凝血放入试管中垂直静置,红细胞由于密度较大而下沉。通常以红细胞在第一小时末下沉的距离表示红细胞的沉降速度,称为红细胞沉降率,即血沉(ESR)。

(2)红细胞沉降率的正常值(魏氏法):<50 岁,男性 0~15 mm/h,女性 0~20 mm/h;>50 岁,男性 0~20 mm/h,女性 0~30 mm/h;儿童:0~10 mm/h。

(3)临床意义:红细胞沉降率速度的快慢与血浆黏度,尤其与红细胞间的聚集力有关系。红细胞间的聚集力大,红细胞沉降率就快,反之就慢。

红细胞沉降率加快可见于某些生理情况:妇女月经期、妊娠期、老年人等。在病理情况中可见于各种炎症(急、慢性炎症,如结核、结缔组织病、痛风、风湿热等),组织损伤和坏死,恶性肿瘤等。多种高球蛋白血症均可见红细胞沉降率增快,如系统性红斑狼疮、多发性骨髓瘤、巨球蛋白血症、肝硬化、慢性肾炎等。因此,红细胞沉降率是一种非特异性试验,不能单独用以诊断任何疾病。

问题4 痛风的治疗药物及药理作用机制。

痛风患者在急性关节炎发作期治疗应尽早、迅速、有效治疗,彻底终止发作,对减轻痛苦,防止转成慢性至关重要。常使用抗炎药物,秋水仙碱 + 非甾体抗炎药(NSAID)。秋水仙碱能通过减低白细胞活动和吞噬作用,减少尿酸形成从而减少尿酸结晶的沉积,发挥减轻炎性反应和镇痛的作用,常用于痛风早期疼痛急性期,属于治标。秋水仙碱毒性很大,可引起恶心、呕吐、腹泻、肝细胞伤害、骨髓抑制、脱发、呼吸抑制等,故有骨髓抑制、肝肾功能不全、白细胞减少者禁用。治疗无效者,不可再用,应改用非甾体抗炎药。上述药物无效,可选用糖皮质激素。

含嘌呤的食物分类

第一类　含嘌呤高的食物（每 100 g 食物含嘌呤 100~1000 mg）：肝、肾、胰、心、脑、肉馅、肉汁、肉汤、鲭鱼、凤尾鱼、沙丁鱼、鱼卵、小虾、淡菜、鹅、斑鸡、石鸡。

第二类　含嘌呤中等的食物（每 100 g 食物含嘌呤 75~100 mg）：① 鱼类，鲤鱼、鳕鱼、大比目鱼、鲈鱼、梭鱼、贝壳类、鳗鱼及鳝鱼；② 肉食，熏火腿、猪肉、牛肉、牛舌、小牛肉、兔肉、鹿肉；③ 禽类，鸭、鸽子、鹌鹑、野鸡、火鸡。

第三类　含嘌呤较少的食品（每 100 g 食物含嘌呤 <75 mg）：① 鱼蟹类，青鱼、鲱鱼、鲑鱼、鲥鱼、金枪鱼、白鱼、龙虾、蟹、牡蛎；② 肉食，火腿、羊肉、牛肉汤、鸡、熏肉；③ 麦麸，麦片、面包、粗粮；④ 蔬菜，芦笋、四季豆、青豆、豌豆、菜豆、菠菜、蘑菇、干豆类、豆腐。

第四类　含嘌呤很少的食物：① 粮食，大米、小麦、小米、荞麦、玉米面、面条、面包、馒头等；② 其他各种蔬菜；③ 各种水果；④ 其他，各种油脂、花生酱、洋菜冻、果酱、干果等。

课堂讨论

秋水仙碱在痛风治疗应用中有哪些措施可以提高疗效并减轻不良反应？

（彭　兰）

护考真题

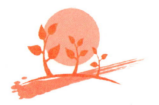

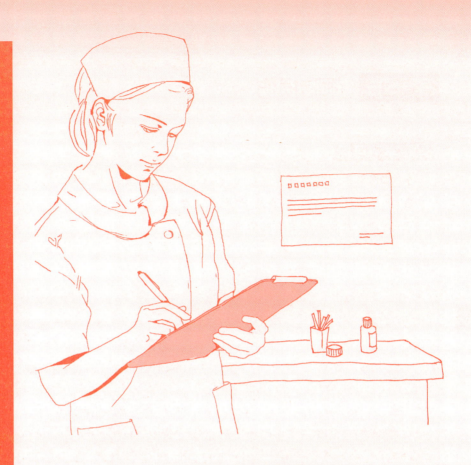

第十四章　神经系统疾病

第一节 颅脑损伤

学习目标

1. 掌握额顶枕区的境界及层次、结构；瞳孔对光反射及其意义。
2. 熟悉硬膜外血肿、脑脊液漏、脑疝的概念。
3. 能初步判断颅脑损伤的依据。

案例导入

患者，男，51 岁，高中文化，"车祸致头痛头晕伴呕吐 2 h"入院。患者早上骑电动车时不慎被货车撞伤，当时有短暂的昏迷史，醒来时感头痛头晕，恶心未吐，耳鼻流血，被送入医院。

体格检查：T 37.6℃，P 52 次／分，R 18 次／分，BP134/92 mmHg。神志清楚，瞳孔双侧等大，直径 0.25 cm，对光反应灵敏。右侧枕后头皮挫伤，4 cm×4 cm 淤斑，右耳及双鼻流血，胸腔腹部未见明显异常，感头痛头晕，伴恶心，呕吐 1 次，为胃内容物。患者无高血压病史。

辅助检查：血常规示红细胞计数 4.87×10¹²/L，血红蛋白 138 g/L，白细胞计数 10.2×10⁹/L，中性粒细胞百分比 82.9%。凝血功能检查：PT 12.9 s，APTT 27.4 s，TT 16.4 s，INR 0.95。急诊床边 B 超检查：胸腔无出血，肝胆脾胰未见明显异常；头颅 CT 示脑挫伤，右侧膜外少量出血。

医疗诊断：1. 脑挫伤；2. 硬膜外血肿；3. 颅底骨折。

入院后神经外科一般护理常规，卧床休息，取头高位（30°~60°），宜患侧卧位；予以甘露醇降颅压，泰能抗感染，急诊行左侧膜外血肿、右侧额颞叶膜下血肿清除术＋去骨板减压术，手术后带气管插管和一根皮下引流管回病房。

【疾病分析】

颅脑损伤是一种常见外伤，可单独存在，也可与其他损伤复合存在。其分类根据颅脑解剖部位分为头皮损伤、颅骨损伤与脑损伤，三者可合并存在。头皮损伤包括头皮血肿、头皮裂伤、头皮撕脱伤。颅骨骨折包括颅盖骨线状骨折、颅底骨折、凹陷性骨折。脑损伤包括脑震荡、弥漫性轴索损伤、脑挫裂伤、脑干损伤。按损伤发生的时间和类型又可分为原发性颅脑损伤和继发性颅脑损伤。按颅腔内容物是否与外界交通分为闭合性颅脑损伤和开放性颅脑损伤，颅脑损伤的主要危害是脑疝引起的呼吸心搏骤停。治疗措施包括：① 非手术治疗，绝大多数轻、中型及重型颅脑损伤患者以非手术治疗为主。非手术治疗主要包括颅内压监护、亚低温治疗、脱水治疗、营养支持疗法、呼吸道处理、脑血管痉挛防治、常见并发症的治疗、水电解质与酸碱平衡紊乱处理、抗菌药物治疗、脑神经保护药物等。② 手术治疗，颅脑损伤手术治疗原则是救治患者生命，恢复神经系统重要功能，降低死亡率和伤残率。手术治疗主要针对开放性颅脑损伤、闭合性颅脑损伤伴颅内血肿或因颅脑外伤所引起的并发症或后遗症。主要手术方式有大骨瓣减压术、开颅血肿清除术、清创术、凹陷性骨折整复术和颅骨缺损修补术。颅脑损伤手术后会有一定的后遗症，如头痛，失忆，癫痫，语言障碍等。平时要注意稳定情绪，不要过劳，避免引发后遗症。

【案例问答】

问题1　什么是瞳孔对光反射？其意义和反射弧是什么？

1. **瞳孔对光反射的概念**　是检查瞳孔功能活动的测验，分直接对光反射和间接对光反射。直接对光反射，通常用手电筒直接照射瞳孔并观察其动态反应。正常人，当眼受到光线刺激后瞳孔立即缩小，移开光源后瞳孔迅速复原。间接对光反射是指光线照射一眼时，另一眼瞳孔立即缩小，移开光线则瞳孔扩大。

2. **对光反射的意义**　瞳孔对光反射的中枢在中脑顶盖前区，因此临床上常把它作为判断中枢神经系统病变部位、麻醉的深度和病情危重程度的重要指标。

3. **反射弧**　感受器在视网膜，传入纤维在视神经中，中枢在中脑，传出纤维在动眼神经中，效应器是瞳孔括约肌。

问题2　额顶枕区的境界及层次、结构特点如何？

额顶枕区境界前为眶上缘，后为枕外隆凸和上项线，两侧借上颞线与颞区分界。

覆盖于此区的软组织层次，由浅入深依次为：皮肤、浅筋膜、帽状腱膜及枕额肌、腱膜下疏松组织和颅骨外膜。其中，浅部三层紧密连接，难以将其各自分开，因此常将此三层合称"头皮"。深部两层连接疏松，较易分离。

1. **皮肤**　此区皮肤厚而致密，并有两个显著特点，一是含有大量毛囊、汗腺和皮脂腺，为疖肿或皮脂腺囊肿的好发部位；二是具有丰富的血管，外伤时易致出血，但创口愈合较快。

2. **浅筋膜**　由致密的结缔组织和脂肪组织构成，并有许多结缔组织小梁，使皮肤和帽状腱膜紧密相连，将脂肪分隔成无数小格，内有血管和神经穿行。感染时渗出物不易扩散，早期即可压迫神经末梢引起剧痛。此外，小格内的血管，多被周围结缔组织固定，创伤时血管断端不易自行收缩闭合，故出血较多。

3. **帽状腱膜**　前连枕额肌的额腹，后连枕腹，两侧逐渐变薄，续于颞筋膜。头皮裂伤，伴有帽状腱膜横向断裂时，因枕额肌的收缩，创口裂开较大。缝合头皮时，应将腱膜仔细缝合，以减少皮肤张力，有利于创口的愈合。

4. **腱膜下疏松结缔组织**　此层又称腱膜下间隙，是位于帽状腱膜与骨膜之间的薄层疏松结缔组织。此隙范围较广，前至眶上缘，后达上项线。头皮借此层与颅骨外膜疏松连接，故移动性大，开颅时可经此间隙将皮瓣游离后翻起，头皮撕脱伤也多沿此层分离。腱膜下间隙出血，易广泛蔓延，形成较大的血肿，瘀斑可出现于鼻根及上眼睑皮下。此间隙内的静脉经导静脉与颅骨的板障静脉及颅内的硬脑膜静脉窦相通，若发生感染，可经上述途径继发颅骨骨髓炎或向颅内扩散，因此腱膜下间隙被认为是颅顶部的"危险区"。

神经系统功能监测指标

神经反射

5. 颅骨外膜 由致密结缔组织构成,借少量结缔组织与颅骨表面相连,二者易于剥离。严重的头皮撕脱伤,可将头皮连同部分骨膜一并撕脱。骨膜与颅缝紧密愈着,骨膜下血肿,常局限于一块颅骨的范围内。颅顶层次(额状断面)见图 14-1。

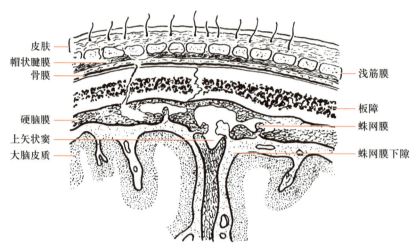

图 14-1　颅顶层次(额状断面)

问题 3　颅脑损伤患者为什么会发生脑脊液漏?

脑脊液漏是因为颅骨骨折的同时撕破了硬脑膜和蛛网膜,以致脑脊液由骨折缝裂口经鼻腔、外耳道或开放伤口流出,使颅腔与外界交通,形成漏孔,是颅脑损伤的严重并发症。

颅脑损伤时,颅前窝底、颅中窝底或其他部位可能会出现骨质缺损、破裂或变薄。筛骨板和额窦后壁骨板甚薄,并与硬脑膜紧密相连,外伤时若骨板与硬脑膜同时破裂;颅中窝底骨折可损伤较大蝶窦之上壁;均可使脑脊液流入鼻腔,称之为脑脊液鼻漏。颅中窝底骨折后致使中耳上部的脑膜被撕裂,同时造成鼓膜破裂,则可以造成脑脊液从外耳道向外渗漏形成脑脊液耳漏。中耳乳突天盖或咽鼓管骨部骨折造成的脑脊液漏可经咽鼓管流到鼻腔,成为脑脊液耳鼻漏。耳漏和鼻漏主要提示可能发生颅底骨折,并且由于感染可能从耳或鼻传染到脑膜,可能有并发脑膜炎的危险。脑脊液伤口漏即皮漏,多见于火器性脑穿透伤,常有大量脑脊液流失,不仅全身情况低下,而且往往导致严重脑膜炎及脑炎。附颅底结构图(图14-2)。

问题 4　什么是脑疝? 哪些病因可以导致脑疝? 脑疝可以分为哪几种?

1. 正常颅腔内某一分腔有占位性病变时,该分腔的压力比邻近分腔的压力高,脑组织从高压区向低压区移位,被挤到附近的生理孔道或非生理孔道,使部分脑组织、神经及血管受压,脑脊液循环发生障碍而产生相应的症状群,称为脑疝。

2. 引起脑疝的常见病因有:① 损伤引起的各种颅内血肿,如急性硬脑膜外血肿、硬脑膜下血肿、脑内血肿等;② 各种颅内肿瘤特别是位于一侧大脑半球的肿瘤和颅

图中标注：
皮肤
帽状腱膜
骨膜
硬脑膜
上矢状窦
大脑皮质
浅筋膜
板障
蛛网膜
蛛网膜下隙

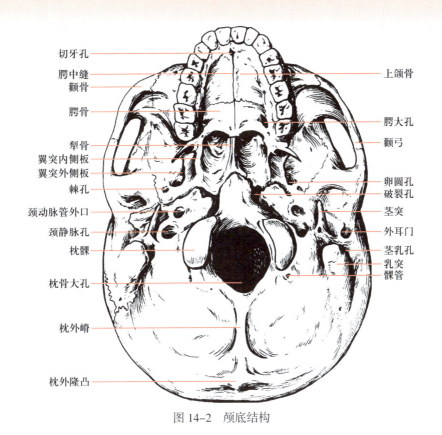

切牙孔
腭中缝
颧骨
腭骨
犁骨
翼突内侧板
翼突外侧板
棘孔
颈动脉管外口
颈静脉孔
枕髁
枕骨大孔
枕外嵴
枕外隆凸

上颌骨
腭大孔
颧弓
卵圆孔
破裂孔
茎突
外耳门
茎乳孔
乳突
髁管

图 14-2 颅底结构

后窝肿瘤;③ 颅内脓肿;④ 颅内寄生虫病及其他各种慢性肉芽肿;⑤ 先天因素,如小脑扁桃体下疝畸形。

3. 按照脑疝部位分:将脑疝分为以下常见的三类。① 小脑幕切迹疝:为幕上的颞叶的海马旁回、钩回通过小脑幕切迹被推移至幕下,或小脑蚓部及小脑前叶从幕下向幕上疝出;② 枕骨大孔疝:又称小脑扁桃体疝,为小脑扁桃体及延髓经枕骨大孔推挤向椎管内;③ 大脑镰下疝又称扣带回疝:一侧半球的扣带回经镰下孔被挤入对侧分腔。

知识拓展

小脑幕切迹疝与枕骨大孔疝的区别

小脑幕切迹疝是由于幕上一侧的病变,使颞叶内侧的海马沟回向下移位,挤入小脑幕裂孔,压迫小脑幕切迹内的中脑、动眼神经、大脑后动脉和中脑导水管,患者瞳孔和意识障碍出现较早,延髓生命中枢功能受累表现出现在后。

枕骨大孔疝又称小脑扁桃体疝,大多发生于颅后窝血肿或占位病变,直接引起幕下颅腔压力严重增高,使小脑扁桃体受挤压,向下疝出;也见于小脑幕切迹疝的中、晚期,此时幕上压力增高传到小脑幕下,最后将并发枕骨大孔疝。患者生命体征和循环障碍出现较早,而瞳孔变化和意识障碍在晚期才出现。

小脑幕切迹疝与枕骨大孔疝可分别压迫动眼神经、脑干,分别会有哪些表现?为什么?

（杨宏静）

第二节　脑梗死

学习目标

1. 掌握营养脑的动脉走行和分布;溶栓治疗;脑梗死的预防措施。
2. 熟悉脑血栓发病原因和诱因,偏瘫的原因,脑干病变的特征性表现。

案例导入

　　患者,男,58 岁,小学文化,嗜烟酒。因"突发右侧肢体活动障碍、言语不能 2.5 h"入院。患者于中午 12:00 左右坐起时突发跌倒,右侧肢体不能活动,呼之反应迟钝,无对答,理解障碍,无恶心、呕吐,无肢体抽搐,12:40 送入我院急诊,血压 142/92 mmHg,心率 84 次/分,律齐。头颅 CT 检查"未见明显异常",凝血酶原时间、活化部分凝血活酶时间、血常规、肝肾功能均正常,血钾 3.42 mmol/L,血糖 7.11 mmol/L,肌钙蛋白 I 0.09 ng/ml,神经内科会诊,NIHSS 评分 10 分。既往有高血压,心房颤动病史,服用降压药具体药名不详,血压控制欠佳,心房颤动未治疗。患者有静脉溶栓指征,无明显禁忌证,告知溶栓相关风险后家属选择静脉溶栓治疗,于 14:32 分开始给予阿替普酶 67.5 mg 静脉溶栓治疗。

　　体格检查:T 35.6℃,P 89 次/分,R 23 次/分,BP 180/100 mmHg。神志清楚,口齿欠清,混合性失语,颈软,双侧瞳孔等大等圆,直径 2.5 mm,光反射灵敏,右侧鼻唇沟变浅,伸舌略右偏,右侧肢体活动欠灵活,肌力 4+,肌张力正常,左侧肢体肌力 5 级,四肢腱反射(++),双侧巴宾斯基征(−),感觉、共济检查无法配合,两肺呼吸音清,心率 102 次/分,心律绝对不齐,腹软,肝脾肋下未触及,体重 75 kg。

　　辅助检查:头颅 CT 示未见明显异常。心电图示:心房颤动,右束支传导阻滞。急诊血生化:钾 3.65 mmol/L,葡萄糖 7.11 mmol/L,肌钙蛋白 I 0.09 ng/ml。血常规:未见明显异常。凝血功能:TT 21.3 s,余未见异常。

　　医疗诊断:1. 脑梗死;2. 高血压病;3. 心房颤动。

　　入院医嘱:神经内科护理常规,一级护理,心电监护,中流量吸氧,低盐饮食,阿替普酶(rt-PA)溶栓,奥拉西坦,奥美拉唑,阿托伐他汀,硝苯地平缓释片,甘油果糖治疗,血常规、凝血全套、血生化、头颅 MRI 等检查。

　　患者住院第 2 天,神志清楚,无头痛,混合性失语,右侧肢体肌力 4 级,左侧肢体肌力 5 级,溶栓 24 h 后复查头颅 CT 示:左侧基底节低密度影,未见出血灶。医嘱:予阿司匹林 200 mg 每天 1 次,华法林 6 mg 每天 1 次。

【疾病分析】

脑梗死又称缺血性卒中,中医称之为卒中或脑卒中。本病是由各种原因所致的局部脑组织区域血液供应障碍,导致脑组织缺血缺氧性病变坏死,进而产生临床上对应的神经功能缺失表现。脑梗死依据发病机制的不同分为脑血栓形成、脑栓塞和腔隙性脑梗死等主要类型。其中脑血栓形成是脑梗死最常见的类型,约占全部脑梗死的 60%,因而通常所说的"脑梗死"实际上指的是脑血栓形成。由于脑血栓形成的病因基础主要为动脉粥样硬化,因而产生动脉粥样硬化的因素是发生脑梗死最常见的病因。脑血栓形成可分为以脑动脉粥样硬化斑块形成过程为主的脑动脉病变期和脑动脉内血栓形成伴有脑组织缺血坏死的脑组织损伤期。脑梗死属于急症,也是一个高致残率及高致死率的疾病。本病的治疗原则是:争取超早期治疗,在发病 4.5 h 内尽可能静脉溶栓治疗,在发病 6~8 h 内有条件的医院可进行适当的急性期血管内干预;确定个体化和整体化治疗方案,依据患者自身的危险因素、病情程度等采用对应针对性治疗,结合神经外科、康复科及护理部分等多个科室的努力实现一体化治疗,以最大程度提高治疗效果和改善预后。

239

【案例问答】

问题 1　营养脑的动脉有哪些? 脑血栓形成好发于何处?

脑的血液供应极为丰富,主要来自两侧的颈动脉和椎基底动脉系统。颈动脉系统主要通过颈内动脉、大脑中动脉和大脑前动脉供应大脑半球前 3/5 部分的血液。椎基底动脉系统主要通过两侧的椎动脉、基底动脉、小脑上动脉、小脑前下及后下动脉和大脑后动脉供应大脑半球后 2/5 部分,脑干和小脑的血液。两侧大脑前动脉由前交通动脉互相沟通,大脑中动脉和大脑后动脉由后交通动脉互相沟通,在脑底形成脑底动脉环。脑部这一环状的动脉吻合对颈动脉与椎基底动脉两大供血系统之间,特别是两侧大脑半球血流供应的调节和平衡,以及病态时对侧支循环的形成极为重要。脑的血液供应如图 14-3。

脑血栓形成的好发部位为颈动脉的起始部和虹吸部、大脑中动脉起始部、椎动脉及基底动脉中下段等。

脑的动脉

问题 2　该患者为什么表现为右侧鼻唇沟变浅,伸舌略右偏,右侧肢体活动欠灵活,肌力 4+ ?

该患者的头颅 CT 示:左侧基底节低密度影,提示梗死部位在左侧基底节。患者表现为右侧偏瘫,是脑干病变的特征性表现,病变累及该平面脑神经运动核及尚未交叉的皮质脊髓束和皮质核束,引起病灶侧脑神经下运动神经元瘫痪,以及对侧肢体和病变水平以下脑神经上运动神经元瘫痪。有以下分型。① Weber 综合征:中脑大脑脚病变引起病灶侧动眼神经瘫,对侧面、舌瘫及肢体瘫;② Millard-Gubler 综合征:脑桥基底部外侧病变引起病灶侧展、面神经瘫及对侧偏瘫和舌瘫;③ Foville 综合征:脑桥基底内侧病变出现病灶侧展神经瘫与对侧肢体偏瘫,常伴两眼向病灶侧水平凝视麻痹,均见于基底动脉旁正中支或短旋动脉闭塞;④ Jackson 综合征:延髓前部橄

脑梗死发生
机制

第二节　脑梗死

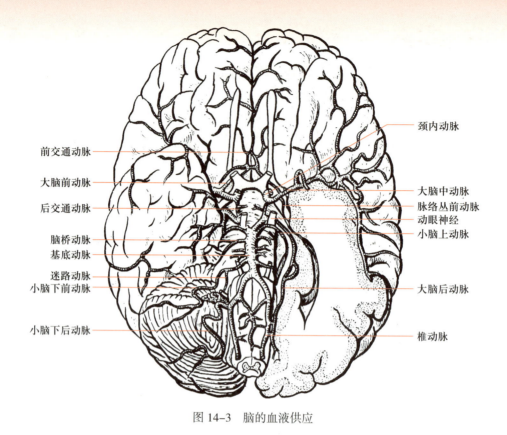

图 14-3 脑的血液供应

（图中标注）

颈内动脉

前交通动脉
大脑前动脉
后交通动脉
脑桥动脉
基底动脉
迷路动脉
小脑下前动脉
小脑下后动脉

大脑中动脉
脉络丛前动脉
动眼神经
小脑上动脉
大脑后动脉
椎动脉

榄体内侧病变出现病灶侧周围性舌下神经瘫（伸舌偏向病灶侧）及对侧偏瘫，多因脊髓前动脉阻塞所致。

问题3 本患者存在的心房颤动与脑梗死的发生有没有联系？

该患者的心房颤动与其急性脑梗死的发生是有联系的。心房颤动是急性脑梗死的危险因素。

心房颤动全称为心房纤维性颤动，多见于风湿性心瓣膜病、冠心病、高血压病、心肌病、甲状腺功能亢进症引起的器质性心脏病患者。患者发生心房颤动时，心输出量可减少25%以上，重者可达50%。尤为严重的是，由于心房颤动，心房失去收缩能力，导致左心房内血流不畅而瘀滞，在凝血因子的活化下，血小板易于聚集，并与血浆中的纤维蛋白相结合，容易形成血栓。脱落的血栓栓子可进入体循环动脉，随血流到全身细小动脉，如堵塞脑部细小动脉，则引起脑梗死。

问题4 脑梗死患者为什么要用奥美拉唑治疗？

大面积脑梗死患者和出血性脑卒中患者，常常出现上消化道大出血，这也是临床上的常见并发症和常见死亡原因，是由于应激性溃疡所致。应激性溃疡泛指休克、创伤、手术后和严重全身性感染时发生的急性胃炎，多伴有出血症状，是一种急性胃黏膜病变。其发生机制：机体处于应激状态，促使肾上腺皮质激素大量释放，引起胃酸和胃蛋白酶分泌增加；交感神经兴奋，胃黏膜血管痉挛，引起胃黏膜缺血，诱发溃疡发生。奥美拉唑是一种质子泵抑制剂（PPI），在体内活化后抑制胃壁细胞 H^+-K^+-ATP 酶，从而抑制基础胃酸和各种刺激因素引起的胃酸分泌，还能产生抗幽门螺杆菌和止血作用。所以，脑梗死或脑出血等脑血管意外的患者常用奥美拉唑等 PPI 药物预防和治疗应激性溃疡所致的胃出血。

问题 5　阿替普酶的作用机制是什么？有何优缺点？

阿替普酶是一种基因重组组织型纤溶酶原激活剂（t-PA），其对血栓中的纤维蛋白有高度亲和力，能特异地作用于血块表面并与之形成一种 t-PA 和纤维蛋白的复合物，使纤维蛋白溶酶原转化为纤维蛋白溶酶，逐层地降解血块中的纤维蛋白从而显示出溶栓效果，对血液循环中的纤维蛋白溶酶原没有作用。因此，t-PA 的优点是发生出血概率较低，无抗原性，具有高度血块选择性，溶栓迅速，再通率高，少数人出现皮下、内脏出血。缺点是半衰期短只有 3~8 min，短期内需要负荷用药，费用昂贵等。

问题 6　如何预防脑梗死？

脑梗死一级预防的主要措施是寻找和控制危险因素。脑梗死二级预防的主要措施有两个，一个是寻找和控制危险因素；另一个是可靠持续的药物治疗。脑梗死预防有两个"ABCDE"，缺一不可。

1. 第一个"ABCDE"

A. 阿司匹林（aspirine）　主要是抗血小板凝集和释放，改善前列腺素与血栓素 A_2 的平衡，预防动脉硬化血栓形成。从临床上看，每天常规服用阿司匹林肠溶片 100 毫克，能够防止脑梗死的复发。

B. 血压血脂（blood pressure and blood fat）　高血压可加快加重动脉硬化发展的速度和程度；高血脂一方面使得血液黏稠，血流缓慢，供应脑的血液量减少，另一方损伤血管内皮，沉积在血管壁形成粥样硬化斑块，直接导致心脑血管疾病的发生和发展。

C. 中药防治（Chinese medicine）　传统医药特色的活血化瘀芳香开窍，可选用降脂抗凝类中药。

D. 控制糖尿病（diabetes control）　血糖含量增多也会使血黏度和凝固性增高，利于脑梗死形成。糖尿病患者宜低糖低热量饮食，适当用降糖药。

E. 康复教育（education）　通过网络宣传、免费赠阅实用读物、定期康复指导等方式，加强脑梗死、冠心病、动脉硬化、高血压预防知识的普及。积极干预危险因素，让患者能耐心接受长期的防治措施，主动配合药物治疗。

2. 第二个"ABCDE"

A. 积极运动（accumulates exercise）　适当的锻炼可增加脂肪消耗、减少体内胆固醇沉积，提高胰岛素敏感性，对预防肥胖、控制体重、增加循环功能、调整血脂和降低血压、减少血栓均有益处，是防治脑梗死的积极措施。

B. 控制体重（BMI control）　保持或减轻体重，BMI 维持在 18.5~24.9 kg/m^2，腰围 <90 cm。

C. 戒烟限酒（cigarette quitting）　香烟中含三千多种有害物质，烟中的尼古丁吸入人体内，能刺激自主神经，使血管痉挛，心搏加快，血压升高，血中胆固醇增加，从而加速动脉硬化。

D. 合理饮食(diet) 食物多样,谷类为主;多食桃、橙、香蕉、菠菜、毛豆、甜薯、马铃薯等富含钾的食物,可降低血压,预防脑卒中;缺钙可促使小动脉痉挛,血压升高,每天摄入 1 g 以上的钙,可使血压降低;镁与钙的作用相似,应多食粗粮、坚果、海藻等富含镁的食物;多食蔬菜、香蕉、薯类和纤维素多的食物;每天食奶类、豆类或其制品;常进食适量鱼禽蛋、瘦肉,少进食肥肉、肉皮、蹄和荤菜;食量与体力活动要平衡,保持适宜体重;摄入清淡少盐、少糖的膳食,把食盐量降至每天 6 g 左右。

E. 情绪稳定(emotion) 乐观、稳定的情绪,舒畅、平衡的心态不仅是预防心脑血管病的重要因素,也是实现长寿的关键和秘诀。

知识链接

肌力和肌力分级

肌力:指肌肉主动运动时的力量。检查方法:检查时令患者作肢体伸缩动作,检查者从相反方向给予阻力,测试患者对阻力的克服力量,并注意两侧比较。

肌力分级:根据肌力的情况,一般均将肌力分为以下 0—5 级,共六个级别:

0 级 完全瘫痪,测不到肌肉收缩。

1 级 仅测到肌肉收缩,但不能产生动作。

2 级 肢体能在床上平行移动,但不能抵抗自身重力,即不能抬离床面。

3 级 肢体可以克服地心引力,能抬离床面,但不能抵抗阻力。

4 级 肢体能做对抗外界阻力的运动,但不完全。

5 级 肌力正常。

临床意义:不同程度的肌力减退可以分为完全瘫痪和不完全瘫痪(轻瘫)。

不同部位或不同组合的瘫痪可分别命名。① 单瘫:单一肢体瘫痪,多见于脊髓灰质炎;② 偏瘫:为一侧肢体(上、下肢瘫痪)常伴有一侧脑神经损害,多见于颅内损害或脑卒中;③ 交叉性偏瘫:为一侧肢体瘫痪及对侧脑神经损害,多见于脑干病变;④ 截瘫:为双下肢瘫痪,是脊髓横贯性损伤的结果,多见于脊髓外伤和炎症。

课堂讨论

急性脑梗死患者应用阿替普酶治疗有哪些并发症? 如何预防及护理?

（杨宏静）

第三节　脑出血

1. 掌握内囊的位置和血供特点,偏瘫的原因。
2. 熟悉脑出血的病因,意识障碍的类型,脑出血的防控要点。

案例导入

　　患者,女,39 岁,初中毕业。因"突发右侧肢体活动障碍伴言语障碍 2 天"入院。患者 2 天前无明显诱因下突发右侧肢体活动障碍,摔倒在地,伴言语不能,不能理解家人言语,轻度嗜睡,无恶心、呕吐,无肢体抽搐,被送至我院急诊,查头颅 CT 示"左侧基底节出血",给予"醒脑静、奥拉西坦及呋塞米"等对症治疗后收入病房。患者有高血压病史 2 年,未服药。

　　体格检查:T 36.9℃,P 71 次 / 分,R 20 次 / 分,BP 210/110 mmHg,轻度嗜睡,精神软弱,口齿不清,混合性失语,双侧瞳孔等大等圆,直径 3 mm,光反射灵敏,右侧鼻唇沟变浅,伸舌右偏,颈软,右上肢肌力 2 级,右下肢肌力 4 级,肌张力稍低,左侧肢体肌力 5 级,肌张力正常,四肢腱反射(++),双侧巴宾斯基征(−),两侧肢体痛触觉无减退,克尼格征阴性。两肺呼吸音清,心律齐,腹软,肝脾肋下未触及,留置导尿管畅,尿色清。NIHSS 评分 9 分。

　　辅助检查:头颅 CT 示左侧内囊出血(图 14-4)。心电图示:窦性心律;QT 间期延长。血常规:白细胞计数 13.2×10⁹/L,中性粒细胞计数 11.9×10⁹/L。血生化:钾 3.47 mmol/L,血糖 7.26 mmol/L。

　　医疗诊断:1. 脑出血;2. 高血压病。

　　入院医嘱:神经内科护理常规,一级护理,心电监护,低盐饮食,鼻导管吸氧,甘露醇,甘油

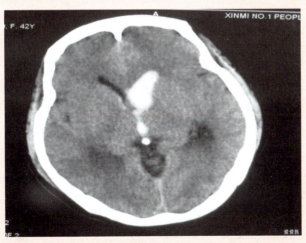

图 14-4　头颅 CT 示左侧内囊出血

果糖,泮托拉唑,纳洛酮,醒脑静,硝苯地平控释片,神经节苷脂及维持水、电解质平衡等对症支持治疗。

患者住院第 4 天早晨,烦躁不安,诉头痛难忍,恶心呕吐 2 次,吐出胃内容物。护士床边评估:患者呈昏睡,双瞳孔不等大,右侧 2.5 mm,左侧 3.5 mm,对光反应右侧较迟钝;心电监护示 HR 50 次 / 分,律齐,R 18 次 / 分,BP 230/110 mmHg。提示脑疝,医嘱予:20% 甘露醇 250 ml 进行快速静脉滴注;呋塞米 20 mg 立即静脉滴注。

调控血压降颅压治疗后,患者血压仍在 210/110 mmHg,予降血压治疗。血压调控需个体化,降血压过程中应密切观察血压变化,使血压水平略高于发病前,控制在 180/105 mmHg 即可。

住院第 15 天,患者神志清楚,无头痛,能简单对答,右侧肢体偏瘫,右上肢肌力 3 级,右下肢 4 级,导尿管留置,尿色清,引流通畅,体温正常,BP 138/86 mmHg。医嘱予出院,出院带药:硝苯地平控释片。

【疾病分析】

脑出血是指非外伤性脑实质内血管破裂引起的出血,占全部脑卒中的 20%~30%,发生原因主要与脑血管的病变有关,即与高血脂、糖尿病、高血压、血管的老化、吸烟等密切相关。常见病因是高血压合并细小动脉硬化,其他包括脑血管畸形、动脉瘤、血液病、血管炎、瘤卒中等。用力过猛、气候变化、饮酒、情绪激动、过度劳累等为诱发因素。治疗原则为安静卧床、脱水降颅压、调整血压、防治继续出血、加强护理防治并发症,以挽救生命,降低死亡率、残疾率和减少复发。

【案例问答】

问题 1　内囊位于何处?其血液供应有何特点?

内囊是由上、下行的传导束密集而成,可分三部:前肢(豆状核与尾状核之间)、后肢(豆状核与丘脑之间)、前后肢汇合处为膝。内囊膝有皮质脑干束,后肢有皮质脊髓束、丘脑皮质束、听辐射和视辐射。当内囊损伤广泛时,患者会出现偏身感觉丧失(丘脑中央辐射受损),对侧偏瘫(皮质脊髓束、皮质核束受损)和偏盲(视辐射受损)的"三偏"症状。内囊的血液供应来自豆纹动脉,是大脑中动脉的一个分支。大脑中动脉是颈内动脉的直接延续,血流量大。而豆纹动脉从大脑中动脉垂直分出,管腔纤细,管腔压力较高,极易形成微动脉瘤。在血压波动情况下则易破裂出血(豆纹动脉因此有"出血动脉"之称)。所以内囊是脑出血的好发部位。内囊的血液供应如图(图 14-5)。

问题 2　脑出血为什么会出现偏瘫?

高血压脑出血常发生在内囊部位,内囊是神经传导束较集中的地方,其中的皮质脊髓束和皮质脑干束负责对侧肢体的运动。因此,当内囊受累后,内囊膝部及后支的皮质脊髓束和皮质脑干束受损,出现对侧偏瘫。另外,内囊后支视辐射受累出现对侧偏盲;内囊后支的丘脑皮质传导束受累出现对侧偏身感觉障碍。也就是说,高血压脑

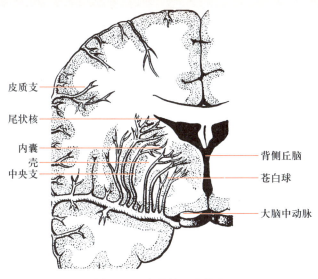

图 14-5　内囊的血液供应

出血患者,除了有对侧肢体偏瘫外,还有对侧的偏盲和偏身感觉障碍,即所谓的三偏综合征,都发生在出血的对侧。皮质脊髓束和皮质核束如图(图 14-6、图 14-7)。

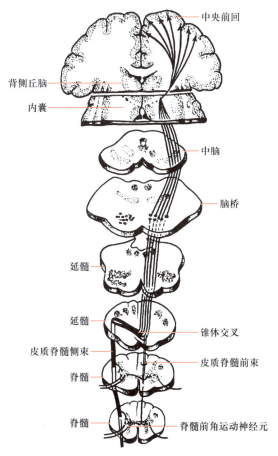

图 14-6　皮质脊髓束

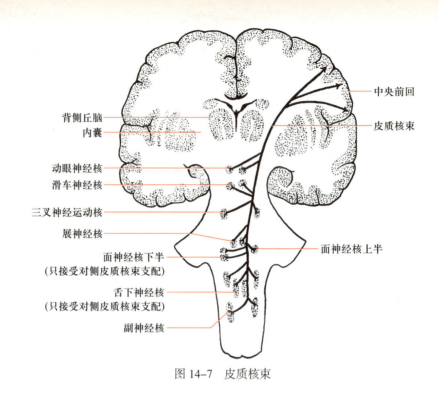

图中标注文字：

中央前回
皮质核束
背侧丘脑
内囊
动眼神经核
滑车神经核
三叉神经运动核
展神经核
面神经核下半
（只接受对侧皮质核束支配）
舌下神经核
（只接受对侧皮质核束支配）
副神经核
面神经核上半

图 14-7　皮质核束

问题 3　引发脑出血的原因有哪些?

导致脑出血的原因很多,高血压病是最重要的危险因素。

1. **高血压病**　高血压是脑出血最主要的病因。脑出血的发生是在高血压和脑动脉硬化的基础上,脑内穿通动脉上可形成许多微动脉瘤,主要分布在大脑基底节的豆纹动脉、脑桥、大脑白质和小脑。当血压骤然升高时,微动脉瘤可能破裂而出血;或由于长期高血压致脑实质内穿通动脉管壁中的内膜发生玻璃样变性或纤维样坏死,在血压或血流急剧变化时容易破裂出血。

2. **脑血管淀粉样变（CAA）**　又称"嗜刚果红血管病变",异常的淀粉样物质选择性地沉积于脑皮质及软脑膜的中小动静脉的中膜和外膜,年龄愈大愈好发。由于脑皮质和软脑膜易发生脑血管淀粉样变,故该病变所致的脑出血总发生于脑叶,大脑半球深部组织、脑干和小脑很少受累。CT 片上表现为不规则斑点状高密度阴影为其特点。

3. **颅内动脉瘤和脑血管畸形**　它们是蛛网膜下腔出血的常见原因,但出血也可破入脑实质内形成脑内血肿。

4. **颅内恶性肿瘤**　如胶质瘤、转移瘤、黑色素瘤等,发生肿瘤卒中时可形成脑内出血。

5. **血液疾病**　如白血病、再生障碍性贫血、血小板减少性紫癜和血友病等。

6. **抗凝剂和纤溶剂**　如用肝素或阿司匹林治疗亦可引起脑出血。其他病因有:动脉硬化、各种脑动脉炎、出血性脑梗死等。

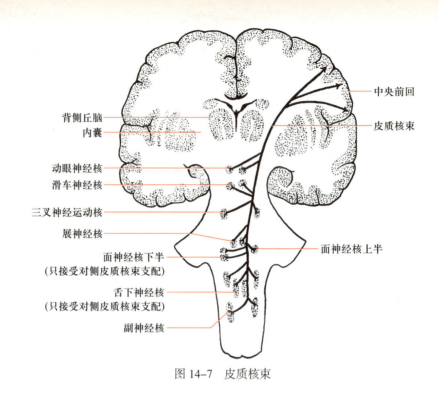
脑出血发生
机制

问题4 意识障碍是什么？有哪些病因？有哪些分类？

意识障碍是指患者对周围的事物反应迟钝、意识模糊或完全无反应、丧失知觉。完全丧失知觉又称昏迷或神志不清，是意识障碍最严重的程度。意识障碍是病情危重的表现，原因是高级神经受到严重抑制。

脑出血病人的症状

1. 意识障碍的病因

（1）颅内疾病

1）局限性病变：① 脑血管病脑出血、脑梗死、暂时性脑缺血发作等；② 颅内占位性病变原发性或转移性颅内肿瘤、脑脓肿、脑肉芽肿、脑寄生虫囊肿等；③ 颅脑外伤脑挫裂伤、颅内血肿等。

2）脑弥漫性病变：① 颅内感染性疾病，各种脑炎、脑膜炎、蛛网膜炎、室管膜炎、颅内静脉窦感染等；② 弥漫性颅脑损伤；③ 蛛网膜下腔出血；④ 脑水肿；⑤ 脑变性及脱髓鞘性病变。

3）癫痫发作。

（2）全身性疾病

1）急性感染性疾病各种败血症、感染中毒性脑病等。

2）内分泌与代谢性疾病如肝性脑病、肾性脑病、肺性脑病、糖尿病性昏迷、黏液水肿性昏迷、垂体危象、甲状腺危象、肾上腺皮质功能减退性昏迷、乳酸酸中毒等。

3）外源性中毒包括工业毒物、药物、农药、植物或动物类中毒等。

4）缺乏正常代谢物质，如缺氧、缺血、低血糖。

5）水、电解质平衡紊乱。

6）物理性损害如日射病、热射病、电击伤、溺水等。

2. 分类　意识障碍按程度轻重分为4类。

（1）意识模糊，患者对周围事物反应迟钝，缺乏思维和计算力。

（2）昏睡或叫嗜睡，患者总是处于沉睡状态，可以被唤醒睁眼，很快又进入沉睡。

（3）谵忘，言语错乱，躁动不安。

（4）昏迷，知觉丧失，又可分为浅、中、重三种，患者处于浅昏迷状态时还会存在咽下反射、角膜反射和瞳孔对光反射，按压眼眶有痛苦表情和动作；中度昏迷时各种神经反射较低下，但呼吸循环正常；深昏迷时各种反射消失，肌肉松弛，大小便失禁，呼吸循环皆发生异常。

问题5 为什么患者的血压只降到略高于发病前，控制在180/105 mmHg即可？

脑卒中患者通常有慢性高血压病史，其颅内压自动调节曲线右移。这就意味着正常人平均动脉压（MAP）在50~150 mmHg时，脑血流量保持稳定，然而高血压性卒中患者适应较高的MAP水平，因此对于正常人可以耐受的MAP水平，高血压性卒中的患者就有出现低灌注的危险。快速降压于正常水平会发生脑灌注不足，脑血流量（CBF）降低，降压同时还要注意靶器官的保护，心脑肾功能是否得到有效的保护将直接影响预后。

对于患有慢性高血压病的患者，应将其MAP控制在120 mmHg以下，但是应避免降压幅度>20%，MAP不应<84 mmHg。对于既往有高血压病史或者有慢

性高血压征象(心电图、视网膜)的患者,推荐血压控制高限为收缩压 180 mmHg,舒张压 105 mmHg。如果需要治疗,其目标血压为 160/100 mmHg(或 MAP 为 120 mmHg)。

课堂讨论 ———————————

为何高血压脑出血患者要进行积极降压治疗?对预后有哪些影响?

(杨宏静)

第四节 癫痫

学习目标

1. 掌握大脑皮质的功能定位;正常脑电图;抗癫痫药物应用。
2. 熟悉正常脑电图及癫痫样放电波。

案例导入

患者,男,18 岁,高三学生。因"发作性意识不清、全身抽搐 5 年,再发 5 h"入院。患者早上起床后突然出现左侧肢体抽搐,跌倒在地,继之神志不清,两眼上翻,呼之不应,牙关紧闭,随后口吐白沫,全身抽搐,大小便失禁,持续 2 min 后抽搐自行停止,患者神志逐渐清醒,情绪低落。经询问患者对抽搐发作经过不能回忆,自诉学业负担较重,睡眠不足。5 年前无明显诱因下出现第一次发作,曾到医院就诊,医嘱予长期服药治疗,但患者不能遵守,经常忘记。以后每年都有类似发作 3~5 次,每次发作前无任何先兆,均能自行缓解,最近发作频繁。

体格检查:T 36.8℃,P 80 次/分,R 20 次/分,BP 110/70 mmHg,神志清楚,双侧瞳孔等大等圆,对光反射灵敏,颈部无抵抗,伸舌居中,左侧舌边有咬伤痕迹,心肺听诊无殊,腹平软,四肢肌力肌张力正常,病理反射阴性。

辅助检查:常规脑电图示异常脑电图,左侧颞区导联可见大量尖慢波复合波单只或短程发放,提示异常脑电图(左侧颞区导联大量病性放电)(图 14-8)。头颅 CT:未见明显异常。

医疗诊断:癫痫。

入院医嘱:神经内科护理常规,一级护理,普通膳食,丙戊酸钠口服,24 h 动态脑电图、头颅 MRI、丙戊酸钠血药浓度测定。

住院期间患者发生短时间内肢体抽搐反复发作,间歇期神志仍未转清,大小便失禁,诊断为癫痫持续状态。医嘱予 5% 葡萄糖 50 ml + 地西泮 20 mg 微泵注射 5 ml/min,20% 甘露醇 250 ml 快速静脉滴注。

经过 2 周的住院治疗,病情稳定,生活能自理。医嘱:明日出院,丙戊酸钠口服。

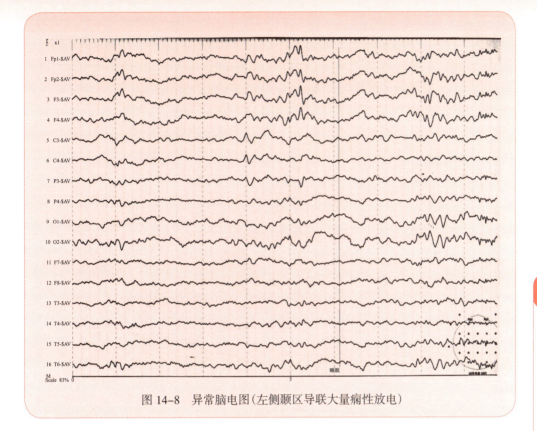

图 14-8 异常脑电图（左侧颞区导联大量痫性放电）

【疾病分析】

癫痫是大脑神经元突发性异常放电，导致短暂的大脑功能障碍的一种慢性疾病。癫痫病因复杂多样，包括遗传因素、脑部疾病、全身或系统性疾病等，特发性癫痫患者的脑部并无可以解释症状的结构变化或代谢异常，其发病与遗传因素有较密切的关系，症状性癫痫因有各种脑部病损和代谢障碍，其脑内存在致痫灶。癫痫的发病可能与中枢神经系统兴奋与抑制间的不平衡有关。脑电图检查是诊断癫痫发作和癫痫最重要的手段，并且有助于癫痫发作和癫痫的分类，癫痫患者的脑电图特征是出现癫痫样放电波，多呈现"尖锐""高耸""密集"的形态。癫痫发作的急救原则主要是防止跌伤、防止窒息，一般在 5 min 内都可以自行缓解，如果连续发作或频繁发作时应把患者送往医院治疗。目前癫痫的治疗主要是抗癫痫药物治疗，药物首选丙戊酸钠，其他辅助治疗包括手术治疗、神经调控治疗等。

【案例问答】

问题 1　大脑皮质的功能定位区有哪些？分别位于何处？

大脑皮质的功能定位区可分为：

1. **第 I 躯体运动区**　位于中央前回和中央旁小叶前部，包括布罗德曼皮质区第 4 区和第 6 区。身体各部在此区的投影特点为：① 上下颠倒，但头部是正的。② 左右交叉。③ 身体各部投影区的大小取决于功能的重要性和复杂程度。

癫痫全面性
发作过程

第四节　癫痫

2. **第Ⅰ躯体感觉区** 位于中央后回和中央旁小叶后部,包括3、1、2区。接受背侧丘脑腹后核传来的对侧半身痛、温、触、压及位置觉和运动觉。身体各部在此区的投射特点是:① 上下颠倒,但头部也是正的;② 左右交叉;③ 身体各部在投射范围的大小取决于该部感觉的敏感程度。

3. **视区** 位于枕叶内侧面距状沟两侧的皮质(17区)。一侧视区接受同侧视网膜颞侧半和对侧视网膜鼻侧半的纤维经外侧膝状体中继传来的视觉信息。损伤一侧视区,可引起双眼视野同向性偏盲。大脑皮质功能定位如图14-9。

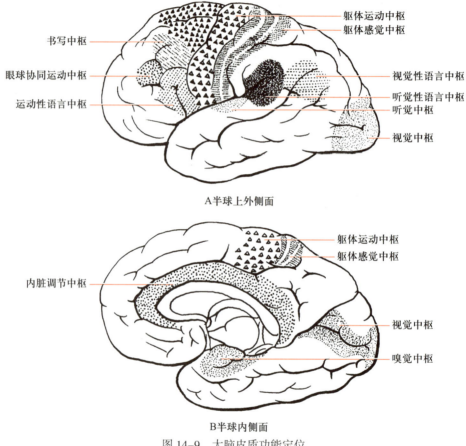

A半球上外侧面

B半球内侧面

图14-9 大脑皮质功能定位

4. **听区** 位于外侧沟下壁的颞横回(41、42区)。每侧听区接受自内侧膝状体传来的两耳听觉冲动。因此,一侧听区受损,不致引起全聋。

5. **运动性语言中枢** 位于额下回的后部(44、45区),又称Broca区。此区受损,产生运动性失语症,即丧失了说话能力,但仍能发音。

6. **听觉性语言中枢** 位于颞上回后部(22区)。此区受损,患者虽听觉正常,但听不懂别人讲话的意思,也不能理解自己讲话的意义,称感觉性失语症。

7. **书写中枢** 位于额中回后部(8区),靠近中央前回的上肢代表区。此区受损,虽然手的运动正常,但不能写出正确的文字,称失写症。

8. **视觉性语言中枢** 位于角回(39区),靠近视区。此区受损时,视觉正常,但不能理解文字符号的意义,称失读症,也属于感觉性失语症。

9. 边缘系统 由与边缘叶有关的皮质及皮质下结构(如杏仁核、下丘脑、上丘脑、背侧丘脑前核和中脑被盖等)组成。通过与下丘脑及自主神经系统的联系,边缘系统参与调节本能和情感行为,其作用是自身生存和物种延续。此外,海马结构还对学习过程和记忆发挥着突出的作用。

问题 2　脑电图诊断疾病的原理是什么?

人体组织细胞总在自发地不断产生着很微弱的生物电活动,利用在头皮上安装电极将细胞的电活动引出来并经脑电图机放大后记录下来得到有一定波形、波幅、频率、相位的图形和曲线,即为脑电图。当脑组织发生病理或功能改变时,这种曲线也会发生相应的改变,从而为临床诊断治疗大脑及神经系统疾病,如畸形、中枢神经系统感染、颅内肿瘤与慢性病变、脑血管疾病、脑损伤及癫痫等提供依据。

当神经元受遗传、病理、电化学或药物刺激时,细胞膜的平衡遭到破坏,产生高度去极化,这时可产生动作电位,这个局部动作电位又会破坏下一段细胞膜的平衡状态,这一系列反复恢复和破坏细胞膜的生化物理过程,便构成了动作电位在神经元和神经细胞膜上的单向传递,就产生了脑电信号,其幅值范围为 10~100 μV,脑电图机就是拾取这种极其微弱的脑电信号进行放大处理,描迹记录的仪器,用以诊断神经系统疾病。

问题 3　请说出四种常见脑电波形的特点、意义及癫痫发作的脑电波形特点。

1. 四种常见脑电波形的特点、意义 正常脑电图各种波形(图 14-10)。

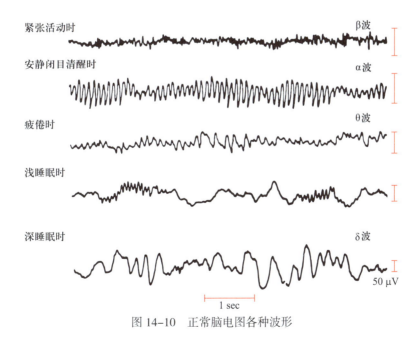

图 14-10　正常脑电图各种波形

(1) α 波频率每秒 8~13 Hz,振幅 20~100 μV。正常安静、清醒闭目时出现。睁眼或接受其他刺激时,此波立即消失而呈现快波,称为 α 波阻断。

(2) β 波频率每秒 14~30 Hz,振幅 5~20 μV。睁眼视物,或突然听到音响,或思考问题时可出现此波。一般认为β波是大脑皮质兴奋的表现。

(3) θ波频率每秒 4~7 Hz,振幅 100~150 μV。在困倦、缺氧或深度麻醉时出现。

(4) δ波频率每秒 0.5~3 Hz,振幅 20~200 μV。成人睡眠时可出现,清醒时无此波;在深度麻醉和缺氧亦可出现。

2. 癫痫发作的脑电波形特点 癫痫患者的脑电图会出现异常的放电现象(称为癫痫样放电波),这种异常的放电现象可以发生在癫痫发作的时候,也可以出现在癫痫发作的间期,主要表现为棘波、尖波、棘 – 慢波、尖 – 慢波、多棘波等不同形态和不同时限的波形。和正常的脑电波比较,癫痫样放电波多呈现"尖锐""高耸""密集"的形态。

问题 4 癫痫治疗除了药物以外还有哪些措施? 什么是伽马刀?

癫痫最主要的治疗是应用抗癫痫药控制癫痫发作。目前尚无对所有发作类型皆有效和能完全控制发作的抗癫痫药物。抗癫痫药只有控制发作的对症治疗效应,无消除病因和癫痫发生源的根治效应,故需长期应用。

20% 的癫痫患者药物治疗无效时,可以考虑开颅外科治疗或伽马刀治疗。伽马刀(γ刀)全称是:伽马射线立体定向治疗系统,并不是真正的手术刀,它是一个布满直准器的半球形头盔,头盔内能射出 201 条 ^{60}Co 高剂量的离子射线——伽马(γ)射线。它经过 CT 和 MRI 等现代影像技术精确地定位于颅内某一部位,称之为"靶点"。伽马刀就是γ射线,伽马刀是放射治疗的一种,治疗原理与放射治疗是一样的。其优点是定位极准确,误差常小于 0.5 mm;每条γ射线剂量梯度极大,对组织几乎没有损伤。但 201 条射线从不同位置聚集在一起可致死性地摧毁靶点组织。它因功能犹如一把手术刀而得名,手术时间只需要几分钟至几十分钟。

问题 5 该患者为什么首选丙戊酸钠治疗?

丙戊酸钠是一新型广谱抗癫痫药,对各型癫痫均有效。对大发作的疗效虽不及苯妥英钠和苯巴比妥,但对上述药物不能控制的顽固性癫痫可能奏效,治疗症状难控制的复杂类型癫痫发作患者方面,丙戊酸钠有十分突出的优势。对小发作的疗效优于乙琥胺,但因肝毒性而不作为首选药。对精神运动性发作的疗效与卡马西平相似。丙戊酸钠抗癫痫作用与其增加脑内γ-氨基丁酸含量,从而增强γ-氨基丁酸能神经的抑制作用有关。

大多数患者应用丙戊酸钠后,耐受性良好。即使出现了不良反应,大多数不良反应都是轻度至中度的,而且过敏反应很少见。

本病例是强直 – 阵挛性发作(大发作)患者,因此首选丙戊酸钠。

问题 6 抗癫痫药应用的原则是什么?

癫痫是一种慢性病,需要长期治疗,有些甚至要终身服药,因此应用时除要求药物疗效高、毒性低、价格便宜等以外,还应注意以下几方面:

1. 药物的选择 不同的药物对不同类型的癫痫有不同的疗效,因此应根据癫痫发作的类型选用药物。大发作首选丙戊酸钠、苯妥英钠;小发作首选丙戊酸钠、乙琥胺;精神运动性发作可选用卡马西平或苯妥英钠;癫痫持续状态首选地西泮静脉注射,也可选用苯妥英钠静脉注射或苯巴比妥肌内注射。

2. 剂量 从小剂量开始,逐渐增大剂量,直至控制癫痫的发作而又不出现严重不良反应。要做到剂量个体化,必要时应做血药浓度监测。

3. **用法**　治疗初期一般用一种药,如疗效不佳时可考虑合用其他药物。治疗过程中不宜随意调换药物或突然停药。调换药物应采用过渡方法,即在原药基础上加用其他药物,待后者生效后再逐渐减少原有药物直至停用。否则可诱发癫痫发作或癫痫持续状态。

4. **疗程**　一般需长期用药。如症状完全控制 3~4 年后,可在严密观察下逐渐减量直至停药。

5. **定期检查**　用药期间定期作体格检查,定期检查血象、肝肾功能,以便及时发现毒性反应,并采取相应的措施。

癫痫的临床
用药原则

课堂讨论

1. 儿童癫痫患者抗癫痫药物使用需要考虑哪些因素?新型抗癫痫药物临床应用有哪些?

2. 伽马刀照射治疗癫痫的作用机制如何?

(杨宏静)

第五节　帕金森病

学习目标

1. 掌握帕金森病的病因;帕金森病的病理改变;帕金森病的药物治疗。
2. 熟悉黑质和纹状体的结构与功能。

案例导入

患者,女,78 岁,农民。因"四肢不自主抖动伴行动迟缓 2 年"入院。患者 2 年前出现右手不自主抖动,静止时明显,持物、活动时减轻,情绪激动或紧张时加重,入睡后消失。随之右下肢及左侧肢体也出现抖动,并渐进性出现行动迟缓,走路启动困难,慌张步态,转身迟缓,表情呆板,病情逐渐加重,出现翻身困难、系纽扣困难,随意动作明显减少,伴进食呛咳。

体格检查:T 37.1℃,P 83 次 / 分,律齐,R 20 次 / 分,BP 136/80 mmHg,神志清楚,口齿清,面具脸,双侧瞳孔等大等圆,对光反射灵敏,伸舌居中,舌肌无萎缩,饮水试验 3 级,颈抵抗约三横指,双上肢呈齿轮状强直,静止时可见震颤,行走时躯体前倾前屈,步距小,四肢肌张力增高,四肢肌力 5 级,腱反射两侧对称(+++),双侧病理征阴性。

辅助检查:颅脑 CT 示脑萎缩,脑白质脱髓鞘改变。

医疗诊断:帕金森病。

入院医嘱:神经内科护理常规,一级护理,低脂低盐饮食,留陪一人,多巴丝肼片口服。

【疾病分析】

帕金森病(Parkinson's disease,PD)首先由英国医生 James Parkinson 描述,其临床表现主要包括静止性震颤、运动迟缓、肌强直和姿势步态障碍,同时患者可伴有抑郁、便秘和睡眠障碍等非运动症状。帕金森病的病因可能和遗传因素、环境因素、年龄老化、氧化应激等有关。其突出的病理改变是中脑黑质多巴胺能神经元的变性死亡、纹状体多巴胺含量显著性减少及黑质残存神经元胞质内出现嗜酸性包涵体,即路易小体(Lewy body)。帕金森病的诊断主要依靠病史、临床症状及体征,一般的辅助检查多无异常改变。药物治疗是帕金森病最主要的治疗手段,左旋多巴制剂仍是最有效的药物。手术治疗是药物治疗的一种有效补充。康复治疗、心理治疗及良好的护理也能在一定程度上改善症状。目前应用的治疗手段虽然只能改善症状,不能阻止病情的进展,也无法治愈疾病,但有效的治疗能显著提高患者的生活质量。

【案例问答】

问题 1 何谓黑质和纹状体? 各有何功能?

在中脑脚底与大脑被盖之间有一大的灰质团块是黑质,见于中脑全长。黑质细胞富含黑色素,是脑内合成多巴胺的主要核团。在正常生理状态下,黑质是调节运动的重要中枢。纹状体是基底神经节的主要组成部分,包括豆状核和尾状核。根据发生的早晚可分为新、旧纹状体,新纹状体指豆状核的壳和尾状核,旧纹状体指苍白球,纹状体属锥体外系的结构,与骨骼肌的活动有关。黑质主要与端脑的新纹状体(尾状核和壳)有往返纤维联系。由于某些原因使黑质细胞变性,多巴胺合成减少,是引起帕金森病的主要病因。基底神经节示意图如图 14-11。

问题 2 帕金森病的病因是什么?

帕金森病的病因仍不清楚。目前的研究倾向于与年龄老化、遗传易感性和环境毒素的接触等综合因素有关。

1. **年龄因素** 帕金森病多发生在中老年人,40 岁以前的人发病很少,提示老龄与发病有密切关系。随着年龄的增长,黑质纹状体多巴胺能神经元发生退行性改变、损伤、死亡,产生多巴胺的总量逐渐下降,而导致帕金森病。

2. **环境因素** 研究发现,环境中的某些农药、工业毒素等也和嗜神经毒(MPTP)一样,对黑质细胞有毒性,引起黑质细胞多巴胺能神经元变性、损伤,从而降低了黑质合成多巴胺的能力,而引起帕金森病。汞、锰、氯化物、二氧化硫、一氧化碳等中毒可出现帕金森病。长期饮用被污染的河水、塘水及井水的人群,经常接触农药、杀虫剂者,化工厂、钢铁厂、造纸厂、橡胶厂的职工和周围人群,帕金森病发病率明显增高,这显示环境因素在帕金森病的发病中具有一定的作用。

3. **遗传因素** 有些帕金森病病例存在着明显的家族史,已发现有 10 种基因可引起帕金森病,最常见的基因缺陷是第六对染色体上的 Parkin 基因,这一基因的突变可引起常染色体隐性遗传的帕金森病。也有些研究者认为,帕金森病不是直接遗传,而是具有遗传易感性,有家族聚集的倾向。

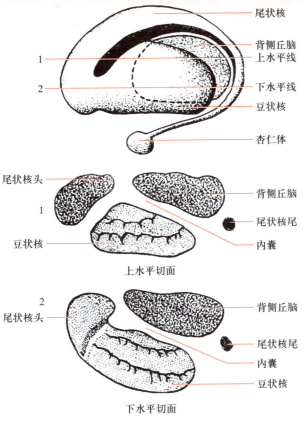

尾状核

背侧丘脑
上水平线

下水平线

豆状核

杏仁体

尾状核头

背侧丘脑

尾状核尾

内囊

豆状核

上水平切面

尾状核头

背侧丘脑

尾状核尾

内囊

豆状核

下水平切面

图 14-11　基底神经节示意图

目前普遍认为,帕金森病并非单一因素,多种因素可能参与其中。遗传因素可使患病易感性增加,只有与环境因素及衰老的相互作用下,通过氧化应激、线粒体功能衰竭、钙超载、兴奋性氨基酸毒性作用、细胞凋亡、免疫异常等机制才导致黑质多巴胺能神经元大量变性丢失而发病。

问题3　帕金森病的发病机制是什么? 与阿尔茨海默病有何区别?

1. **帕金森病的发病机制**　多巴胺和乙酰胆碱是纹状体内两种重要的神经递质,其功能相互拮抗,维持二者之间的平衡对于基底节环路活动起着重要的调节作用。脑内多巴胺递质通路主要为黑质纹状体通路。帕金森病时由于黑质多巴胺能神经元变性、缺失,纹状体多巴胺含量显著降低(超过 80%),造成乙酰胆碱系统功能相对亢进,导致肌张力增高、运动减少等临床表现。近年发现在中脑边缘系统和中脑皮质系统多巴胺含量也显著减少,这可能与智能减退、行为情感异常、言语错乱等高级神经活动障碍有关,导致黑质多巴胺能神经元变性死亡的确切发病机制目前尚不完全清楚,但已知氧化应激、线粒体功能缺陷、蛋白错误折叠和聚集、胶质细胞增生和炎症反应等在黑质多巴胺能神经元变性死亡中起着重要作用。

2. **阿尔茨海默病(Alzheimer disease, AD)**　是一类以进行性认知障碍和记忆力损伤为主要临床表现的中枢神经系统退行性病变。其显著的神经组织学病理特征为:大脑皮质和海马神经细胞外 β- 淀粉样蛋白(Aβ)沉积形成的老年斑和脑神经细胞内 tau 蛋白异常聚集形成神经元纤维缠结。其发病机制比较复杂,目前主要有"胆碱能学说"和"β-淀粉样蛋白学说"。

（1）胆碱能学说：乙酰胆碱是脑组织中重要的神经递质，其含量减少会造成脑组织的功能紊乱。研究发现，阿尔茨海默病患者基底前脑区的胆碱能神经元减少，导致乙醇胆碱的合成、贮存和释放减少，进而引起以记忆和识别功能障碍为主要症状的一系列临床表现。

（2）β-淀粉样蛋白（Aβ）学说：Aβ 是老年斑的主要成分，由分泌酶裂解淀粉样前体蛋白（APP）产生，是人体代谢的正常产物之一。Aβ 在大脑中的过量生成、聚集和沉积可引起钙稳态失衡，自由基大量产生，激活炎性因子，引起脑组织局部炎症等一系列反应，导致突触减少，神经网被破坏，继而出现中枢整合功能异常。

问题 4　美多芭治疗帕金森病的机制是什么？美多芭为什么不能与维生素 B_6 合用？

帕金森病是由于黑质-纹状体系统多巴胺能神经元变性、数目减少，多巴胺（DA）合成及释放不足，造成胆碱能神经递质乙酰胆碱作用相对占优势，对脊髓前角运动神经元的抑制作用减弱，从而使骨骼肌肌张力增高所致。因此，补充拟多巴胺药可以取得较好疗效。美多芭由左旋多巴胺与苄丝肼以 1∶1 的比例组成。左旋多巴口服进入体内后，绝大部分被外周多巴脱羧酶作用转变为多巴胺（不能透过血脑屏障）。故仅约 1% 的左旋多巴透过血脑屏障进入脑组织，在中枢多巴胺能神经元内经多巴脱羧酶催化转变为多巴胺而发挥作用，其余的左旋多巴在外周多巴脱羧酶的作用下转化为多巴胺，引起不良反应。美多芭每片含左旋多巴 200 mg 与苄丝肼 50 mg，苄丝肼是外周多巴脱羧酶的抑制剂，促使更多的左旋多巴进入中枢转化为多巴胺。但维生素 B_6 是多巴脱羧酶的辅酶，可增强外周组织多巴脱羧酶的活性，促进左旋多巴在外周组织转变为多巴胺，从而加重外周的副作用，并使进入中枢的左旋多巴减少而降低疗效。所以，含左旋多巴的药物如美多芭等是不能与维生素 B_6 合用的。

问题 5　抗帕金森病药物是如何分类的？

抗帕金森病药
- 拟多巴胺药
  - 多巴胺前体药：左旋多巴
  - 左旋多巴增效药
    - COMT 抑制剂：硝替卡朋、托卡朋
    - 氨基酸脱羧酶抑制药：卡比多巴
    - MAO-B 抑制剂：司来吉兰
  - 多巴胺受体激动药：溴隐亭
  - 促多巴胺释放药：金刚烷胺
- 抗胆碱药：盐酸苯海索

左旋多巴

抗帕金森病药物的用药护理

第十四章　神经系统疾病

256

课堂讨论————

帕金森病与认知功能障碍、睡眠障碍的关系如何?

（杨宏静）

第六节 化脓性脑膜炎

学习目标

1. 掌握脑脊液循环通路;血脑屏障的构成。
2. 熟悉化脓性脑膜炎的病因,腰椎穿刺的路径,脑膜刺激征和病理征的概念。

案例导入

患儿,男,6 个月,因"发热 3 天、嗜睡伴呕吐 1 天"入院。3 天前患儿出现发热,体温维持在 39℃左右,当地卫生院输注消炎药物效果欠佳。今起发现患儿嗜睡,精神萎靡,伴有喷射状呕吐,共呕吐 3 次,为奶汁,量较多,故来我院就诊,门诊拟"颅内感染"收住入院。

体格检查:T 38.5℃,P 148 次 / 分,R 42 次 / 分,精神萎靡,少哭少动,刺激后哭声欠婉转,拒奶,前囟饱满、张力高,颈抵抗明显,克尼格(Kernig)征和布鲁津斯基(Brudzninski)征阳性。

实验室检查:血常规示白细胞计数 2.3×10⁹/L,中性粒细胞百分比 80%,淋巴细胞百分比 19%。血培养:肺炎链球菌阳性。脑脊液:外观混浊,压力增高;白细胞 3.4×10⁹/L,分类以中性粒细胞为主,蛋白质含量增高、糖降低。脑脊液涂片和培养可检出病原体;头颅 CT:可见脑水肿、脑膜炎、脑室扩大、硬脑膜下积液等改变。

医疗诊断:化脓性脑膜炎。

入院后喷射状呕吐 2 次,前囟饱满、张力高。医嘱予 20% 甘露醇静脉滴注。予抗感染药、镇静剂、脱水剂、激素、能量合剂等治疗。

住院第 21 天,患儿神志清楚,精神好,前囟平,吃奶好,无恶心、呕吐,颈抵抗消失,克尼格征和布鲁津斯基征阴性,无抽搐,四肢肌力、肌张力正常。T 36.8℃,P 118 次 / 分,R 30 次 / 分。复查脑脊液常规恢复至正常范围。

【疾病分析】

急性化脓性脑膜炎又称脑膜炎,是化脓性细菌所致的软脑膜、蛛网膜、脑脊液及脑室的急性炎症反应,脑及脊髓表面可轻度受累,常与化脓性脑炎或脑脓肿同时存在。化脓性脑膜炎是一种严重的颅内感染。最常见的致病菌为肺炎球菌、脑膜炎双球菌及流感嗜血杆菌 B 型,其次为金黄色葡萄球菌、链球菌等。临床表现为发热、剧烈头痛、呕吐、全身抽搐、意识障碍或颈项强直等。脑脊液呈化脓性炎症改变是诊断的主要依据。治疗主要以敏感抗生素治疗同时予以对症支持疗法。

【案例问答】

问题1 脑脊液的产生与循环途径如何？有何功能？

脑脊液主要由脑室脉络丛产生。左、右侧脑室脉络丛产生的脑脊液→经室间孔→第三脑室；与第三脑室脉络丛产生的脑脊液一起→经中脑水管→第四脑室；再汇入第四脑室脉络丛产生的脑脊液→经第四脑室的正中孔、外侧孔→蛛网膜下腔→蛛网膜粒→上矢状窦→颈内静脉。脑脊液循环通路如图14-12。

脑脊液的功能：保护脑和脊髓免受外界振荡损伤；调节颅内压；参与脑和脊髓的代谢；维持正常 pH。

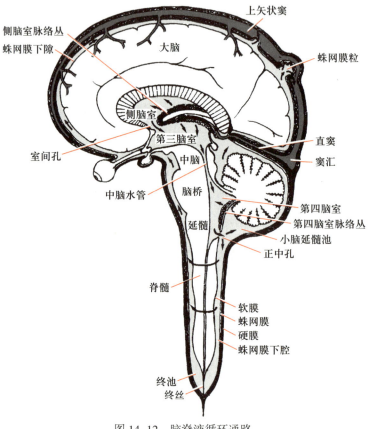

图14-12 脑脊液循环通路

问题2 血脑屏障包括哪些结构？其构成特点如何？

血脑屏障是指脑毛细血管阻止某些物质（多半是有害的）由血液进入脑组织的结构。血液中多种溶质有选择性进入脑组织的通透现象使人们设想可能有限制溶质透过的某种结构存在，这种结构可使脑组织少受甚至不受循环血液中有害物质的损害，从而保持脑组织内环境的基本稳定，对维持中枢神经系统正常生理状态具有重要的生物学意义。

血脑屏障的结构：① 脑毛细血管内皮，内皮细胞彼此重叠覆盖，而且连接紧密，

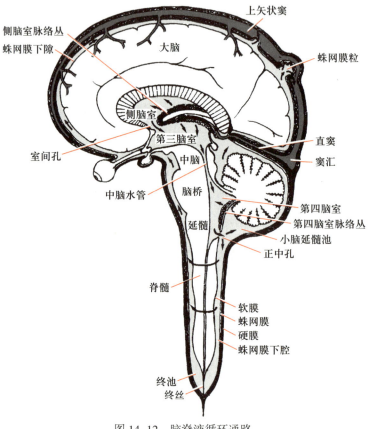

脑脊液循环和脑屏障

258

第十四章 神经系统疾病

缺少一般毛细血管所具有的孔,或者这些孔既少且小,能有效地阻止大分子物质从内皮细胞连接处通过。② 脑毛细血管基膜,内皮细胞被一层连续不断的基膜包围着。③ 星形胶质细胞膜,基膜之外有许多星形胶质细胞的血管周足(终足)把脑毛细血管约85%的表面包围起来。这就形成了脑毛细血管的多层膜性结构,构成了脑组织的防护性屏障。血脑屏障示意图如图14-13。

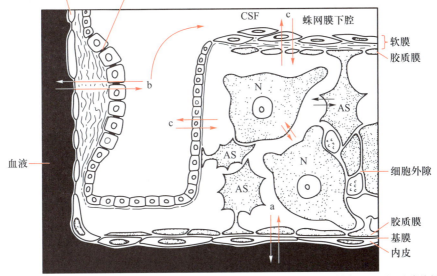

图 14-13 血脑屏障

CSF:脑脊液;AS:星形胶质细胞;N:神经元;a:血脑屏障;b:血-脑脊液屏障;c:脑-脑脊液屏障

问题 3 引起脑膜炎的病原体有哪些?

能够引起脑膜炎的病原体包括细菌、病毒、真菌、螺旋体、寄生虫、立克次体、朊蛋白等。

1. 细菌 流感嗜血杆菌、脑膜炎奈瑟菌、肺炎链球菌等,主要引起化脓性脑膜炎;结核分枝杆菌引起结核性脑膜炎,为非化脓性脑膜炎。以化脓性细菌感染导致者最常见。

2. 病毒 主要由脊髓灰质炎病毒、柯萨奇病毒、埃可病毒等引起,其次为流行性腮腺炎病毒、单纯疱疹病毒及腺病毒等。病毒性脑膜炎是最常见的。

3. 真菌 最常见的是隐球菌感染。多见于一些免疫机制异常的患者,比如艾滋病患者。

4. 其他 螺旋体感染以梅毒螺旋体为主,此外还有神经莱姆病,是伯氏疏螺旋体感染引起,钩端螺旋体也可以引起神经系统钩端螺旋体病。脑寄生虫则是以脑囊虫最为多见,其次是脑型血吸虫、脑棘球蚴、脑型肺吸虫。

问题 4 什么是脑膜刺激征? 其发生机制是什么?

软脑脊膜受到炎症、出血或理化内环境的改变刺激时可出现一系列提示脑膜受损的病征,称脑膜刺激征,表现如下。① 颈肌强直:颈部肌肉强硬,对被动运动有抵抗,如被动屈颈则有肌痉挛及疼痛;② 克尼格征:下肢髋、膝关节屈曲成直角,然后使小腿伸直,正常可伸直达135°以上,如遇抵抗,小于135°并感觉疼痛时为阳性;

③ 布鲁津斯基征：患者仰卧，被动向前屈颈时，两下肢自动屈曲为阳性，为小脑脑膜刺激征。

发生机制：头痛、呕吐的发生是由于脑膜上的三叉神经与迷走神经感觉性终末器受炎症性及机械性刺激所致。颈强直是由于支配颈肌群的颈丛神经受炎症、理化改变等刺激后引起颈部肌肉痉挛并伴有疼痛所致。而阳性的克尼格征、布鲁津斯基征则是由于相应支配的神经根受刺激所引起。

问题5　腰椎穿刺术的部位和路径是什么？

在两侧髂嵴最高点之间划一条线，与经过第4腰椎棘突。脊髓节段与椎骨的对应关系如图14-14。在第3腰椎棘突与第4腰椎棘突间或第4腰椎棘突与第5腰椎棘突间的间隙进针，因为这些位置点位于脊髓终末段的下方。腰穿解剖图如图14-15。如果进针位置正确，穿刺针应依次通过皮肤、皮下组织、棘上韧带、棘间韧带、黄韧带、硬膜外隙（其中包括内椎静脉丛、硬脊膜和蛛网膜），进入蛛网膜下腔，并位于马尾神经根之间。当穿刺针通过黄韧带时，医师可感觉到一种突破感。此时，应将针芯拔出2 mm，观察是否有脑脊液流出，针头一旦进入蛛网膜下腔，就有脑脊液流出。

腰椎穿刺

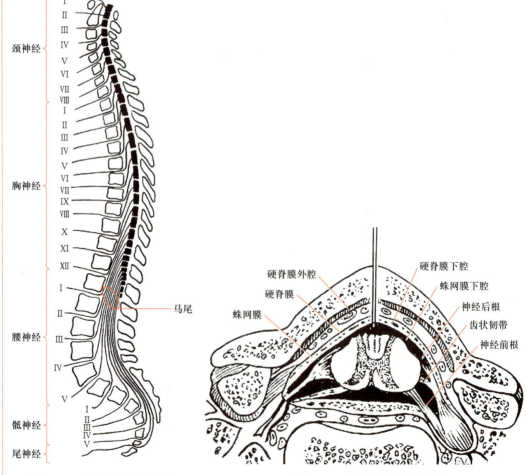

图14-14　脊髓节段与椎骨的对应关系

图14-15　腰椎穿刺解剖图

病 理 反 射

病理反射是指锥体束损害时,失去了对脑干和脊髓的抑制功能而出现踝和拇趾背伸的现象,又称锥体束征。

1. 巴宾斯基征　被检查者仰卧,下肢伸直,医生手持被检查者踝部,用棉签杆划足底外侧缘,由后向前至小趾跟部并转向为内侧,正常反应为呈跖屈曲,阳性反应为拇趾背伸,余趾呈扇形展开。

2. 查多克征　同上,医生持棉签杆在外踝下方足背外缘,由后向前划至趾跖关节处。出现足拇趾背屈,即为阳性。

3. 奥本海姆征　同上,医生用拇指及示指沿被检查胫骨前缘用力由上向下滑压。其反射和巴宾斯基征相同。

4. 戈登征　同上,检查者用力挤捏腓肠肌,出现拇趾背屈为阳性。

5. 霍夫曼征　检查者以右手示指及中指轻夹患者中指远侧指间关节,使患者腕部稍为背伸,手指微屈曲,以拇指向下弹按其中指指甲,拇指屈曲内收,其他手指屈曲者为阳性反应。

课堂讨论

化脓性、结核性和病毒性脑膜炎有什么区别?

（杨宏静）

护考真题

参 考 文 献

1. 郭爱敏,周兰姝 . 成人护理学［M］.3 版 . 北京：人民卫生出版社,2017.
2. 王玉琼,莫洁玲 . 母婴护理学［M］.3 版 . 北京：人民卫生出版社,2017.
3. 丁文龙,刘学政 . 系统解剖学［M］.9 版 . 北京：人民卫生出版社,2018.
4. 王庭槐 . 生理学［M］.9 版 . 北京：人民卫生出版社,2018.
5. 杨宝峰,陈建国 . 药理学［M］.9 版 . 北京：人民卫生出版社,2018.
6. 李凡,徐志凯 . 医学微生物学［M］.9 版 . 北京：人民卫生出版社,2018.
7. 步宏,李一雷 . 病理学［M］.9 版 . 北京：人民卫生出版社,2018.
8. 葛均波,徐永健,王辰 . 内科学［M］.9 版 . 北京：人民卫生出版社,2018.
9. 陈孝平,汪建平,赵继宗 . 外科学［M］.9 版 . 北京：人民卫生出版社,2018.
10. 谢幸,孔北华,段涛 . 妇产科学［M］.9 版 . 北京：人民卫生出版社,2018.
11. 王卫平,孙锟,常立文 . 儿科学［M］.9 版 . 北京：人民卫生出版社,2018.
12. 李兰娟,任红 . 传染病学［M］.9 版 . 北京：人民卫生出版社,2018.
13. 田余祥 . 生物化学［M］.4 版 . 北京：高等教育出版社,2020.
14. 姜安丽,钱晓路 . 新编护理学基础［M］.3 版 . 北京：人民卫生出版社,2018.
15. 范保兴,孙菁 . 健康评估［M］.4 版 . 北京：高等教育出版社,2019.
16. 段亚平,郭永洪,夏鑫 . 临床护理案例分析［M］. 北京：高等教育出版社,2017.
17. 章晓幸,邢爱红 . 基本护理技术［M］.2 版 . 北京：高等教育出版社,2018.
18. 王卫,魏志明 . 急救护理［M］.2 版 . 北京：高等教育出版社,2019.
19. 孙学礼 . 精神病学［M］.4 版 . 北京：高等教育出版社,2020.
20. 司传平,丁剑冰 . 医学免疫学［M］.2 版 . 北京：高等教育出版社,2019.

郑重声明

高等教育出版社　高等职业教育出版事业部　综合分社
地　　址:北京朝阳区惠新东街 4 号富盛大厦 1 座 19 层
邮　　编:100029
联系电话:010-58556151
高职医药卫生 QQ 群:191320409

扫描下载反馈表